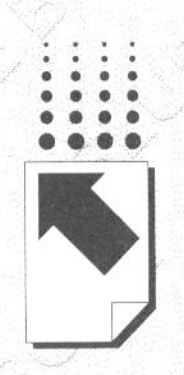

权威·前沿·原创

皮书系列为

“十二五”“十三五”“十四五”时期国家重点出版物出版专项规划项目

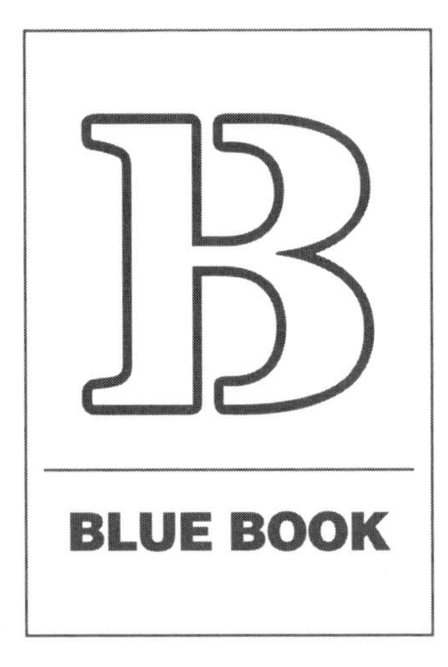

智库成果出版与传播平台

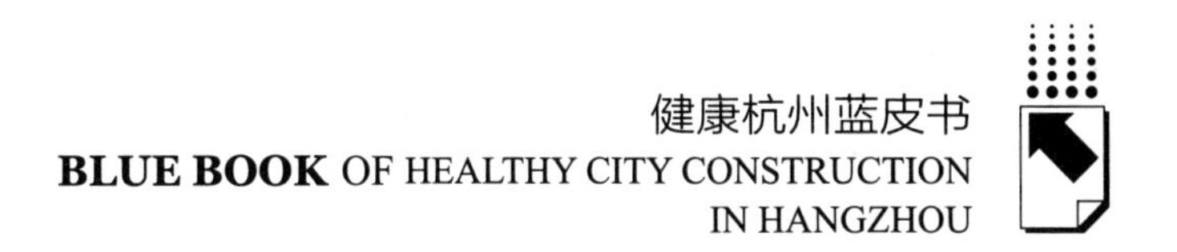

健康杭州发展报告（2022）

ANNUAL REPORT ON HEALTHY CITY CONSTRUCTION IN HANGZHOU (2022)

主　编／王建勋　杨　磊
副主编／马海燕　陈燕娟　李金涛　周　驰

社会科学文献出版社
SOCIAL SCIENCES ACADEMIC PRESS (CHINA)

图书在版编目（CIP）数据

健康杭州发展报告．2022 / 王建勋，杨磊主编；马海燕等副主编．--北京：社会科学文献出版社，2023.4
（健康杭州蓝皮书）
ISBN 978-7-5228-1628-9

Ⅰ．①健… Ⅱ．①王… ②杨… ③马… Ⅲ．①医疗保健制度-研究报告-杭州-2022 Ⅳ．①R199.2

中国国家版本馆 CIP 数据核字（2023）第 060268 号

健康杭州蓝皮书
健康杭州发展报告（2022）

主　　编 / 王建勋　杨　磊
副 主 编 / 马海燕　陈燕娟　李金涛　周　驰

出 版 人 / 王利民
责任编辑 / 孙海龙　胡庆英
责任印制 / 王京美

出　　版 / 社会科学文献出版社 · 群学出版分社（010）59367002
地址：北京市北三环中路甲 29 号院华龙大厦　邮编：100029
网址：www.ssap.com.cn
发　　行 / 社会科学文献出版社（010）59367028
印　　装 / 三河市东方印刷有限公司

规　　格 / 开 本：787mm×1092mm 1/16
印 张：25.5　字 数：383 千字
版　　次 / 2023 年 4 月第 1 版　2023 年 4 月第 1 次印刷
书　　号 / ISBN 978-7-5228-1628-9
定　　价 / 168.00 元

读者服务电话：4008918866

《健康杭州发展蓝皮书（2022）》
编辑委员会

张　艳　张　萌　张晏斌　余全民　杨　磊
吴亮锋　汪康可　邱先桃　何晓燕　何　滢
陈燕娟　陈秋晓　陈乐姗　陈静纯　周　驰
郑子聪　赵　洁　罗　瑞　俞　巍　俞　锋
唐慧超　郦　瞻　姜华强　姜彩霞　姜　丹
侯勇进　洪　泉　郝寅竹　郝明子　徐　珏
徐　晖　谈　芳　秦　康　章笑艺　谢记渊
管　帅　赖思宏

主要编撰者简介

王建勋 研究生学历，高级经济师，杭州健康城市指导中心主任，杭州医学重点培育学科健康管理带头人，研究方向健康城市治理、健康影响评价、健康促进场所建设等。主要研究方向为公共事业管理、健康城市理论与实践。近年来主持完成“健康城市理念融入杭州国土空间规划政策建议”、“健康杭州系统评价研究”、“健康影响评价理论框架研究”、“公共政策健康影响评价辅助决策系统研发”、健康治理监测数字化信息系统等应用研究10余项。参编《健康影响评价实施操作手册》、《“将健康融入所有政策”实践-地方经验汇编》、《健康杭州发展报告》等多部专著。全国健康城镇建设专家库成员、中国城市科学研究会健康城市专业委员会委员、健康浙江行动专家咨询委员会成员、浙江省爱国卫生专家库成员。兼任杭州市预防医学会第四届理事会常务理事、副会长。

杨　磊 博士，博士生导师，教授，杭州师范大学原副校长。《健康研究》杂志主编，享受国务院政府特殊津贴专家，国家首批新世纪“百千万人才工程”国家级人选，健康中国企业行动职业健康促进专项行动组组长，教育部高校教学指导委员会公共卫生与预防医学分委员会委员，浙江省高校公共卫生与预防医学教学指导分委员会副主任委员，浙江省科技发展咨询委员会专家，浙江省预防医学学会副会长、浙江省预防医学会企业健康促进专业委员会主任委员、劳动卫生与职业病专业专委会副主任委员。浙江省重点科技创新团队“公共卫生监测与突发事件处置关键技术”负责人，省高校

“钱江高级人才”（特聘教授）。主要研究方向为预防医学、社会医学和卫生事业管理、健康管理。先后主持完成了国家科技部、国家自然科学基金委、教育部、浙江省等国家和省部级重大课题十余项，获省部级教学科研成果奖5项。在国内外学术刊物上发表论文190多篇，其中SCI收录论文80余篇。主编和参编《健康杭州蓝皮书（2018，2020，2021）》《职业健康服务与管理》《预防医学》《初级卫生保健学》等十余部著作。承担国家卫健委健共体全民健康管理制度研究、杭州市健康服务业发展对策研究及昆明市健康城市建设发展规划等多项决策应用类课题，主持完成的“省级卫生资源配置标准研究”被政府采纳应用并获省级科技进步三等奖。

马海燕　杭州师范大学公共卫生学院教授。兼任浙江省预防医学会公共卫生监测委员会副主任委员、浙江省预防医学会流行病学专业委员会委员、浙江省预防医学会企业健康促进专业委员会委员。从事公共卫生与预防医学教育近30年。主要研究方向为健康教育与健康促进、健康城市理论与实践。主持“十一五”国家科技支撑计划项目的子课题、“十二五”国家科技攻关重点计划项目的子项目，及浙江省科技厅、杭州市等各类科研项目。主编《健康教育与健康促进》、参与编著《健康杭州发展报告》、《社区健康和谐之路》、《社区护理导论》等教材与著作十余本。

陈燕娟　杭州市健康城市指导中心副主任，主要从事健康城市建设理论与实践研究。近年来，参与设计健康城市理论与实践应用研究项目10余项，参与设计健康影响评价和健康治理监测数字化信息系统2项。主持编制健康杭州区、县（市）和市直部门考核指标体系3项，参与起草国内第1份地方大健康治理现代化实施意见和杭州市第一轮健康杭州行动三年计划实施意见以及杭州市公共政策健康影响评价实施细则。

李金涛　杭州市健康城市指导中心健康城市评价科科长，高级经济师，医学硕士，健康中国企业行动职业健康促进专项行动组专家、中国城市科学研究会健康城市专业委员会委员、浙江省预防医学会企业健康促进专业委员会常务委员、浙江省健康影响评价专家库专家、杭州市预防医学会职业健康促进专业委员会委员，主要从事健康影响评价和场所健康促进研究。参加工作至今发表学术论文 23 篇，参编出版著作 7 部，主持和参与国际项目 3 项、省部级课题 1 项、市局级课题 3 项，参与自主设计健康城市课题项目 16 项。

周　驰　博士，硕士生导师，副教授，杭州师范大学公共卫生学院健康管理系副主任。研究方向为健康管理服务体系与政策，主持国家自然科学基金面上项目和青年项目、教育部人文社科、浙江省软科学项目、浙江省哲学社会科学规划课题等 10 余项，参与国家 5G+健康管理应用试点项目、国家十二五科技支撑项目、国家社会科学基金等多项国家级课题。以第一或通讯作者在《Journal of Affective Disorders》《Journal of Environmental Research and Public Health》《中华医院管理杂志》等国内外期刊共发表学术论文 30 余篇，参编《中国健康服务业发展报告》《健康管理学案例与实训教程》《老年健康管理师实务培训（上下册）》等专著/教材 9 部。入选浙江省高校领军人才培养计划，杭州市教育系统优秀教师。兼任中华医学会健康管理学分会教育培训学组委员、中国卫生政策与管理学会及美国中华医学基金会 CHPAMS 学会会员、浙江省医疗保障研究会专家组成员。

摘　要

人民健康是民族昌盛和国家富强的重要标志和重要基础，是广大人民群众共同的追求。高质量发展是全面建设社会主义现代化国家的首要任务，而健康是所有政策的优先考虑。杭州作为全国首批健康城市建设试点，全面贯彻健康中国战略和高质量发展理念，积极推进中国特色社会主义共同富裕先行和省域现代化先行。本书以高质量发展为切入点，归纳总结了杭州健康城市建设的实践成效。全书由总报告和分报告两个部分组成，分报告主要从健康环境、健康社会、健康服务、健康人群、健康文化、健康产业、健康治理及案例八个方面进行介绍。

总报告结合“高质量发展”阐述建设健康城市的内涵，分析并总结了杭州市在实施健康中国战略的规划引领下，推动健康城市建设高质量发展所遇到的挑战及取得的成效。未来，杭州市仍然需要充分发挥现有优势（体制机制、特色产业、城乡协调发展和人文等），为实现目标探索更多需要实践的地方。强调规划先行，健康文化引领，数字赋能城市治理，坚持健康优先发展战略，以举办亚运会为契机，彰显杭州健康新魅力。

建设健康环境是全面推进健康中国建设的重要维度之一。本书主要关注国土空间规划视域下的杭州市慢行系统以及面向全民健身的杭州社区绿道服务效果评价，针对城市绿道系统和公共自行车基础设施，给出不同类型慢行区的建设发展思路，并对社区绿道服务及配套设施提出建议。

健康社会建设围绕食品安全、无偿献血、民生综合体等方面进行阐述。在食品安全方面，杭州逐渐完善监管体系及机制，加强监管力度，以高要求

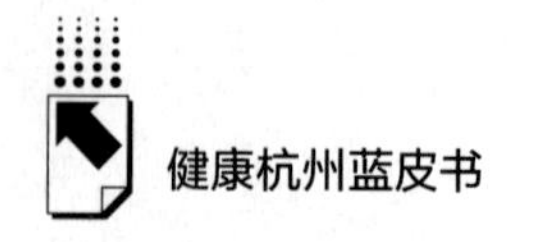

督促本市建设“国家食品安全城市”；在“民生之治”方面，以西湖区为样本阐述杭州市“幸福荟”民生综合体建设。杭城特色的无偿献血政策优化了献血服务，持续提升献血者获得感和归属感，不断推动献血事业取得新进展，努力打造无偿献血的示范效应。

优化健康服务聚焦医防融合服务模式以及中医药健康管理服务方面。杭州市从基层出发，以县域医共体为运行载体，综合推进建设以健康为中心的慢性病管理服务模式，建立医防融合服务新机制，通过以高血压为例的供需双方的实地调研，提出优化建议。杭州市积极探索基层儿童中医药健康管理服务工作，我们通过调研杭州市社区卫生服务机构儿童中医药健康管理服务提供现况，找到现阶段存在的问题和挑战以及提出相应对策。

培育健康人群，从居民健康基本状况与死因分析入手。近年来，杭州市粗死亡率保持在较为稳定的水平，婴儿死亡率逐年降低，人均期望寿命不断增长，远高于全国平均水平。但是，随着人口老龄化态势的不断加剧，恶性肿瘤、心脑血管疾病、呼吸系统疾病等慢性非传染性疾病对人群死亡的威胁越来越大。杭州市居民健康素养水平也存在发展不平衡不充分的问题。我们通过分析杭州市国民体质监测数据发现，人群体质总体水平稳中有升，各年龄组人群体质变化各有特点。

杭州市借助新媒体促使健康文化的精准传播，提高居民的健康素养，推动杭州市健康场所建设。依托杭州市终身学习公共服务平台，合作共建市民健康教育公共服务平台，全面推进健康教育数字化、健康知识精准化、师资队伍专业化建设，切实提升健康教育服务能力。新版《杭州市公共场所控制吸烟条例》正式实施，标志着杭州市公共场所控制吸烟工作再次在地方立法的助力下迈上了历史新台阶，杭州通过对控烟工作实例研究和评价，创新探索出了借势亚运话题的控烟健康传播新途径。

在健康产业发展方面，由于新技术突破、健康消费升级及新冠肺炎疫情常态化防控等多重因素影响，杭州市数字医疗产业迎来爆发式增长。未来社区作为共同富裕现代化城市基本单元，杭州市建委及各相关部门应互相支持配合，有力推动未来健康场景建设由点及面、全域推进。2022 年冬奥会的圆满成功，使杭州市冰雪产业得到发展，但是在生产要素、需求条件、相关与支持性产业、企业战略、企业结构和同业竞争、机会与政府等方面有其特点。

我们以杭州市公共政策健康影响评估制度的实践探索历程为案例，探索健康治理体系的重塑再造与治理能力的进化演变及制度思考。工作环境是开展全方位干预健康的重要影响因素，杭州市根据对104家单位（场所）进行的健康促进效果评价，有针对性地提出工作环境健康治理措施。

本书也提供了两个地方案例。第一，以浙江省湖州市安吉县余村为试点建设智慧健康驿站，旨在探索未来乡村数字化健康管理与智慧康养场景的实践应用。第二，介绍杭州市益农镇健康关爱基金产生的背景、运营情况以及取得的成效，为多途径获取健康服务资源提供借鉴。

关键词： 健康城市　健康杭州　高质量发展

Abstract

The people's health is an important symbol and foundation for the prosperity of nation and country, and is the common pursuit of the broad masses of the people. High-quality development is the primary task of building a socialist modern country in an all-round way, where as health is the priority of all policies. As one of the first batch of pilot cities for building a healthy city in China, Hangzhou is implementing holistically the "Healthy China" strategy and the concept of high-quality development, and actively promoting socialism with Chinese characteristics to advance common prosperity and provincial modernization. Taking high-quality development as the starting point, this book summarizes the practical achievements of Hangzhou's healthy city construction. The book is composed of two parts: general report and sub reports. The sub reports mainly introduce the health environment, health society, health services, healthy people, health culture, health industry, health governance and cases.

The general report elaborates the connotation of building a healthy city in combination with the "high-quality development", analyzes and summarizes the challenges and achievements of Hangzhou in promoting the high-quality development of building a healthy city under the guidance of the planning of implementing the "Healthy China" strategy. In the future, Hangzhou still needs to give full play to its existing advantages (institutional mechanisms, characteristic industries, coordinated urban and rural development, humanities and other advantages) to explore more places that need to be practiced to achieve its goals. Emphasize planning first, health culture leading, digital enabling urban governance, adhere to the strategy of giving priority to health development, and taking the Asian Games as an opportunity to highlight the new charm of

Hangzhou's health.

Building a healthy environment is one of the important dimensions to comprehensively promote the construction of Healthy China. This book mainly focuses on the evaluation of the slow traffic system and the service effect of the community greenway in Hangzhou for national fitness in the perspective of land and space planning, gives ideas on the construction and development of different types of slow traffic areas for the urban greenway system and public bicycle infrastructure, and puts forward suggestions on community greenway services and supporting facilities.

The construction of a healthy society is elaborated around food safety, unpaid blood donation, and the synthesis of people's livelihood. In terms of food safety, Hangzhou has gradually improved its regulatory system and mechanism, strengthened supervision and urged the city to build itself into a "national food safety city" with high requirements. In the aspect of "governance of people's livelihood", the West Lake District is taken as a sample to illustrate the construction of Hangzhou's "happy assembly" people's livelihood complex. The free blood donation policy with Hangzhou characteristics has optimized blood donation services, continuously improved the sense of acquisition and belonging of blood donors, constantly promoted new progress in blood donation, and worked hard to create a demonstration effect of free blood donation.

The optimization of health services focuses on the integration of medical and preventive services and traditional Chinese medicine (TCM) health management services. Hangzhou starts from the grass-roots level, takes the county medical community as the operating carrier, comprehensively promotes the construction of a health centered chronic disease management service model, establishes a new mechanism for medical prevention integration services, and puts forward optimization suggestions through field research on both the supply and demand sides, taking hypertension as an example. Actively explore the health management service of children's TCM at the grassroots level. Through investigating the current situation of the provision of children's TCM health management service in Hangzhou community health service institutions, propose the existing problems, challenges and countermeasures at the emerging stage.

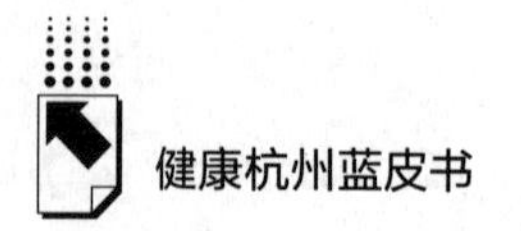

The analysis of cultivating healthy population starts with the analysis of basic health status and causes of death of residents. In recent years, the crude mortality rate in Hangzhou has remained at a relatively stable level, the infant mortality rate has decreased year by year, and the life expectancy per capita has been growing, which is far higher than the national average. However, with the increasing aging of the population, chronic non infectious diseases such as malignant tumors, cardiovascular and cerebrovascular diseases, and respiratory diseases are increasingly threatening the death of the population. The health literacy level of Hangzhou residents also has the problem of unbalanced and insufficient development. By analyzing the monitoring data of national physique in Hangzhou, it is found that the overall level of population physique has been steadily rising, and the changes of population physique in various age groups have their own characteristics.

With the help of new media, Hangzhou promotes the accurate dissemination of health knowledge, improves the health literacy of residents, and promotes the construction of healthy places in Hangzhou. Relying on Hangzhou's public service platform for lifelong learning, we will cooperate to build a public service platform for public health education, comprehensively promote the digitalization of health education, the precision of health knowledge, and the professionalization of the teaching staff, and effectively improve the service ability of health education. The official implementation of the new version of the Regulations of Hangzhou on Smoking Control in Public Places marks that the work of smoking control in public places in Hangzhou has once again reached a new historical stage with the help of local legislation. Through the research and evaluation of smoking control work in Hangzhou, we have innovatively explored a new way of healthy communication of smoking control taking advantage of the Asian Games topic.

In terms of health industry development, under the influence of multiple factors such as new technology breakthrough, health consumption upgrading and the normalization prevention and control of the COVID-19, Hangzhou's digital medical industry ushered in explosive growth. As the basic unit of a modern city with common prosperity, the future community should be supported and coordinated by the Municipal Construction Committee and relevant departments to effectively promote the construction of future health scenes from point to area and from all over the world. The success of the 2022 Winter Olympics will promote the development of Hangzhou's ice and snow industry, but it has its own characteristics in terms of production factors, demand conditions, relevant and supporting industries, enterprise strategy, enterprise structure and horizontal competition, opportunities and the government.

Taking the practical exploration process of the public policy health impact assessment system in Hangzhou as a case, this paper explores the reconstruction of the health governance system and the evolution and institutional thinking of governance capacity. The work environment is an important factor in carrying out all-round intervention on health influencing factors. According to 104 units (places) in Hangzhou, the health promotion effect was evaluated, and targeted health governance measures for the work environment were proposed.

This book also provides two local cases. Take Yu Village, Anji County, Huzhou City, Zhejiang Province as a pilot to build a smart health station, aiming to explore the practical application of future rural digital health management and smart health care scenes. This paper introduces the background, use and achievements of the Health Care Fund of Yinong Town in Hangzhou, and provides a reference for obtaining health service resources in multiple ways.

Keywords: Healthy City; Healthy Hangzhou; High-quality Development

目 录

Ⅰ 总报告

Ⅱ 分报告

健康环境篇

健康社会篇

健康服务篇

健康人群篇

健康文化篇

健康产业篇

健康治理篇

案例篇

总报告

B.1 杭州市高质量发展建设健康城市实践报告

杨 磊 王建勋 李金涛 姜华强 罗 瑞*

摘 要： 高质量发展是全面建设社会主义现代化国家的首要任务。杭州作为全国首批健康城市建设试点城市之一，全面贯彻健康中国战略和高质量发展理念推进健康杭州建设，全过程贯彻健康优先理念，全方位改善健康影响因素，促进社区积极参与，推动卫生和社会服务公平化，在高质量发展中积极推进中国特色社会主义共同富裕先行和省域现代化先行。2021 年，杭州居民健康素养水平达到 40.24%，人均期望寿命达到 83.63 岁，人群主要健康指标达到世界发达国家水平。

* 杨磊，杭州师范大学原副校长，博士，教授，博士生导师，主要从事预防医学、社会医学与卫生事业管理、健康管理等方面的研究；王建勋，杭州市健康城市指导中心主任，主要从事健康城市建设理论与实践、健康影响评价等方面研究工作；李金涛，杭州市健康城市指导中心高级经济师，主要从事健康影响评价和健康促进场所等方面的研究；姜华强，杭州师范大学移动健康管理系统教育部工程研究中心研究人员；罗瑞，杭州师范大学公共卫生学院硕士研究生。

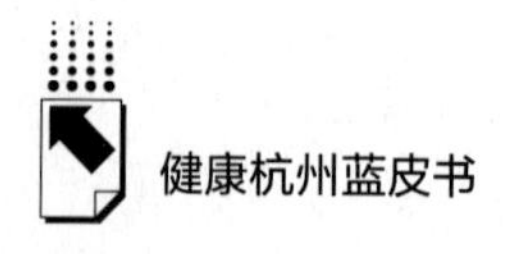

关键词： 健康城市 城市治理 高质量发展

中国特色社会主义进入了新时代，健康成为幸福生活的最重要指标。习近平总书记在党的二十大报告中指出：高质量发展是全面建设社会主义现代化国家的首要任务；发展是党执政兴国的第一要务；没有坚实的物质技术基础，就不可能全面建成社会主义现代化强国。① 人民健康是民族昌盛和国家富强的重要标志和重要基础，也是广大人民群众的共同追求。推进健康城市建设是在社会治理领域完整、准确、全面贯彻新发展理念，构建新发展格局的重要探索。推动高质量发展，是实现健康治理体系和治理能力现代化的重要形式，保持经济持续健康发展，适应我国社会主要矛盾变化和全面建设社会主义现代化国家的必然要求。杭州市是国内最早一批开展健康城市建设的试点城市之一。多年来，全过程贯彻健康优先理念，全方位改善社会、经济、环境等所有健康决定因素，促进社区积极参与，推动卫生和社会服务公平化，为地方国民经济和社会可持续发展注入了健康动力。

一 高质量发展的内涵

（一）高质量发展提出的背景

自改革开放以来，我国经济发展平衡性、协调性、可持续性明显增强，国家经济实力、科技实力、综合国力跃上新台阶，2021 年我国经济规模达 114.4 万亿元，人均 GDP 达到 80976 元，按平均汇率折算达 12551 美元，超过了世界人均 GDP 水平。但自 2008 年国际金融危机发生以来，国内外宏观环境持续深刻变化，我国正经历经济周期性和结构性深度调整的转型过程，

① 《习近平：高举中国特色社会主义伟大旗帜 为全面建设社会主义现代化国家而团结奋斗——在中国共产党第二十次全国代表大会上的报告》，http：//www.qstheory.cn/yaowen/2022-10/25/c_ 1129079926.htm，最后访问日期：2022 年 12 月 2 日。

其中发展面临的结构性矛盾显得更为突出。特别是在当前经济新常态下，我国经济潜在增长率也总体趋于放缓，粗放型、劳动密集发展型增长方式的边际效应已经进入不可持续阶段，发展不平衡不充分的问题更加凸显，经济下行压力较大。

经过70多年的长期发展，我国经济社会发展发生了天翻地覆的变化。社会主要矛盾也已经转化为人民日益增长的美好生活需要和不平衡不充分的发展之间的矛盾。因此，实现高质量发展的根本任务也将是促进平衡发展和充分发展的模式。国际经验表明，一个国家的居民要从中等收入阶段进入高收入阶段，关键在于实现经济发展从量的扩张到质的提高的根本性转变。据世界银行研究，在20世纪60年代全球共有101个国家和地区进入中等收入经济体行列，但是直到2008年全球也只有13个国家和地区进入高收入经济体，其余的长期处在中等收入阶段停滞不前，[①] 其基本原因就是没有实现由量到质的根本性转变。现如今，虽然我国已经跃居世界第二大经济体10余年时间，在部分领域也已经达到了全球领先的水平，但是总体上我国产业在全球产业链、价值链中的地位仍然处在中低端，科技创新对经济增长的贡献率还不高，尤其是一些核心技术领域与发达国家尚有较大差距，这也迫切要求加快推进我国经济高质量发展。基于此，党的十九大明确提出中国特色社会主义进入了新时代，做出了我国经济已由高速增长阶段转向高质量发展阶段的判断。为了适应新发展阶段的新要求，清除和补齐原有发展模式的积弊和短板，我们迫切需要从“以发展为主题”进一步转化为“以推动高质量发展为主题”。通过推动高质量发展实现发展转型和产业升级，畅通国内大循环，促进国内国际双循环。党的二十大报告更是进一步明确了“高质量发展是全面建设社会主义现代化国家的首要任务，强调坚持以推动高质量发展为主题，完整、准确、全面贯彻新发展理念，加快构建新发展格局”。

① 《关于我国经济高质量发展的几点认识》，http：//www. xinhuanet. com/politics/2018-01/17/c_ 1122269364. htm，最后访问日期：2022年12月2日。

（二）高质量发展的内涵

高质量发展不只是一个经济要求，而是对经济社会发展方方面面的总要求，[①] 其最根本的是要体现以人为本、以人民为中心，要把不断提高人民物质生活和精神生活水平作为经济社会发展的根本目标。党的十九大明确提出在建设中国特色社会主义的历史进程中，要把经济建设、政治建设、文化建设、社会建设、生态文明建设五个维度作为“一体”统筹推进。高质量发展要统筹“五位一体”总体布局，这与可持续发展、包容性发展的要求一脉相承。只有坚持“五位一体”建设全面推进、协调发展，才能使经济保持稳定增长、各项制度更加健全、人民生活水平普遍提高、社会文明程度逐步提升、生态环境质量总体改善、发展协调性明显增强，从而形成经济富裕、政治民主、文化繁荣、社会公平、生态良好的高质量发展格局，进而推动我国建设成为富强、民主、文明、和谐、美丽的社会主义现代化国家。

高质量发展要遵循新时代新发展理念。中国特色社会主义已经进入了新时代，党的十九大明确提出要坚定不移地贯彻“创新、协调、绿色、开放、共享”的发展理念。贯彻新发展理念是实现高质量发展的根本遵循，要实现高质量发展，就必须要以创新为动力，推动新旧动能转换，增强经济发展的内生动力；以协调为标尺，推动城乡、区域、产业之间的协调发展，实现全方位的高质量发展；以绿色为基底，践行“绿水青山就是金山银山”的理念，夯实经济社会可持续发展的基础；以开放为抓手，构建新体制、形成新格局、培育新模式，有效激发经济发展的新活力；以共享为宗旨，坚持以人民为中心，进一步增强民众对美好生活的获得感与幸福感。

在社会事业发展领域，健康优先是高质量发展的重要标志之一。健康优先不仅强调补齐卫生健康事业发展的短板，而且强调不同人群、不同状态、不同区域的健康服务公平可及，更强调不同部门在推进不同领域公共政策的

① 何忠国：《为什么要把握好高质量发展这个总要求》，http：//www.xinhuanet.com/politics/2021-03/16/c_1127216046.htm，最后访问日期：2022 年 12 月 2 日。

同时，需要把是否影响人民健康作为优先考虑的问题。推进健康城市建设是探索社会事业高质量发展的重要载体。

二　高质量发展建设健康城市的内涵

健康与城市可持续发展相辅相成、密不可分。[①] 人民健康是城市可持续发展最强有力的动力源泉之一。健康城市是指从城市规划、建设到管理各个方面都以人的健康为中心，保障广大市民健康生活和工作，成为人类社会发展所必需的健康人群、健康环境和健康社会有机结合的发展整体。[②] 2016 年 11 月，由世界卫生组织（WHO）发起，在国际健康城市市长论坛上形成了《健康城市上海共识》，即与会城市承诺遵守健康城市治理五大原则：（1）将健康作为所有政策的优先考虑；（2）改善社会、经济、环境等所有健康决定因素；（3）促进社区积极参与；（4）推动卫生和社会服务公平化；（5）开展城市生活、疾病负担和健康决定因素的监测与评估。

（一）将健康作为所有政策的优先考虑

党的二十大报告提出，把保障人民健康放在优先发展的战略位置，完善人民健康促进政策。健康城市倡导优先实施能够共同实现健康和城市其他发展目标的政策。“健康优先”并非卫生健康工作优先，而是把保障人民健康作为制定所有政策的优先考虑，在编制和实施各类公共政策、重大工程项目的过程中，需要优先考虑是否存在影响人民健康的潜在危害因素，并予以控制。在新发展阶段，国民经济发展由高速增长阶段转向高质量发展阶段，不平衡不充分的发展现状急需改善。卫生健康工作有着极强专业性，其服务过程具有明显的信息不对称特征。健康优先需要发挥卫生健康行业的专业技术优势，将面向个体的医疗卫生和健康管理服务转向面向群体的健康促进和健

---

① 《健康城市上海共识》：http：//www. nhc. gov. cn/jkj/s5899/201611/e613b10eb33e4c639e31b38151e73c03. shtm，最后访问日期：2022 年 12 月 2 日。

② 李忠阳、傅华：《健康城市建设理论与实践》，人民卫生出版社，2007。

康治理服务，推动加快以治病为中心向以人民健康为中心的服务模式的转变，尤其是推动将健康融入所有政策，把全生命周期健康管理理念贯穿城市规划、建设、管理全过程的各环节。

（二）改善所有健康决定因素

健康影响因素具有复杂性、交互性、隐蔽性和不确定性。20 世纪 40～50 年代，WHO 研究表明在健康影响因素中，生物因素占比为 15%，环境因素占比为 17%，卫生服务因素占比为 8%，个人生活方式占比为 60%。21 世纪初，罗伯特·伍德·约翰逊基金会（RWJF）基于多年健康城市评价积累的研究成果发现，在众多健康影响因素中，环境设施因素占比为 10%，社会经济因素占比为 40%，医疗卫生服务因素占比为 20%，个人生活方式占比为 30%。[①] 随着社会经济的发展，粗放型发展直接产生和间接派生的影响健康的负面因素已经达到或超出健康影响阈值。物质生活的丰富和工作节奏的加快，使人们的疾病谱、生活方式、生存状态都发生了巨大的变化。实施健康城市发展规划和政策，需要以人的健康为中心，关注社会、经济、环境等所有健康决定因素，尤其是健康发展的不平衡和不充分因素；需要从城市规划、建设和管理的全过程各环节融入健康促进元素，统筹推进保护健康环境、构建健康社会、优化健康服务、营造健康文化氛围、发展健康产业等健康城市相关领域协调发展，减少健康潜在危害，促进健康公平。

（三）促进社区积极参与

高质量发展需要确保人民群众在国家治理中的主体地位，要尊重人民首创精神。要把参与意识变成现实行动，就要从群众最关心的基础性工作抓起。[②] 健康城市建设倡导城市建立市民可以从中获取相互帮助的群体组织，各种不同的组织能够为了改善城市健康而协调工作，并能使市民一道参与制

---

① 田莉、欧阳伟、苏世亮等：《城乡规划与公共健康》，中国建筑工业出版社，2019。

② 习近平：《在全国脱贫攻坚总结表彰大会上的讲话》，http://www.qstheory.cn/yaowen/2021-02/25/c_1127140420.htm，最后访问日期：2022 年 12 月 2 日。

定涉及自身日常生活，特别是健康和福利的各种政策。场所健康促进是健康城市建设的重要抓手，也是各类型社会主体参与大健康治理共建共享健康城市成果的重要途径。工作场所是促进全生命周期中健康的重要阵地。各类型单位是国民经济和社会发展的主体，是建设健康城市的“基本细胞”，尤其是社区、乡村、学校、企业、机关事业单位等场所，其运转状态直接影响到国民经济和社会发展全局。不同类型的单位有着不同的特征，需要因地制宜，具体问题具体分析，增强单位职工参与健康单位建设意识，尊重单位职工健康促进首创精神，不断健全和优化单位健康治理模式，为单位发展营造良好的健康支持性环境，维护职业人群健康水平，不仅是推动社会细胞健康可持续发展的重要基础工作，而且是高水平实现社会主义现代化的重要内涵。

（四）推动卫生和社会服务公平化

高质量发展要求正确把握维护公平与讲求效率的关系。推动高质量发展必须着力解决收入分配差距较大的问题，调整国民收入分配格局，使发展成果更多更公平惠及全体人民。[①]健康是幸福生活的最重要指标。推动卫生健康服务和社会公共服务公平可及是由粗放型城市治理向高质量城市治理转变的重要内涵。健康城市建设倡导城市能够为广大市民提供各种娱乐和休闲活动场所，以方便市民之间的沟通和联系，同时要保护文化遗产并尊重居民的各种文化和生活特征。[①] 健康城市是卫生城市的升级版。卫生城市侧重城市环境卫生的改善，健康城市则更加关注卫生健康等公共服务的公平可及和健康社会氛围的营造。

（五）开展健康决定因素的监测与评估

经济社会发展是一个螺旋上升的过程。高质量发展是在不断探索、实践、回顾、提升、再探索的循环过程中推动经济社会发展的过程。健康城市

---

① 李忠阳、傅华：《健康城市建设理论与实践》，人民卫生出版社，2007。

不同于既往运动式创建活动，并不是一个结果状态，而是一个持续完善的过程，并且重点关注不公平问题、透明度问题以及强化问责。高质量发展和健康城市建设过程都需要数据的监测，社情民意的反馈，并且需要有关部门根据评估结果改善各项政策，加大执行力度。健康影响因素的复杂性和不确定性以及人民群众对美好生活向往的多元性也决定了高质量发展建设健康城市必须开展健康决定因素的定期监测和动态监测，为公共政策的健康影响评价提供现实世界的循证支撑。

三　杭州高质量建设健康城市面临的挑战

（一）健康认知偏差依然存在

健康城市是指一个由健康人群、健康环境和健康社会有机结合的整体。健康城市一词首次提出是在1984年的“2000年健康多伦多”会议上，之后健康城市的内涵不断发展，到2007年杭州市被纳入我国首批健康城市试点城市，杭州市开启了健康城市建设之旅。直到2017年，杭州市居民健康城市建设参与率为62.26%。[①] 到了2020年，杭州市居民健康城市建设参与率为48.58%。居民健康城市参与率相较于2017年不升反降，说明杭州市居民对健康城市建设的认知有待提高，健康认知偏差依然存在。

2020年杭州市健康城市居民标化总知晓率为81.73%，相较于2017年的研究调查结果有了一定的提高。在杭州市宣传力度加大，健康城市知晓率也在提高的背景下，杭州市居民城市建设参与率不升反降，其原因值得认真分析。苏州作为拥有1074.99万人的特大城市，其常住人口数与杭州相近，调查显示，2019年苏州健康城市建设居民参与率为75%，相对而言其参与率比杭州要高，说明杭州市健康城市居民知晓率与参与度还有很大的提升空

① 张微敏、付延康、厉小菠、黄佳苑、王建勋、李金涛、马海燕：《杭州市居民健康城市建设参与度研究》，《中国公共卫生36》2020年第9期，第1281~1285页。

间，提升公众对健康城市建设的参与度是提升杭州市健康城市建设质量的重要途径。

通过杭州健康城市建设具体行动的不断落实，杭州市民对健康城市建设内涵的认识水平进一步提升。杭州健康城市建设具体行动大致可以分为两类，一类是与居民生活息息相关的，另一类是与居民日常生活联系不紧密，普通居民一般不易感受到的。居民对采用公共交通出行、积极参与控烟戒烟和建设健康环境的认可度比较高，居民对于与自身生活息息相关的，同时政府出台强力法律与政策支持的健康杭州具体行动更容易接受并转化为自身行动的动力，可促使更多居民融入健康杭州建设具体活动。而与人民群众日常感受联系不紧密的行动，如健康杭州具体行动中的健康细胞工程、妇幼保健活动和慢性病管理活动，由于此种活动太过依赖居民自身的主动性，往往较难短期内取得明显成效，这成为健康城市建设过程中的薄弱环节。健康细胞工程主要是培育健康单位，通过培育健康单位，提升居民生活场所、办公场所等健康水平，进而影响到居民的健康促进与保障。妇幼保健活动和慢性病管理活动是落实到居民个体的健康促进活动，对于健康人群的培育有着决定意义。然而落实到具体工作中，杭州居民对于妇幼保健和慢性病预防管理的重视程度依然不足，更倾向于把资源向疾病倾斜，缺乏全周期健康管理意识。

杭州市居民对健康城市建设总体满意率为75.5%，低于四川省泸州市和贵州省贵阳市居民对健康城市建设总体满意率的84.6%和84.4%，[①] 杭州市健康城市建设在居民满意度方面还有可提升空间。居民对健康城市建设活动的知晓和参与情况会影响居民对健康城市建设的满意率，让居民了解健康城市并参与相关建设活动有助于提升其对健康城市建设的认同感，从而增加其满意率。因此，健康城市建设应加强健康城市建设宣传，鼓励居民积极参与建设，从而真正实现共建、共享。

---

① 谭若云、谢璐、张欣悦、李晓强、王建勋、李金涛、马海燕：《杭州市居民对健康城市建设满意现状及其影响因素分析》，《中国公共卫生》2022年第38卷第4期，第439~443页。

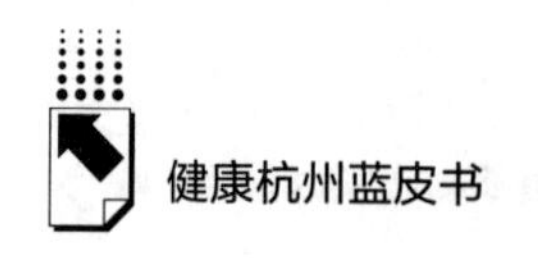

（二）健康城市治理体系有待健全

公共健康体系（Public Health System）是一个国家（地区）为了公共健康，由政府主导，相关部门、专业机构及其他组织等各尽其责并协作联动，综合运用法律规制、组织保障、管理机制、资源配置和技术支撑等措施，向全社会提供公共健康服务的有机整体。① 适宜的公共健康体系是指导健康城市建设的先进理论，杭州市在开展健康城市建设工作的实践基础上，引入适宜的公共健康体系这一先进理论来指导杭州市的健康城市建设工作。杭州市引用适宜的健康体系来开展健康城市治理体系建设，取得了健康城市建设系列高质量成果。

但同时，杭州的公共健康体系仍然面临一些问题与挑战。

第一，公共健康体系发展不均衡。杭州市自开展健康城市治理体系现代化工作以来，在长期的建设工作中积累了公共健康体系发展的不均衡问题，主要体现在三个方面：一是区域间发展不均衡，横向比较杭州市下辖各区县公共健康体系建设水平，各区县的发展水平参差不齐；二是领域间发展不均衡，适宜的公共健康体系包含传染病应急、突发应急、慢性病防治、妇女保健、儿童保健和精神健康六大领域，杭州在开展公共健康体系建设工作中，存在各领域发展不均衡的情况；三是各要素间发展不均衡，适宜的公共健康体系包含强而有力的社会环境支撑、动态把握公众需要的能力、把控公众健康风险的水平、适宜的人财物等资源配置、成熟并且协调的组织体系、行之有效的管理运行机制、健全的公共健康服务功能、公共健康具体任务的关注程度八个要素，如何在公共健康体系建设工作中，做到八大要素领域整体推进，共助健康城市治理体系现代化，是杭州市健全城市治理体系的一大挑战。

第二，统筹协调机制还有待进一步加强。杭州健康城市治理体系的统筹协调机制在创建健康城市之初就已建立运行。但如何在日常工作中高效运

---

① 李程跃、沈群红、施培武、张朝阳、陈政、蒲川、徐凌忠、胡志、马安宁、龚朝辉：《适宜公共健康体系的理念与内涵》，《中国卫生资源》2021 年第 6 期，第 668~672 页。

行，特别是在疫情防控工作过程中如何实现“平战结合”，以及健康城市建设和疫情防控工作两不误，都对统筹协调机制的运行提出了更高的要求，也是高质量建设健康城市面临的新任务。

第三，部门壁垒依然存在。杭州市自开展健康城市建设工作以来，就促进信息技术与政务业务结合，力求做到信息资源共享开放化、城市建设工作协同化，强化业务交接便捷，打破区域限制、数据流通不畅和部门壁垒。杭州自建设城市大脑以来，将城市数据集中到大数据平台上，但信息集中后的深入挖掘应用不够充分，还未达到部门之间自由共享。以湖北宜昌大数据共享机制为例，城市规划系统、天气信息系统与健康系统信息相协同，能做到及时为城市中某个区域患呼吸道疾病的人群推送因为天气和城市规划原因造成空气污染的信息，使相关人群做好预防。如何打破杭州市各部门各系统间的壁垒，深入挖掘信息资源，扭转各自为战的局面，是杭州市完善健康城市治理体系的又一大挑战。

（三）疫情防控短板依然存在

新冠疫情已经不仅仅是一个常规的公共卫生事件，而是一个带有全局性、综合性、影响全人类的公共健康安全事件，同时，也暴露了城市在应对突发公共健康危机事件方面的脆弱性。根据杭州市 2021 年和 2022 年疫情防控工作的开展情况，杭州市的疫情防控还存在着短板。一是针对奥密克戎 BA. 5. 2 变异毒株传播的快速性、隐蔽性、危险性、复杂性的特点，在变异初期估计不足、警惕性不高。奥密克戎 BA. 5. 2 是 BA. 5 进化分支的亚分支，与之前的新冠病毒相比，其特点是传播速度更快、传播能力更强和潜伏期更短，感染者感染他人的平均时间是 2 天，最短的仅需 24 小时，这导致在极短时间内疫情就会大面积传播，给杭州市的疫情防控工作提出了更为严峻的挑战。二是中高风险地区来杭返杭人员管控力度不足，杭州是全国经济实力靠前的城市，通过人才引进、住房优惠等政策持续吸引外来人口流入，同时作为一个网红城市和旅游资源丰富的城市，2022 年 1~6 月，杭州市接待旅游总人数为 3299. 9 万人次，大量的流动性人口给杭州市流动人员管控工作

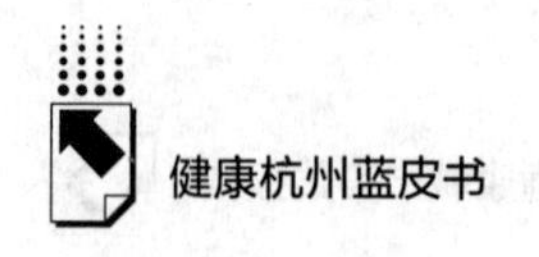

带来了极大的压力。三是密集场所常态化防控措施执行情况不太理想，在人口密集的地区如影院、商场等场所人群不带口罩，不扫码或口罩佩戴不规范的情况还时有发生，同时部分工作人员疫情防控意识也存在松懈的现象，对进入公共场所全员扫码、佩戴口罩的提醒还存在一定的漏洞。

四　杭州市高质量发展建设健康城市的成效

进入21世纪以来，杭州市城镇化进程快速发展，城市规模急剧扩张，城镇化率从2010年的73.2%增长到2021年的83.6%，城镇人口增长383万人。[①] 常住人口的快速激增加剧了市民对美好生活的向往与不平衡不充分发展之间的矛盾，“城市病”开始制约城市的经济社会发展。2007年，杭州市在浙江省委省政府“卫生强省”战略的指引下，提出“深化爱国卫生运动，倡导健康生活方式，建设健康城市”，并于2008年5月印发《中共杭州市委 杭州市人民政府关于建设健康城市的决定》，正式在全市范围内启动健康城市建设。2017年3月，杭州市在实施健康中国战略的规划引领下，贯彻新发展理念，进一步优化健康城市建设体系机制，提升健康促进项目水平，统筹人居环境、社会保障、健康服务、健康文化、健康产业协同发展，推动健康城市建设高质量发展。

（一）健康优先体系机制进一步完善

杭州市自启动健康城市建设以来，贯彻新时代卫生健康工作方针和“把保障人民健康放在优先发展的战略地位”新理念，推动将健康融入城市规划、建设、管理全过程各环节。

首先是从决策源头融入健康理念。早在2008年，杭州市即建立了由市委副书记任组长的健康城市建设工作领导小组，由分管副市长任小组办公室主

① 《浙江人口空间变动与城镇化问题研究》，http://tjj.zj.gov.cn/art/2013/4/2/art_1530872_20981136.html，最后访问日期：2022年12月2日；《2021年杭州市人口主要数据公报》，https://www.hangzhou.gov.cn/art/2022/2/26/art_1229063404_4019874.html，最后访问日期：2022年12月2日。

任，下设环境、社会、服务、人群、文化和产业6个专项组，成员单位几乎涵盖所有市直部门，为推动健康融入所有政策奠定了坚实的组织基础。2017年3月，杭州市进一步将原有健康城市建设工作领导小组升格为由市委书记和市长共同担任组长的高规格健康杭州建设领导小组，并在原有6个专项组的基础上增设了保障支撑组。从2018年起，杭州实现将健康城市主题常态化纳入市委党校各级领导干部培训班课程大纲。2019年，杭州市委政策研究室和杭州市发展和改革委员会积极开展优化大健康建设体制机制调研，进一步优化了“党政共管、上下联动”的大健康共建“6+1”平台体系。2020年，为了深入推进25项健康杭州行动，杭州市针对每项具体行动都成立了行动工作组和专家组，实现了行政组织力量和专家技术力量齐头并进，初步建立起了涵盖健康全领域和生命全周期的健康共建体系。2020年，中共杭州市委、市政府印发了《关于推进大健康治理能力现代化的实施意见》，为今后建立多元化、多层次、多维度的大健康治理体系提供了政策支撑。

其次是在公共政策实施过程中融入健康理念。2019年10月，杭州市政府办公厅出台了《杭州市公共政策健康影响评价试点实施方案（试行）》。杭州市成为国内最早由政府层面推动健康影响评价工作的城市之一。同时，杭州市相继与杭州师范大学、浙江大学、同济大学、北京大学、浙江中医药大学等高校积极开展多形式合作，持续强化健康杭州专家智库建设。2021年，杭州市研发了“杭州市公共政策健康影响评价辅助决策系统”，初步实现了自动抓取健康影响关键词、自动输出健康影响评价参考依据的功能，在国内率先实现了对公共政策健康影响评价的“数智化”运作模式。

最后是在健康杭州建设绩效考核上融入健康理念。从2018年至今，健康杭州建设相关专题工作连续四年被列入杭州市委改革办和考评办重点任务清单。同年，健康杭州考核项目也作为专项考核单列项目被纳入市级综合目标考核，健康杭州建设也被纳入了杭州市政府行政奖励计划，初步建立起奖惩分明的考核激励机制。

（二）基于健康决定因素的全方位健康治理进一步完善

在高质量发展建设健康城市的过程中，杭州市着重以重点项目为载体，

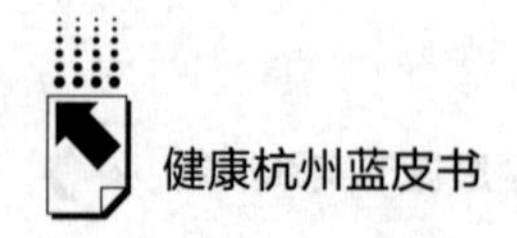

以点带面，整体推进。在近15年的健康城市建设中，杭州市在人居健康环境领域重点推进了健康城市空间规划研究、“五水共治”“五气共治”“五废共治”、空气灰霾综合治理、农村安全饮水提升等重点项目和健康县城村镇示范点建设工程，形成了健康城市融入城市国土空间规划的政策建议，优化了新一轮的杭州市国土空间规划和杭州市公共空间提升规划，实现了市控以上断面水质优良率为100%（截至2021年，下同），县级以上集中式饮用水水源地水质达标率保持100%；市区PM2.5平均浓度下降至28微克/立方米，市区空气质量优良率达到87.9%；全市已建成3个工业固废处置中心、4个飞灰处置项目、8座污泥处置设施、10座垃圾焚烧厂和11座易腐垃圾处置设施。全市生活垃圾实现零填埋和焚烧处理能力全覆盖。一般工业固废综合利用率达99%以上，工业危废综合处置利用率达96%以上，医疗废物无害化集中处置率保持100%。全市污染地块安全利用率保持100%。杭州市“无废指数”位列全省第二。

在构建健康社会领域中，杭州市重点推进了公共场所控制吸烟立法、健康市场建设试点推广及提升、放心食品综合整治、社会保障综合提升、电动车意外伤害干预等重点项目。2010年3月，杭州市正式颁布实施《杭州市公共场所控制吸烟条例》。2019年1月，新修订版的《杭州市公共场所控制吸烟条例》正式实施，杭州成为国内第一个通过立法明确在公共场所禁止使用电子烟的城市。在健康市场培育方面，2011年，全国健康市场现场会在杭州召开，杭州市有关部门推动全市在2014年禽流感流行期间，成为国内较早实行全面永久禁止活禽交易的城市。在食品安全方面，2021年，杭州市完成国家食品安全示范城市创建验收，在全省食品考评中获得“6连优”，食品安全评价性抽检合格率为99.47%（全省排名第一），食品安全群众满意度为84.81%。在医疗保障方面，杭州市已建成了以基本医疗保险为主体，大病保险为延伸，医疗救助为托底，各类补充医疗保险共同发展的全覆盖、多层次城乡统筹医疗保障体系。截至2021年，全市基本医保参保1126.88万人（职工医保760.52万人，城乡居民医保366.36万人）；生育保险参保553.94万人；户籍人口参保率为99.72%；商业补充医疗保险项目

“西湖益联保”参保470.3万人。2021年市本级异地就医定点医疗机构开通率达31.86%。在道路交通方面，2021年，全市全口径统计道路交通事故死亡448人，同比减少91人，下降16.88%；减少绝对数排名全省第一，死亡绝对人数从原全省第1名下降至第5名；万车死亡率为1.25，较2020年的1.73下降了27.75%。

在培育健康人群领域中，杭州市重点推进了健康生活进百万家庭和千村万户行动、中小学生口腔窝沟封闭以及小康健身工程、全民健身行动、出生缺陷综合干预等重点项目。2008年5月，杭州市政府向城区居民免费赠送130万套健康支持工具，包括健康读本、限盐罐、控油壶、体重尺、围裙五件套，引导居民养成健康生活行为习惯。截至2021年，杭州市实现新增体育设施204处，体育面积增幅达30%，符合条件的716家中小学校体育场地设施100%向社会开放，市级公共体育场馆全部实施免费或低收费向社会开放，常住人口中经常参加体育锻炼人数的比例达到44.2%（包含学生），位列全省第一，城乡居民达到国民体质测定标准合格以上人数的比例达94%，位居全省前列。全市社会体育指导员达到34314人，全市已建立各级各类体育社会组织3720个，乡镇街道备案健身队3374个。市本级体育社团及民办非企业112个，体育社团“3A”以上达标率达78%。2021年，杭州市人均期望寿命达83.63岁，居民健康素养水平达40.24%，孕产妇死亡率、婴儿死亡率低至1.85/10万、1.54‰，人群主要健康指标均达到发达国家水平。

在营造健康文化氛围领域中，杭州市重点推进了市民健康素养提升工程、国民素质综合提升工程，以及中小学生健康素养提升、市民阅读调查干预等项目。自启动健康城市建设以来，杭州市加强健康知识普及行动，扩大金牌健康讲师团成员队伍，开发科普讲座选课系统，实行点餐式预约和讲师的双向选课相结合，通过“网络选课”和“统筹安排”相结合的形式，确定年度巡讲计划，并持续举办年度市民健康知识大赛、健康家庭大赛、健康教育技能比武等系列活动。2021年，杭州市居民健康素养水平达到40.24%，比2013年提高了接近2倍。

（三）促进社区积极参与

健康单位的培育是健康城市建设的重要抓手，也是各类型社会主体参与到大健康治理共建共享健康杭州成果的重要途径。杭州市早在2008年就启动了12类健康单位培育工作，主要包括社区、农村、学校、医院、机关、企业、市场、商场、宾馆、饭店、景点和家庭。2009年，由杭州市健康办牵头制定了第1版12类健康单位建设标准，针对不同类型的单位提供了个性化和差异化的培育要求，并于2013年进行了修订。健康中国战略提出后，杭州市又根据最新的发展形势需要对相应的健康单位培育标准进行了再次修订，为单位和场所健康促进建设提供了技术保障。2009~2013年，杭州市将健康单位建设纳入了杭州市委办公厅和市政府办公厅“两办”表彰序列。2020年，杭州市又将健康单位培育纳入了市政府重点工作任务。截至2021年底，全市已培育市级健康单位2447家，二级以上省级健康促进医院覆盖率达92.96%，中小学健康促进学校覆盖率达89.62%，健康社区覆盖率达68.97%，省级卫生村开展健康村镇建设覆盖率达42.00%，健康企业覆盖率达16.41%。健康细胞培育工程成为推动不同行业共享共同健康的重要形式，凝聚了社会健康共识。

（四）推动卫生和社会服务公平化

20世纪90年代，在缺医少药的大背景下，市场化导向的医疗卫生体制改革在一定程度上对扩大医疗服务供给、提高医疗服务能力、增强医疗服务活力发挥了重要作用。但同时也在不同程度上加剧了卫生总费用飙升、医疗保障的覆盖面持续降低以及城乡医疗卫生资源失衡等现象。早在2008年，杭州市即启动了医疗卫生“四改联动”（医疗卫生体制、药品生产流通体制、医疗保险体制和医疗救助体制改革联动）。现如今，杭州市持续优化市级优质医疗资源规划布局，加快杭州市第一人民医院新院区、杭州市老年病医院、杭州市康复医院建设项目和西溪医院二期工程、公共卫生中心二期工程进展；推动市属医院与浙江大学、杭州师范大学等高校建立非直属附属医院一体化管理模式，加快医学高峰建设；积极推进市属医院全面整合县乡村医疗卫生资源，组建25个县域医共体，建立人、财、物和绩效评价统管机制，以及在主城区探索市级医院与社区卫生服务中心组建城市医联体。此外，基层医疗服务能力持续提升，全市基层开展夜门急诊、门诊手术和住院服务比例分别为100%、100%和76.8%，县域医共体成员单位手术量同比增长59.4%。

在全生命周期健康服务方面，杭州市致力于提供公平可及、系统连续的健康服务，维护全生命周期健康水平。首先是大力推进婴幼儿照护服务。杭州市政府连续两年将婴幼儿照护机构建设和家庭养育服务纳入民生实事项目予以推进，相继出台《关于推进产业园区嵌入式幼儿园（含托育）发展的实施意见》和《杭州市人民政府办公厅关于促进3岁以下婴幼儿照护服务健康发展的通知》，明确将婴幼儿照护服务设施纳入城市规划基本配套，通过以奖代补引导社会力量参与示范性托育机构建设、鼓励公建民营或民办公助模式推进社区普惠型托育机构建设、倡导在事业单位内部和产业园区内部办托以及依托社区既有场地资源创设婴幼儿成长驿站等多种形式增加托位供给。2021年，全市各类婴幼儿照护服务机构745家，可提供托位2.96万个，每千人拥有托位数2.48个，婴幼儿照护服务乡镇街道覆盖率达58.25%。其次是持续关注老年健康服务。杭州市依托杭州市老年病医院成立了杭州市老年健康指导中心，积极开展紧密医养联合体试点工作，在联合体之间建立内部业务协作、双向转诊机制。同时，杭州市积极探索以市级安宁疗护技术指导中心为引领，以县级安宁疗护中心或病区为支撑，以社区卫生服务中心（乡镇卫生院）和护理院、医养结合机构等开展安宁疗护服务为主体，构建安宁疗护服务网络。最后是突出职业人群健康促进。继新冠疫情防控常态化后，杭州市积极巩固在疫情防控期间形成的助企防疫工作经验，印发了《关于印发杭州市助企健康指导工作方案的通知》，重点推进企业健康医生、驻企健康指导员、企业健康管理员等制度落实。完善了公共卫生和医疗卫生“绿色通道”服务企业平台，帮助企业解决健康相关问题。2021年，杭州市还编制了《关于印发健康中国企业行动杭州方案（2021~2023年）的通知》，大力推进职业场所健康促进工作。

（五）开展健康决定因素的监测与评估

杭州市在推进高质量发展建设健康城市的过程中，尤其关注监测评估工作。自启动健康城市建设以来，杭州市已经开展了多轮健康城市监测评估，并根据每轮评估的新问题、新挑战，确定新一轮健康城市建设的重点项目。[①] 2009 年，杭州市开展了全市健康城市建设基线评估调查，为全市深入推进健康城市建设提供了科学的数据支撑。2011 年，杭州市对《杭州市建设健康城市三年行动计划》进行了效果评价。2016 年，杭州市对《健康杭州“十二五”规划》的实施情况和编制《“健康杭州 2030”规划纲要》的基本情况进行了评估，为杭州市在新形势下推进健康城市建设提供了政策依据。同时，杭州市充分发挥数字之城技术优势，积极推动数智赋能串起健康全要素。杭州市依托城市大脑，构建了智慧环境监测、智慧交通、智慧养老、数字城管、数字平安、数字治疫、舒心就医、健康码以及智慧场馆和全民健身地图 2.0 等场景。基本实现了主要健康风险因素的在线监测、评估和预警。

五 杭州高质量发展建设健康城市策略

当前国民经济和社会发展都进入了新时代，贯彻新发展理念，构建新发展格局是推动高质量发展的核心要义。“预防为主”和“健康优先”是城市健康治理的核心理念，是高质量发展建设健康城市的关键内涵。未来，杭州市仍然需要充分发挥既有体制机制优势、特色产业优势、城乡协调发展优势、生态优势、环境优势、人文优势，为推进健康城市高质量发展探索更多地方实践。

（一）坚持规划先行，谋划城市健康新空间

城市规划和公共健康息息相关，现代城市规划产生的思想启蒙之一就是

① 李金涛、王建勋：《杭州市健康治理实践》，《中国卫生资源》2020 年第 3 期，第 289～294 页。

英国的公共卫生运动，两者有着共同的根源和相似的理念。城市健康关系到全体居民，流行疾病等对人民的健康造成了严重威胁。通过加强“健康城市”规划建设管理，实现城市健康发展，已成为城乡发展中的突出问题和重要议题。杭州对城乡规划与公共健康的交叉研究走在全国前列，早在2008年，杭州就开展了健康城市之空间规划研究，2015年杭州又开展了健康社区建设规划，2018年杭州市完成了健康城市理念融入城市总体规划的政策建议研究。下一步，杭州要加大城乡规划与公共健康交叉研究力度，并充分考虑疫情防控的平战兼顾需要，推动健康城市、社区规划成果转化落地，将健康纳入未来社区、未来乡村等项目一体化推进，系统推进区域规划多场景协同建设，提升资源配置效率，减轻基层负担。同时，杭州市要加快成立杭州市城乡规划协会健康城市建设专委会，实现健康与城乡规划融合，及时发现城市空间健康品质和健康风险，为“一年一体检，五年一评估”的城市空间规划要求，提供健康可持续发展决策，从而提升城市健康治理水平。

（二）坚持平台思维，构建治理健康新体系

根据《杭州市委市政府关于推进大健康治理能力现代化的实施意见》的文件精神，一是加快调整健康城市建设“6+1”平台组织结构，构建统筹高效的组织体系、工作体系、政策体系和评价体系，优化平台运行机制；二是充分发挥北大公众健康和重大疫情防控战略研究中心杭州中心的智库力量，加大与清华大学、同济大学、杭州师范大学等高校在健康城市建设领域的战略合作；三是完善健康城市多元治理体系，探索建立健康城市建设联盟、健康城市建设基金会和健康投资运营公司，加快构建“平台、智库、资本”三位一体的大健康生态体系，促进健康事业和健康产业的协同发展；四是加快推进《杭州市健康城市条例》法制化进程。

（三）坚持民生导向，推进民生健康新供给

在新冠疫情防控背景下，预防是最经济最有效的健康策略的理念已成为

社会共识，面对市民多层次多样化的健康需求，杭州充分发挥数字领域的优势，打造“全时空、全方位、全周期、全要素”健康供给模式。在供给产品形态上，要增强与疫情、灾害等应急相关的必需品常态化储备与更新意识，既要有有形的健康服务、健康产品，还要有无形的理念方面的传播，坚持理念引领，让健康成为每个人的内生动力和社会发展创新的活力。在供需模式上，要加快打造平台化生态体系，构建以健康个体和健康细胞为消费终端，以智库、产品和服务为后台支撑的大健康生态圈，发挥“双边市场效应”，从而实现精准化、个性化、智能化的健康供需匹配，例如，利用健康码应用，实现对全人群、全社会智能健康闭环管理，提升百姓健康获得感。

（四）坚持文化引领，营造文明健康新风尚

健康既是一种生活方式，也是一种价值理念，更是一种要素资源。因此，健康具有文化价值，作为一种文化创新与价值重铸，杭州要以健康文化为引领，系统推进“最美现象、健康行为、公筷文明、志愿文化”等文明健康行动，促进市民知行合一。同时，要全面实行健康管理员制度，深化推进健康文化普及行动。加快与宣传、教育、科协等科普平台、实践基地的融合，推进青少年活动中心、老年活动中心、文化馆、图书馆、科技馆等场所的健康体验基地共享。加快建设杭州市健康教育公共服务平台，全面推进健康教育数字化、健康知识精准化、师资队伍专业化的“三化”建设，切实提升健康文化服务能力。充分发挥新媒体、新技术的作用，提升健康科普的精准化、个性化传播能力。

（五）坚持数字赋能，释放数智健康新动能

杭州将疫情防控视为倒逼提升城市治理能力的重大契机，持续深化城市大脑应用，强化数字赋能城市治理。在健康城市建设领域，杭州要立足城市大脑，建设“健康大脑”，构建“一平台三系统”的健康治理框架。“一平台”是构建智能“监测、预警和评价”一体化、可视化的健康治理平台，全景动态呈现区域健康画像（指数）为政府和部门推动将健康融入所有政

策的决策、评估、指导提供数字赋能。“三系统”是指健康细胞建设智能应用系统、精准健康教育公共服务系统和公共政策健康影响评价智能辅助决策系统。以此加快打造数智健康治理第一城，提升杭州健康治理现代化水平。

（六）坚持健康为上，彰显城市健康新魅力

坚持健康优先发展战略，杭州市以亚运会为契机，按照“办好一次会，提升一座城”要求，深入实施亚运城市行动，围绕健康环境改善、健康社会构建、健康服务优化、健康文化营造、健康人群培育和健康产业发展的健康城市建设六大领域，实现全领域提升、全市域协同、全要素建设、全方位塑造，持续放大亚运城市品牌效应，打造健康、美丽、幸福的宜居、宜业、宜游的人间天堂。

分报告

健康环境篇

B.2 国土空间规划视域下的杭州市慢行系统发展策略*

章笑艺　马小雯　陈秋晓**

摘　要： 当前我国全面推进国土空间规划体系完善工作，国土空间规划下的综合交通体系规划更加关注低碳发展、安全发展，更加关注人的全出行、全过程的绿色、安全、高效和便捷。本文以"智慧绿行品质天堂"为评估总体目标，借助高清遥感影像、道路网络开放数据、兴趣点等地理空间大数据，从便捷性、活力性和安全性三个层面对杭州市八区范围内的慢行交通建设进

* 本文受到杭州市哲学社会科学规划课题（Z22YD006）资助。

** 章笑艺，浙江大学城市学院国土空间规划学院讲师、博士，主要从事城市地理大数据和城市计算研究；马小雯，之江实验室助理工程师、硕士，主要从事智能计算和知识图谱研究；陈秋晓，浙江大学城市学院国土空间规划学院副院长、博士、教授，主要从事城市规划技术与方法研究，通讯作者：E-mail：chenqx@ zucc. edu. cn。

行年度体检，并针对城市绿道系统和公共自行车基础设施，给出不同类型慢行区的建设发展思路，助力杭州市绿色出行和慢行品质提升。

关键词： 慢行系统　绿道网络　公共自行车　可达性

2019年5月《中共中央 国务院关于建立国土空间规划体系并监督实施的若干意见》印发，标志着我国国土空间规划顶层设计的确定，推进了国土空间规划的关键系统工作。综合交通体系规划作为国土空间规划体系相关专项规划中的重头戏，在我国城市与区域进入新发展时期对其高质量发展探索也提出了更高的要求。

慢行交通（non-motorized traffic），作为综合交通体系中不可或缺的环节，在城市建设与发展中占有重要地位。国土空间规划下的综合交通体系规划更加关注低碳发展、安全发展，更加关注人的全出行、全过程的绿色、安全、高效和便捷。强调以人为本的绿色交通，[①] 将慢行交通系统“能更好地促进城市中每个人创造性的发挥”以及“对提高城市生活品质至关重要”的作用提升到全新高度。[②]

为响应“以人为本的绿色交通”号召，北京[③]、上海[④]、广州、深圳等各大城市[⑤]纷纷通过品质提升、优化改造工作推进其慢行系统的发展。杭州市作为

① 王晶：《人性维度下绿道慢行交通系统规划设计研究》，硕士学位论文，安徽农业大学，2014。

② 伍速锋、赵一新、张洋：《美国慢行交通系统规划研究综述》，中国大城市交通规划研讨会，中国城市交通规划2010年会暨第24次学术研讨会，2010。

③ 郑猛、孔令铮：《国土空间规划背景下的北京城市交通体检评估》，《城市交通》2021年第19卷第1期，第39~45页。

④ 李晔：《慢行交通系统规划探讨——以上海市为例》，《城市规划学刊》2008年第3期，第4页；李晔：《上海市慢行交通系统规划》，《建设科技》2009年第17期，第56~59页。

⑤ 孙靓雯、吴宁宁、罗超：《国土空间规划下的武汉市慢行系统发展策略》，《交通与运输》2021年第S01期，第211~214、231页；高峙南、侯宇：《兰州市慢行交通系统规划研究》，《住宅与房地产》2021年第7期，第121~122页。

最早发展慢行交通的典型特大城市之一，[①] 遵循分区分类型的建设思路，以滨河构建骨干网络的布局原则，打造了城市的慢行交通系统。最新的综合交通专项规划强调未来杭州将着眼于优化杭州区域联动格局，打造智慧绿行品质天堂。

对慢行交通系统发展策略和规划方法的研究，主要集中在地理学、城市规划、交通运输、社会学等相关领域，[②] 根据文献研究分为四种类型。第一种是受花园城市理论影响的雷德朋（Radburn）模式，[③] 以相互隔离的机动车道和非机动车道为典型特征，从空间上保证人车分离。第二种是荷兰城市采用的共享街道理念（Woonerf mode）。[④] 第三种是在共享街道理念基础上进一步发展，对街道实现“稳静化”，[⑤] 即通过设置路障、降低车速等管制措施保障行人和自行车的路权。第四种则是在新城市主义和 TOD 开发模式影响下，强调慢行系统与机动车道路间有机、科学地衔接与发展。

我国的慢行系统规划研究，[⑥] 从布局规划思路、低碳交通和慢行交通的区别、慢行信号交叉口布局研究，[⑦] 到慢行接驳的一体化规划方法研究，[⑧] 在借鉴欧美国家实践经验的基础上以及面临高密度人口和高强度开发的挑战，形成了独到的思路。[⑨] 这些研究为城市的慢行交通系统建设提供了一些

---

① 余伟、钱科烽、高奖、钱建华：《杭州市慢行交通系统规划与设计指引》，《城市交通》2009 年第 2 期，第 49~61 页。

② 夏天：《城市区域慢行交通系统化研究》，硕士学位论文，北京交通大学，2011。

③ 叶彭姚、陈小鸿：《雷德朋体系的道路交通规划思想评述》，《国际城市规划》2009 年第 24 卷第 4 期，第 69~73 页。

④ 李卓琪、韩凝玉、黄禹蒙、陈思、王玥：《共享街道理念下的老城区生活性街道空间研究——以南昌市聆江一路为例》，《太原学院学报》（自然科学版）2021 年第 1 期，第 28~34 页。

⑤ 李书覃、程启先、翟慧敏、贾心悦、潘萌、夏圆向：《中小城市居住小区交通稳静化（Woonerf）优化途径研究——以信阳市为例》，《重庆建筑》2019 年第 3 期，第 23~26 页。

⑥ 沈营：《城市慢行交通系统路网与设施规划研究》，硕士学位论文，长安大学，2011。

⑦ 高世明、王亮：《城市新区慢行交通系统的营造——以铁岭市凡河新区为例》，《城市规划》2008 年第 10 期，第 5 页；丘忠慧、梁雪君、邹妮妮、谢春荣：《融合性慢行交通系统规划探析——以海口绿色慢行休闲系统规划为例》，《规划师》2012 年第 28 卷第 9 期，第 49~56 页。

⑧ 陈涛、冯晓静：《城市慢行交通系统规划》，《中国科技信息》2020 年第 1 期，第 107~108 页。

⑨ 陈方、张澄洋、丁思远：《紧凑、高密度城市发展模式下回归行人友好的街道——以深圳市为例》，《建筑与文化》2020 年第 9 期，第 163~165 页；樊宏哲：《以“智慧城市”为导向的城市慢行交通系统空间规划方法探讨》，《智能建筑与智慧城市》2020 年第 5 期，第 25~26 页。

布局的原则和方法，从宏观层面和微观层面都较好地指导了各城市的发展战略和具体的规划方法。

但是，慢行规划系统的规划时效性比道路交通规划更漫长，在不同的设计模式、基础设施条件和市政服务设施方案对比上，拥有的案例和数据支持远远不如其他公共交通规划翔实。以往实证研究的数据来源主要是问卷调查、实地调研和政府业务数据相结合。物联网技术与定位导航技术的发展，使大量街景数据、高清遥感数据、兴趣点数据等动态、实时、精准的数据基础已经具备，如何将这些数据用于慢行交通系统设施调查和评估，构建一套符合当前慢行系统建设目标的体检方案，指导慢行系统发展策略，是本文探讨的主要内容。

一　慢行系统相关规划及实践解读

（一）杭州市慢行系统相关规划解读

我们通过资料收集发现，与杭州市慢行系统相关的上位规划及相关规划包括以下几个。

《杭州市慢行交通系统规划》（2008 年）提出构建与杭州城市发展相适应，与机动车发展相协调，与公共交通良好衔接，管理有序的“安全、公平、便捷、连续、舒适、优美”的慢行交通系统建设目标。

《杭州市公共自行车交通发展专项规划（修编）》（2009~2012 年）提出了构建与公共交通衔接良好、点多面广、分区管理、使用便捷、运转高效，具有杭州特色、高品位的公共自行车交通系统。

《杭州市公共交通专项规划修编（草案）》（2021）将杭州市公共交通发展目标确定为：对标国际一流都市，坚持“公交优先发展”，构建以轨道交通为主体、公共汽电车为基础、水上巴士和公共自行车等辅助公交为补充的公共交通系统；体现轨道交通的运行效率及服务品质、公共汽电车的基础保障及应急功能、辅助公交的个性特征及城市韵味。

《杭州市综合交通专项规划（2021~2035 年）》提出全面改善慢行环境，建设安全高效的非机动车交通网络和品质魅力的步行空间，打造充满杭

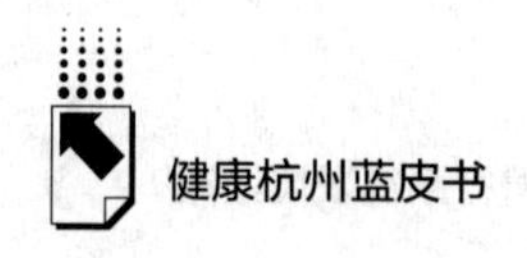

州独特韵味的慢行天堂。

《杭州市国土空间总体规划（2021~2035 年）（草案）》提出建设智慧绿色出行城市，将“宜行宜游的慢行系统”作为子目标之一，构建安全、便捷、活力的步行和自行车交通系统。同时，进一步推进轨道、公交、慢行“三网融合”。

纵观相关规划内容及目标演变，杭州市慢行系统的建设已经从“补充数量”进入“发展质量”、从“强调方便效率”进入“安全高效与品质魅力并重”的阶段。

（二）国内外慢行系统发展规划实践案例借鉴

本文将进一步从宏观政策、规划设计、设计指引和衔接城市系统四个层面对国内外慢行系统的规划实践案例进行总结,[1] 得到具体可借鉴的要素及措施（见表 1）。这些策略措施根据实施方式及手段可分为完善相关规划、采取特定政策和建立示范慢行区。

表 1　国内外慢行系统发展规划实践案例总结

案例类别	借鉴要素及措施	借鉴地区	借鉴及指导
宏观政策	《国家自行车计划 2002~2012》《国家自行车计划 2020》	德国	在城市宏观发展战略中,通过提倡“慢行优先”,增大综合交通中慢行交通的占比
	2014 年提出《国家自行车战略》	丹麦	
	2014 年发布《自行车出行实施计划》	英国	
规划设计	立体慢行交通,并联式组织,形成空中步行系统	香港中区	对局部地段,进行重点的、针对性的规划设计,构建通畅、高品质的步行和自行车系统
	街道设计导则中通过差异化的设计指引,指导慢行设施设计	深圳福田	
	慢行空间差别化	北京	

① 陈煊、袁涛、杨婕：《街边市场的多目标协同规划治理：以美国波特兰街边市场建设为例》，《国际城市规划》2019 年第 34 卷第 6 期，第 34~40 页；李滨杉、顾晓锋、陈建业：《国外自行车交通发展战略对我国的启示》，《交通运输研究》2020 年第 6 卷第 4 期，第 69~75 页。

续表

案例类别	借鉴要素及措施	借鉴地区	借鉴及指导
设计指引	为公众提供发表规划意愿需求、规划建议的机会；小范围绿道主要服务于居住区之间	新加坡	纳入地方法规发挥更大效力；制定步行环境设计指引
	在政府“活跃的街道生活”要求下，人行道设计预留了食物车摆放空间	波特兰	
	行人专用区计划	香港	
衔接城市系统	与城市公共交通的有效衔接	法国	慢行系统规划应与诸如城市交通、城市绿化、城市空间结构等有效衔接
	站城一体化模式下的多层立体步行网络	日本东京	
	慢行交通廊道与生态慢行廊道的配合	深圳	
	与城市绿化的完美结合，衔接开敞空间	新加坡	
	规划设计了不同层次的城市绿道	温州	

从相关规划的完善角度来看，包括完善制定城市交通的发展目标，强调慢行交通的作用；补充编制和修订不同层次的相关专项规划，引导后续慢行交通的建设。例如，德国制定的《国家自行车计划 2002～2012》及《国家自行车计划 2020》，将自行车出行列入发展战略；英国于 2014 年发布的《自行车出行实施计划》[1]。

从采取特定政策角度来看，包括将城市慢行系统建设思路和计划列入城市发展宏观政策；颁发相关地方法规和行业标准；鼓励相应的课题研究，为有关公司提供税收便利。例如，深圳福田将差异化的设计指引写入街道设计导则，引导慢行系统设计；新加坡采取服务居民区的特定小范围绿道和大范围绿道的方式构建城市绿道系统。

从建立示范慢行区来看，其包括选取重点区域进行慢行系统设计；结合地方特色建立示范段。例如，波特兰响应活跃的街道生活要求，在广场形成

① 李滨杉、顾晓锋、陈建业：《国外自行车交通发展战略对我国的启示》，《交通运输研究》2020 年第 6 卷第 4 期，第 69～75 页。Cycling Delivery Plan（https：//assets. publishing. service. gov. uk/government/uploads/system/uploads/attachment_ data/file/364791/141015_ Cycling_ Delivery_ Plan. pdf）。

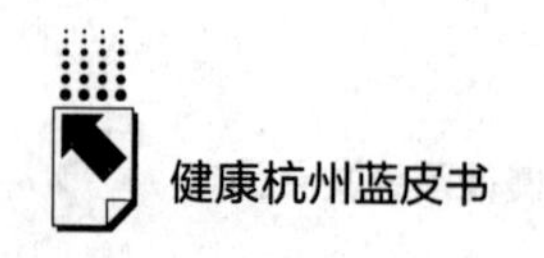

特色的慢行街道；香港在商业中心以并联式的组织方式构建的特色空中步行系统。

二　慢行系统体检指标体系

（一）慢行体系体检评估思路

依据慢行系统发展中应考量的主要目标和关键要求，通过选取指标量化评估和横向对比，可以有效地发现慢行系统建设存在的问题，从而有针对性地为未来的系统建设提供引导。如邓一凌等①使用《中国城市步行友好性评价》中与步行友好性相关的指标，对中国35个城市的步行性按照适宜性分为了五个级别，并从畅行性、安全性、舒适性和趣味性四个层面汇总了相关问题。申洁等②基于物质客观需求和主观精神需求两个视角，进一步将其分解为可达性需求、便利性需求、安全性需求、社交性需求和审美性需求，选取了相应指标对武汉市的建成环境步行性进行了评价。王沅琪等③以缓解古城交通问题为目标，从交通和生活两个维度搭建了苏州古城区4个区块的交通微循环评价体系。

借鉴以上思路，本文借助空间大数据分析技术，进一步对城市空间展开精细化评估。整体思路分为两步：第一，在杭州市慢行区空间差异化发展的思路上，结合已有慢行区划分方案，进一步扩展空间范围，对慢行区进行发展目标的分类；第二，以各慢行区为体检基本单元，确立指标和计算方法，权重由专家打分法获得。根据最终评分，梳理分析存在的问题和发展思路。

---

① 邓一凌、陈前虎、过秀成：《城市步行环境存在的问题及其解决途径》，《城市问题》2016年第6期，第47~52页。

② 申洁、淳涛、牛强、魏伟、彭阳：《城市住区建成环境步行性需求评价及差异分析——以武汉市五类住区为例》，《规划师》2020年第36卷第12期，第38~44页。

③ 王沅琪、王勇：《苏州古城区交通微循环运行评价与优化研究》，《上海城市规划》2021年第6期，第113~119页。

（二）慢行系统体检体系

1. 慢行区划分

慢行系统的差异化发展思路，是通过先以交通中心区尺度范围构建慢行区，再有针对性地对慢行区进行规划和控制来实现。在差异化的类型选择上，既可以通过城市建设情况划分为老城区、新城区和新规划区，[①] 也可以按照区域交通发展目标划分为一类区（优先慢行）、二类区（兼顾慢行）、三类区（基本保障）[②]。在慢行区的类型上，本文按照区域交通发展目标划分为四种类型，分别是慢行主导区、慢行优先区、慢行倡导区和慢行体验区。

慢行主导区主要覆盖城市中心区内的景区、商业集中区及大学城等慢行氛围较好的区域，这些区域的人流量相对不集中、较为分散。步行应占有最高优先权，可在慢行交通发展中进行专项的步行交通设计，设计原则应参考“共享街道”理念和交通“稳静化”的相关方式。

慢行优先区主要覆盖重点功能区、商业集中区周边、主要交通枢纽和市民活动聚集区，以绿色交通为目标，接驳衔接公共交通。如发展立体慢行体系，接入地铁站和公交站；保障公共自行车设施的覆盖以及自行车通道的密度。

慢行倡导区主要围绕远郊和一般功能区，这些区域宜适度发展小汽车交通，慢行氛围不高。主要考虑自行车、电动车接驳轨道站点的需求，以及步行的安全性。

慢行体验区主要覆盖具有特色景观资源的区域，相比慢行主导区而言人流量较为集中，慢行系统的主要目的是休闲娱乐，适宜结合山地、河流等景观打造景观性的慢行系统。

当前杭州市国土空间总体规划提出打造“宜行宜游的慢行系统”，“构建便捷、活力和安全的步行和自行车交通系统”。本文采用专家打分法，对便捷

---

① 刘亚、杜小玉：《生活圈下慢行交通差异化供给和评价指标体系》，《中国城市交通规划年会论文集》，2020，第 201～209 页。

② 高嵩、郑猛、杨婴照、王维：《落实规划管理，促进慢行系统复兴——武汉市慢行交通发展策略》，《交通与运输》2016 年第 1 期，第 209～212 页。

性、活力性和安全性与四类慢行区的发展目标的相对重要性进行排序，得到四类慢行区的体检维度权重（见表2）。慢行主导区的权重依次为活力性（0.4）、便捷性（0.3）和安全性（0.3），慢行优先区为便捷性（0.4）、活力性（0.3）和安全性（0.3），慢行倡导区为安全性（0.4）、活力性（0.3）和便捷性（0.3），慢行体验区为活力性（0.6）、安全性（0.3）和便捷性（0.1）。

表2　慢行区分类及体检维度权重

类型		慢行发展目标	便捷性	活力性	安全性
Ⅰ类	慢行主导区	围绕景区、大学城等形成慢行氛围，人流量不集中、较为分散	0.3	0.4	0.3
Ⅱ类	慢行优先区	绿色交通，接驳衔接公共交通	0.4	0.3	0.3
Ⅲ类	慢行倡导区	绿色交通，适度发展小汽车交通	0.3	0.3	0.4
Ⅳ类	慢行体验区	骑行、步行绿道，结合景观的休闲娱乐	0.1	0.6	0.3

2. 体检指标筛选与量化

对于各目标的量化指标，结合文献中步行道路和慢行系统评价研究中的常用指标，以及当前掌握的数据情况综合制定（见表3）。计算方法在指标说明中进行了简述，均以慢行区为空间单元，使用缓冲分析、空间叠置分析和区域统计等手段得到。指标性质是对指标项目的正向还是负向的说明，正向指标是得分越高体检结果越好，负向指标则相反，得分越高体检结果越差。

以便捷性维度中的公共自行车站点可达性指标为例，它的计算方式为：对站点以500米为半径做缓冲区，再将缓冲区结果与慢行区进行空间叠置分析，然后对各慢行区的缓冲服务区面积进行汇总，最后将汇总面积与慢行区总面积相比，得到结果。根据定义，可达性指标值得分越高，表示慢行区内公共自行车站点的服务区面积占比越大，因此该指标为正向指标。

依此类推，计算得到各指标在不同慢行区的得分。此外，由于表征安全性指标的原始数据统计口径为行政单元，需要通过面数据重新聚合计算转换为慢行区单元。这个过程需要首先创建一个平滑预测表面，再将预测表面的值聚合回慢行区单元。

表 3　慢行系统体检指标

体检维度	体检指标	指标性质	指标说明
便捷性	公共自行车站点可达性	+	公共自行车站点以 500 米为半径形成的服务区面积与慢行区面积的比值
	自行车道长度	+	各区行车道总长度与最大值的比值
	公共交通站点衔接性	+	公共交通站点（地铁站点和公交站点）的 500 米范围内能找到公共自行车站点的比例
	公共自行车站点值守占比	+	“有人值守”和“高峰值守”的站点数量与最大值的比值
活力性	绿荫道路长度	+	各区道路植被覆盖率大于 20% 的道路总长度与最大值的比值
	自行车道与绿荫道路重合比例	+	自行车道植被覆盖率大于 20% 的道路总长度与最大值的比值
	沿河区域公共自行车站点覆盖比例	+	河道 100 米缓冲区内的公共自行车站点数量与最大值的比值
	沿河区域自行车道覆盖比例	+	河道 100 米缓冲区内的自行车道长度与最大值的比值
安全性	机动车流量	-	高德地图城市区域拥堵指数经面聚合计算得到
	机动车道速度	-	高德地图城市旅行速度指数经面聚合计算得到
	交叉口数量	-	统计机动车道在慢行区内的交叉口数量与最大值的比值
	高架路及城市快车道长度	-	统计高架路、城市快车道在慢行区内的长度与最大值的比值

三　研究范围及数据基础

（一）研究范围

杭州市八区范围包括上城区、拱墅区、西湖区、滨江区、萧山区、余杭区、临平区、钱塘区的公共自行车、自行车通道、绿荫道路网络耦合成的慢行系统基础设施。由于临安区和富阳区并入主城区的时间不长，相关基础设施的建设尚不充分，未纳入本次体检评估范围。

本文根据区域发展差异性和杭州市已有的慢行系统规划分区依据，共划分 50 个慢行区（见图 1）。其中，1 号至 47 号遵循《杭州市慢行交通系统规划》（2008 年）中的分区，新增加的 48 号位于钱塘区，49 号和 50 号位于萧山区。

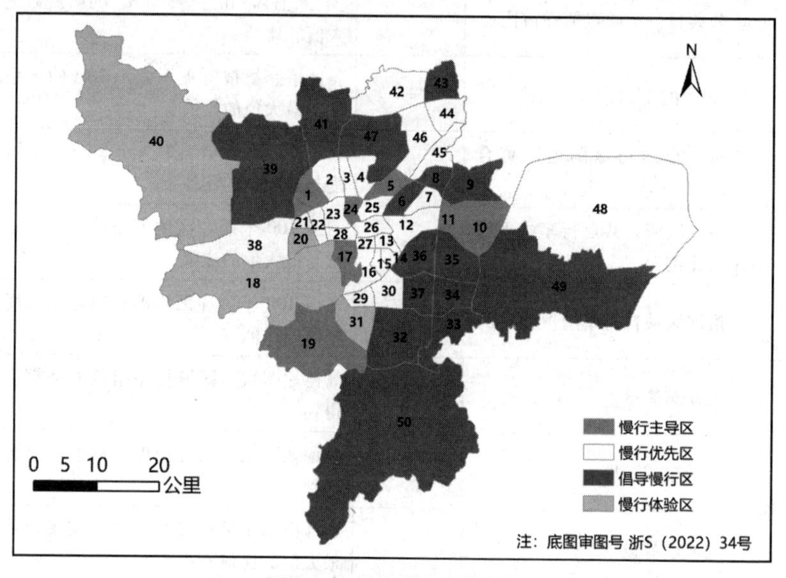

图 1 杭州市慢行区划分

（二）研究数据

1. 公共自行车站点

杭州的公共自行车系统始建于 2008 年，是我国最早建设的公共自行车系统之一，并且杭州是第一个将公共自行车纳入公共交通建设的城市。杭州市政府一方面通过补贴和公共资源置换，提供资金支持；另一方面在协调用地落实、加速行政审批等方面提供政策支持来推动城市公共自行车系统快速发展。

杭州公共自行车官方网站（http：//www. ggzxc. cn/）的统计数据显示，系统建设初期，分布在景区、城北、城西范围内以公交首末站为核心的地区，共有62个租车服务点；截至2009年5月1日，服务点扩增至799个，其中15个24小时服务点，单车总数达到20000辆；截至2022年5月底，已有5143个服务点，11.64万辆公共自行车，日最高租用量达47.30万余人次，累计租用量突破12.07亿人次，免费使用率达到98%。历经十年建设的杭州公共自行车——“小红车”，已经成为市民和游客出行的常用交通工具。

图2所示为杭州市八区2022年9月公共自行车站点分布情况。当前杭州市公共自行车系统的运营时间已从24小时、5：30~24：00和6：00~22：00三个时间段，升级为八区内24小时无间断服务。在不同车桩数量的站点分布上，依然在人群流动密集的主城区延续“均匀加密、小规模”的布点策略，在稍远的近郊地带选择“关键枢纽、大规模”的布点策略。

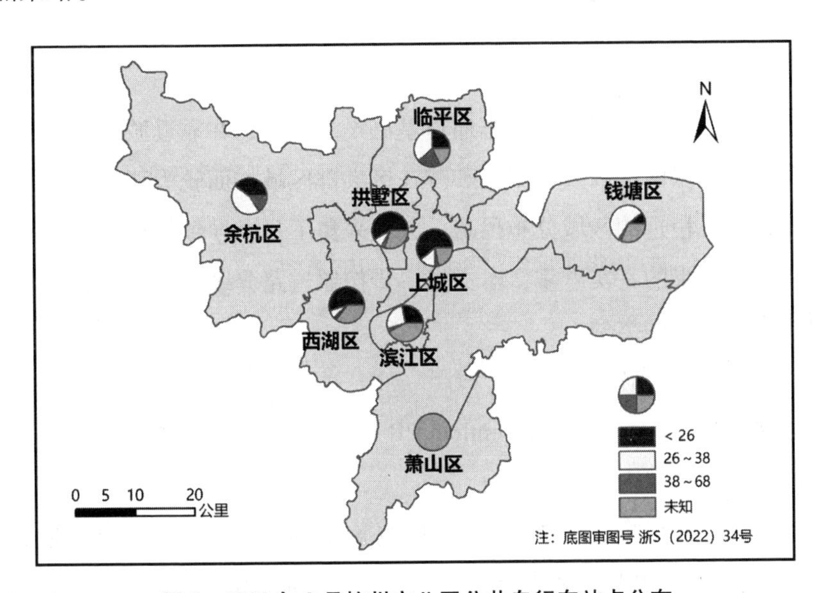

图2　2022年9月杭州市八区公共自行车站点分布

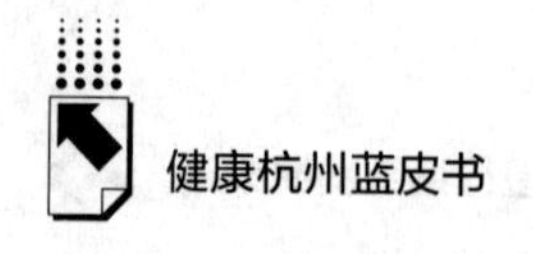

2. 自行车通道保障

自行车通道数据通过众包式地图服务 OpenStreeMap（简称 OSM）来获取。CycleOSM 是建立在其信息基础之上，向城市中的自行车用户提供相关基础设施信息的专项地图服务。本文参考其对于自行车基础设施数据标签的筛选标准，建立自行车道筛选条件与分类间的对应关系，如表 4 所示。

表 4　OpenStreeMap 自行车相关标签

数据标签	筛选条件	含义	分类
highway	highway = cycleway	自行车道	普通
cycleway	cycleway = *	自行车道,后期拓展字段	普通
cycleway:right	cycleway:right = *	单侧自行车道,仅在道路右侧有自行车道	普通
bicycle	highway = path foot = designated bicycle = designated	人非混行道,主要位于景区或公园	特色
bicycle	highway = path bicycle = yes	山地自行车道,主要位于景区或公园	特色

资料来源：https：//wiki. openstreetmap. org/wiki/CyclOSM_ ways。

通过标签筛选得到的自行车通道基础设施数据，在靠近城市中心的西湖区北部、拱墅区南部以及上城区和滨江区大部区域方面较为真实可靠，但在距离城市中心稍远的区域分布稀疏，人为采集不足，导致数据有所缺失。为了保证体检结果的真实可靠，本文进一步按照道路分级属性，将低速车道作为自行车道的一种类型。

3. 绿荫道路网络

本文将 2022 年 3 月 9 日 Sentinel 2B 的数据作为基础数据，进行研究区范围内绿荫道路网络的提取工作。

首先，提取研究区范围内的植被覆盖范围，方法采用 *NDVI* 指数法。*NDVI* 是植被生长状态的最佳指示因子，也是目前使用最为广泛的植被指数，在农业干旱、农作物长势监测中发挥了基础且关键性的作用。*NDVI* 物理意义明确，计算简单，公式如下：

$$NDVI = \frac{R_{nir} - R_{red}}{R_{nir} + R_{red}}$$

其次，我们将通过 *NDVI* 指数提取出的植被覆盖范围，与通过 OSM 的众包方式收集的道路网络数据进行叠加分析。道路网络以 10 米为半径做缓冲区代表行车道及步行通道空间。二者叠加后，统计相交面积占道路总面积的百分比，按照覆盖程度由低到高分为低于 10%、10%~20%、21%~40% 和高于 40% 四个区间。

四　体检结果及分析

（一）评测指标得分

根据体检指标体系表，便捷性、活力性、安全性下的各项指标在慢行区的得分分布情况，如图 3~5 所示。

1. 便捷性

便捷性得分分布呈现圈层趋势，向西湖景区朝东、北、南三个方向扩展的慢行区得分从高到低。内圈是 2008 年杭州市慢行交通系统规划中启动慢行区建设最早的区域，在可达性和站点衔接性上发展较为成熟。

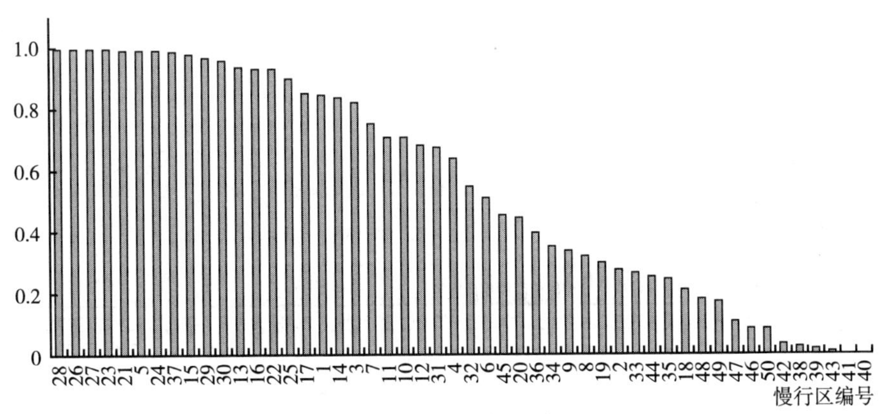

公共自行车站点可达性

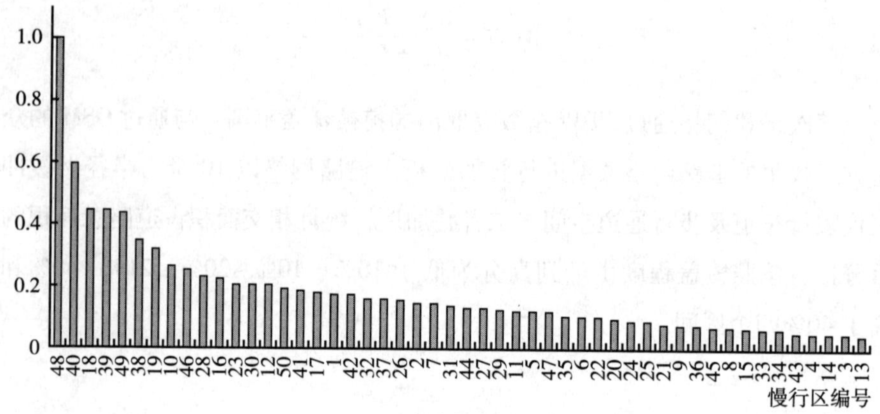

自行车道长度

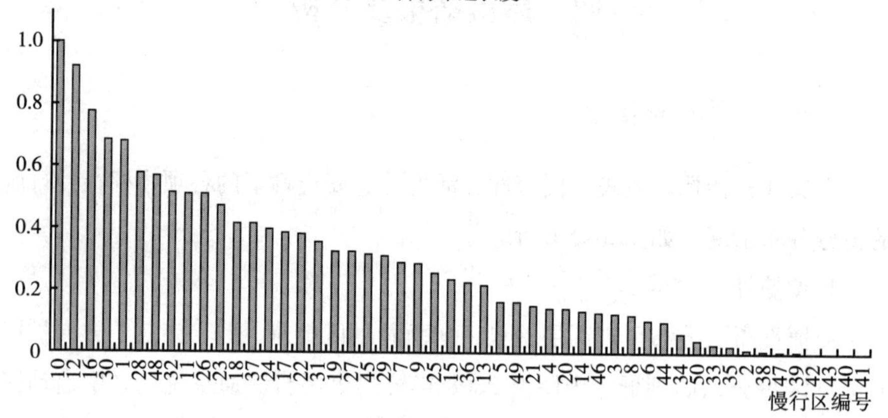

轨道站点衔接性

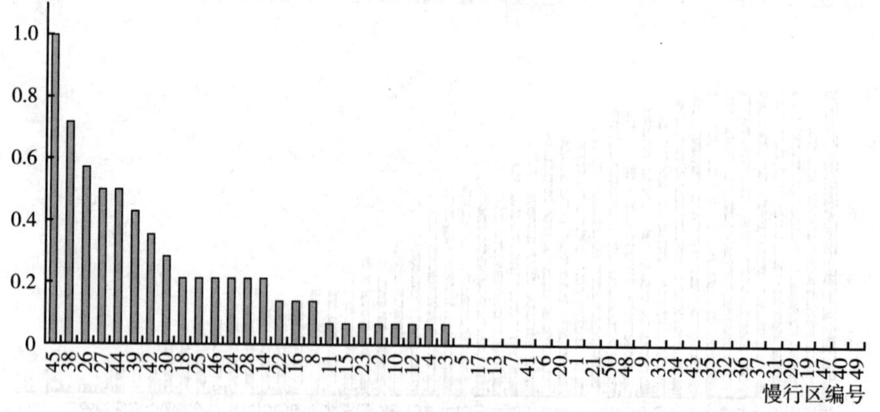

公共自行车站点值守占比

图 3　便捷性指标得分

从各具体指标得分来看：公共自行车站点可达性平均得分为0.55，得分在平均分以上的慢行区共25个，占比50%。自行车道长度得分最高的是48号慢行区，其次是40号慢行区，其余慢行区的得分不足0.5。轨道站点衔接性平均得分为0.28，得分在平均分以上的慢行区共23个，占比46%。公共自行车站点值守占比平均得分为0.13，有一半慢行区内均为无人值守或无公共自行车服务状态。

2. 活力性

活力性得分呈现集聚状态，在远郊的东部和西部得分较高，在南部和北部的得分较低。这与指标选取时偏重绿荫和沿河区域等自然资源禀赋特征有很大关系。

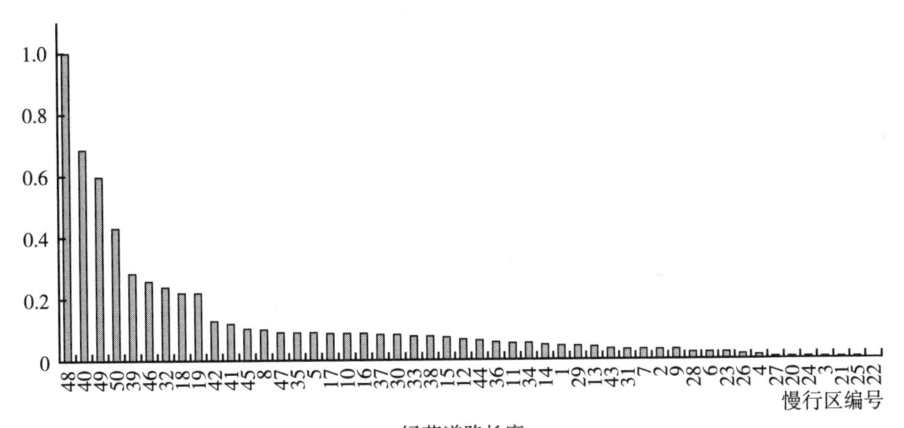

绿荫道路长度

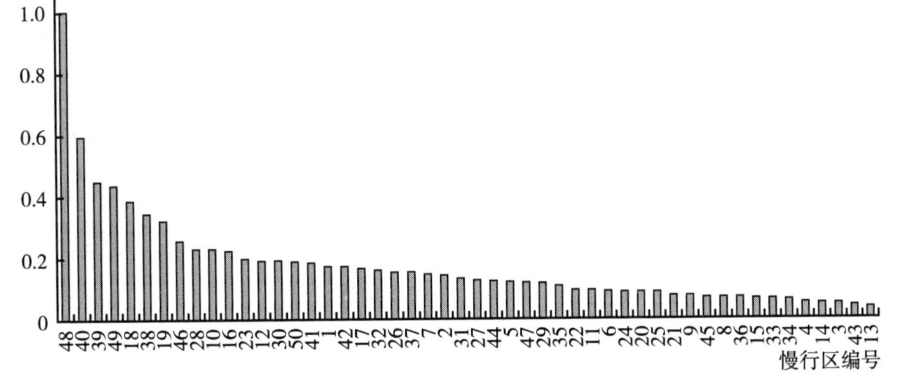

自行车道与绿荫道路重合比例

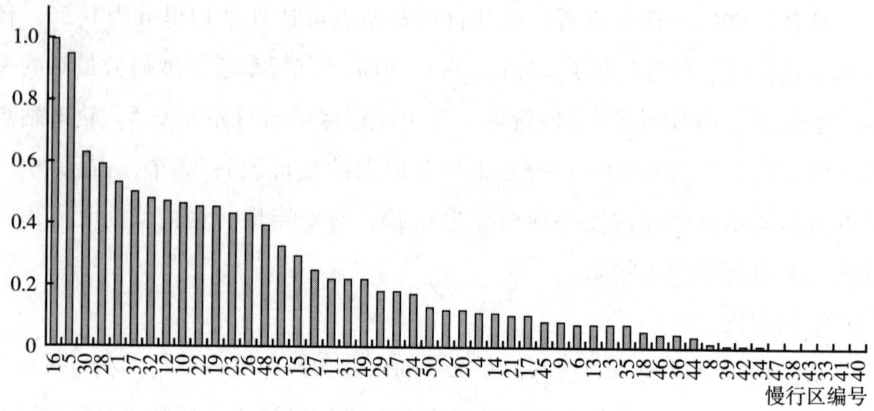

沿河区域公共自行车站点覆盖比例

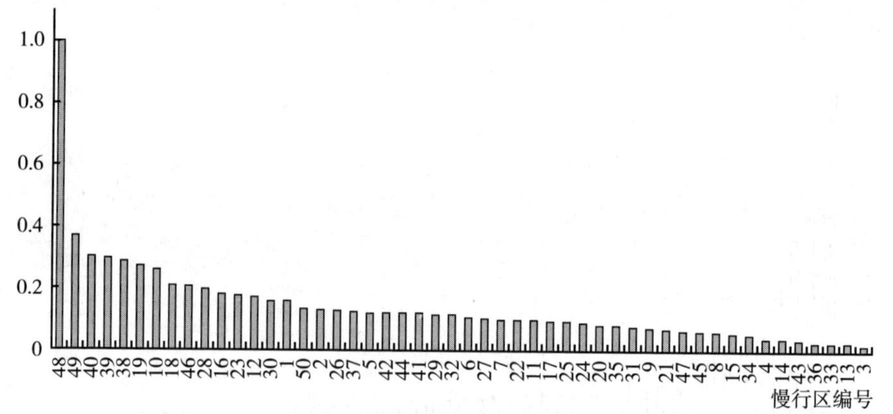

沿河区域自行车道覆盖比例

图 4　活力性指标得分结果

从各具体指标得分来看：绿荫道路长度和自行车道与绿荫道路重合比例得分最高的均为 48 号慢行区，两个指标均呈现长尾分布。其中，绿荫道路长度平均得分为 0.12，略低于自行车道与绿荫道路重合比例的平均得分值（0.18）。沿河区域公共自行车站点覆盖比例平均得分为 0.23，得分在平均分以上的慢行区共 17 个，占比 34%。沿河区域自行车道覆盖比例得分最高的是 48 号慢行区，其余慢行区的得分不足 0.50。

3. 安全性

安全性得分分布也表现出集聚的特征，得分低的区域集中在 38~40

号慢行区和48、49号慢行区，得分高的区域则分散在中部及北部区域。

从各具体指标得分来看：机动车流量和机动车道速度慢行区的差异性不大，其中机动车流量最大的是24号慢行区，最小的是50号慢行区；而机动车道速度最快的是33号慢行区，最慢的是24号慢行区。得分差距在0.12以内。受基础设施影响的交叉口数量、高架路及城市快车道长度则呈现长尾分布。交叉口数量最多的是38号慢行区，最少的是43号慢行区。高架路及城市快车道长度最长的是39号慢行区，最短的是43号慢行区。

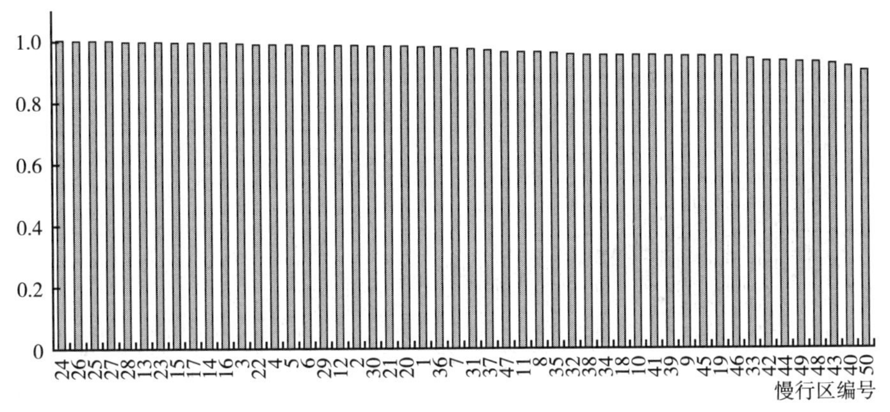

机动车流量

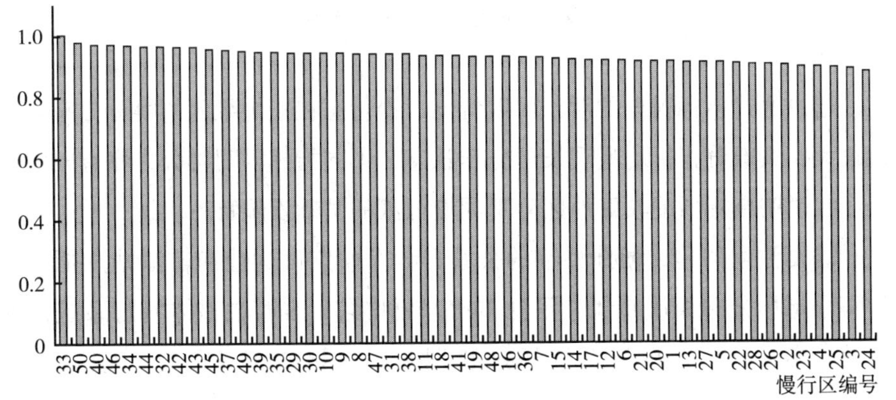

机动车道速度

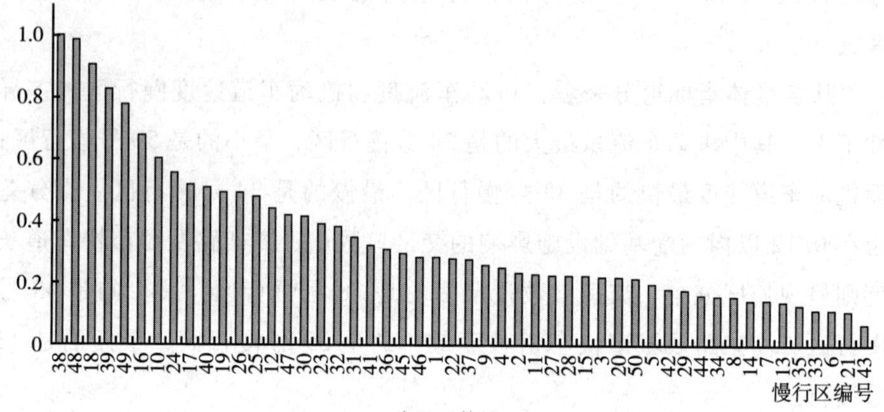

交叉口数量

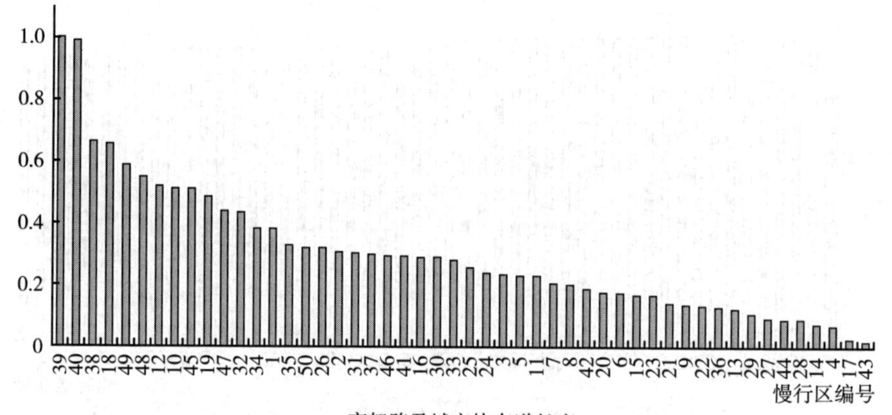

高架路及城市快车道长度

图 5　安全性指标得分结果

通过上述指标得分的对比可以看出，慢行区在三个维度的得分分布差异性很大，大部分指标均呈现长尾分布状态。不同指标项间得分排序有较大区分度，说明指标项能较好地区分不同慢行区的基础设施特征。

需要注意的是，便捷性下的公共自行车站点可达性和轨道站点衔接性的两个指标分布相比其他长尾分布状态更均匀，表明在整体慢行系统的相关设施中，公共自行车系统经过长期建设，站点资源的分布覆盖相对均匀。

（二）慢行区体检结果

依据各分区的权重系数和指标得分，加权计算得到最终的体检结果，我们将得分情况按照自然断裂法分为5类，绘制在图6中，自然断点分别取0.22、0.27、0.31、0.38。由于各指标计算时采用的是比值赋分原则，因此对体检结果的分析依据主要是相对得分的高低，得分的绝对值意义不大。

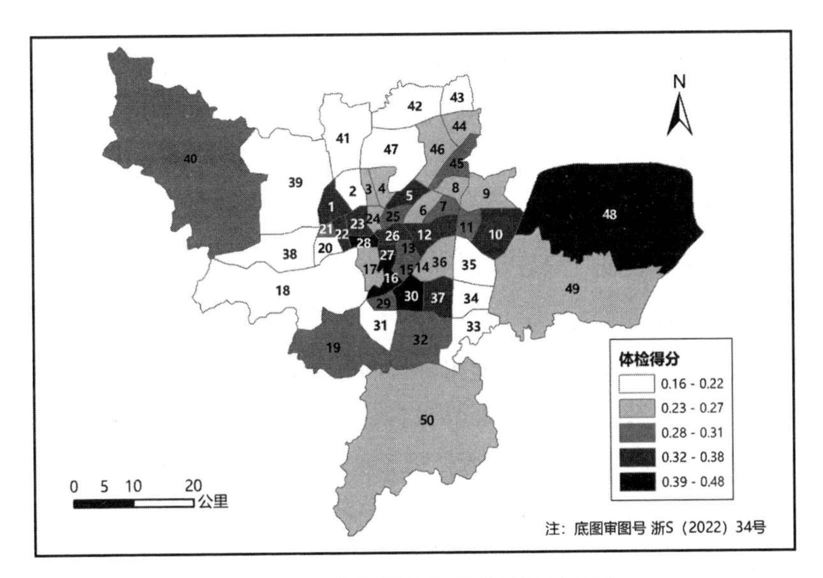

图6　2022年杭州市慢行系统体检结果

从慢行区体检结果（见图6）和各类型慢行区得分情况来看，2022年度杭州市慢行区的得分规律有如下特征（见表5）。

从空间分布规律上来看，体检得分呈现中心城区相对较高、近郊地区相对较低的圈层态势。中心城区、沿江区域、临平城区和大江东区域均有较好表现，而萧山区和余杭区整体得分不高。

从慢行区类型上看，体检得分呈现慢行优先区和慢行主导区表现优异，慢行倡导区和体验区有待提高的类型分化特点。

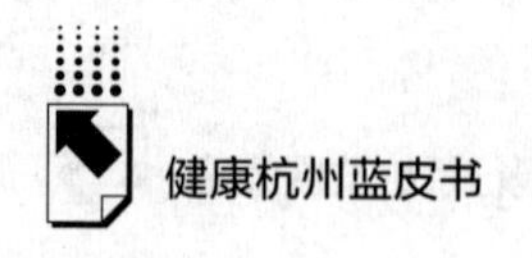

表 5 慢行系统体检结果

	类型	数量	最小值	最大值	平均值	标准差
Ⅰ类	慢行主导区	7	0.26	0.35	0.30	0.04
Ⅱ类	慢行优先区	24	0.20	0.48	0.31	0.07
Ⅲ类	慢行倡导区	15	0.16	0.33	0.23	0.04
Ⅳ类	慢行体验区	4	0.19	0.30	0.23	0.05

1. 慢行主导区

慢行主导区一共 7 个，体检得分区间和平均水平相对较高。其中，得分最高的是 5 号（半山国家森林公园），具有高安全性、活力性以及较高的便捷性。而 24 号慢行区（拱宸桥—大关），虽然在公共自行车站点可达性和公共交通站点衔接性得分高于 5 号，便捷性得分高；但活力维度的指标项得分为慢行主导区中最低，导致综合得分降低。

2. 慢行优先区

慢行优先区一共 24 个，体检得分区间和平均水平都是四个类型中的最高得分。其中，得分最高的是 48 号慢行区（大江东）。尽管该慢行区的公共自行车站点可达性水平一般，但其与公共交通站点接驳的协调性好；同时该区域的自行车通道保障度很高，有效提升了便捷度得分。整体综合表现较好，因而整体得分最高。

得分较低的慢行区为 38 号（未来科技城）和 2 号（勾庄）。前者得分低的主要原因是安全性为所有慢行优先区中的最低分，同时活力性得分不高；后者则主要是便捷性和活力性得分同时较低造成的。

3. 慢行倡导区

慢行倡导区一共 15 个，主要分布在余杭、萧山、钱塘和临平远郊区域，慢行倡导区的体检等级基本都在较低的两档。其中，37 号慢行区（萧山新城区）得分最高，有慢行倡导区中最高的便捷性得分，较高的安全性和活力性；47 号慢行区（超山风景区—星桥）得分最低，主要原因是便捷性得分为 15 个慢行区中最低值，同时活力性得分也较低。

4. 慢行体验区

慢行体验区一共 4 个，主要分布在西南侧沿山和沿江等自然资源较好的地区。其中，得分最高的是位于 40 号慢行区（余杭区西部），拥有发展慢行体验得天独厚的资源，在便捷性（自行车道长度、绿荫道路长度）、活力性（沿河区域自行车道覆盖比例）和安全性（机动车流量）上得分都较好。而得分最低的则是位于南部的 20 号慢行区（西溪湿地），该慢行区在活力性上得分较高，但在便捷性和活力性上稍显不足。

五 发展策略

结合慢行区体检结果、杭州市慢行系统相关规划目标及国内外的发展思路，本文从总体思路、空间发展策略和分区提升策略三个角度阐述慢行系统发展思路。

（一）总体思路

1. 仍应坚持依托市政道路网络构建“骨干+支网”式慢行网络的建设思路，以慢行网密度不低于 $14km/km^2$ 为建设目标。在加密慢行道的同时，提升改造现有慢行系统基础设施，增强可达性，特别是提升通道的连贯程度。

2. 在保障可达性的基础上，以差异化的方式，局部、重点打造品质慢行区。如进一步增加慢行主导区中通道的植被覆盖比例；针对慢行优先区的机动车流量大且车速快的路段，通过增加交通引导设施、强化安全检查等方式，增强其慢行交通安全性。

3. 杭州市结合本地情况，贯彻水道、绿道、风景道三道融合的魅力慢行示范路段建设思路。通过特色绿道、特色慢行段等方式，发挥慢行区的自然风景资源优势，强化绿色出行理念。

（二）空间发展策略

当前在杭州市市区公交分区发展策略中，公交发展一类区以“轨道+慢行”为主导，空间范围主要对应本文中的慢行主导区和慢行优先区，二类区以“轨道+公交”为主导，空间范围主要对应本文中的慢行倡导区和慢行体验区。协同公交发展策略，慢行区建设时应结合不同发展定位，实现不同功能区的交通衔接。

1. 慢行主导区和慢行优先区，以便捷性为主要提升目标，应进一步完善当前便捷性得分低的慢行区的自行车和步行通道；若已建成区域改造空间不足，可尝试立体复合慢行系统。

2. 慢行倡导区中得分较低的片区，应优先加密轨道交通已覆盖的区域，增强在衔接公共交通上的便利性。此外，还应增加大型公交枢纽停放非机动车的空间，适当规划公共自行车服务。

3. 慢行体验区中本地条件较好，但当前并未被充分开发的慢行区，应增加其相关游步道、自行车绿道的投资建设。对于本地条件较差的区域，应进一步研究改善活力性和安全性的可能方案。若难以改变，可考虑将区域建设目标转为慢行倡导区。

（三）分区提升策略

由于慢行系统的建设任务最终将落在各行政区相关部门，按照行政区梳理近期建议优先提升改造的片区，并根据综合体检的得分情况给出相应发展建议（见表6）。

1. 西湖区：由于西湖区大部分为慢行体验区，环绕西湖景区的中部和北部的慢行优先区发展现状较好，可将提升重点落在南部的19号片区和东侧的17号片区。

2. 上城区：上城区的慢行系统建设水平整体较高，北部区域稍弱于南部。考虑到12号慢行区有1号线和9号线穿过，且汽车客运中心位于该片区内，可考虑对该片区做进一步的品质提升。

3. 拱墅区：由于5号线、3号线均经过24号片区，且附近有较多大型居住区和商业中心，可考虑将该片区作为提升优先片区。

4. 滨江区：滨江区北部慢行系统发展较成熟，南侧发展远不及北部，尤其是31号片区，地铁4号线经过且存在大量居民区，可考虑将该片区作为提升优先片区。

5. 萧山区：全区得分不高，考虑到钱江世纪城、萧山科技城（33号至36号）当前已有多条轨道交通，在对轨道交通站点的接驳上相较其他区域需求更为迫切，可作为集中发展片区。

6. 余杭区：慢行体验区基底条件较好，慢行优先区和慢行倡导区得分一般。由于沿16号地铁线人口及产业开发较为成熟，而慢行区发展现状一般，因此可重点提升38号片区及相邻的18号片区。

7. 临平区：除45号慢行优先区及周边发展较好外，整体慢行系统建设水平不高。42号片区内的塘栖古镇及周边已有一定的慢行设施基础，可考虑对其进一步做空间上的扩展。

8. 钱塘区：全区慢行设施发展良好，可在现状基础上对重点路段的精细慢行环境进行示范性建设，如对地铁站口到公交站、公共自行车车站的通道进行整治提升。

表6　分区提升策略

行政区	编号	类型	体检结果	提升建议
西湖区	17	慢行主导区	较差	保障自行车道特别是沿河区域的自行车通道； 在交叉口多、道路复杂区域尝试立体慢行系统
	19	慢行主导区	较差	增进公共自行车的可达性； 在车速较快的行车道开辟隔离机动车道的人行道
上城区	12	慢行优先区	中等	对高架路、快速路区段在评估后合理再造，通过设置高差或变换铺装的方式保障慢行出行的路权
拱墅区	24	慢行主导区	中等	提升自行车道的亲水性、亲绿性； 在行车道坡度等设置减速带，以减缓车速提高安全性
滨江区	31	慢行体验区	差	增加慢行基础设施的覆盖，包括公共自行车站点，特别是接驳公交、地铁站点的公共自行车站点； 保障一定数量的自行车道，对通行舒适性不高的区域进行重点提升，增强慢行出行的活力性体验
萧山区	33~36	慢行倡导区	差	在轨道线及周边大型居民区围合区域进行公共自行车站点的布设

续表

行政区	编号	类型	体检结果	提升建议
余杭区	38	慢行优先区	较差	充分发挥片区内慢行高活力的优势，对车速高、流量大的区域进行合理交通引导和分流，特别是保障轨道交通站点和公交站点周边慢行出行的路权
	18	慢行体验区	差	该片区横跨西湖区、余杭区两个行政区，位于余杭区辖区内的区域包括北部居民区（闲林）和南部山区，可在北部按照接驳可达的要求增加设施布设
临平区	42	慢行优先区	较差	将塘栖古镇的慢行设施向东部新建设的居民点进行扩展，增加慢行设施的可达性； 同时改善沿河区域道路和绿荫道路，增加自行车通道的保障和系统活力
钱塘区	48	慢行优先区	好	在现状基础上对重点路段的精细慢行环境进行示范性建设，如对地铁站口到公交站、公共自行车车站的通道进行整治提升

（四）数字化加持，智慧化发展

当前，杭州市公共慢行交通管理平台建设正在稳步推进，已经推出了“车辆位置信息 + 二维码”“公共自行车 + 共享单车”等数字化创新管理手段。随着平台的使用，沉淀得到的大量市民出行数据可被进一步挖掘，从而发现居民需求特征，辅助设施选址和优化等工作进一步精细化、科学化。

此外，慢行系统智慧化发展需要增加公众对慢行系统在使用和体验上的感知触达，细化微信小程序、手机 App、一卡通等智慧交通系统中对慢行系统基础设施的引导。在已有的服务设施查询等基础功能的基础上，增加以人为本的智慧引导功能，例如，在步行道路的引导上，提供景色优美道路优先、绿茵覆盖道路优先、机动车流量小的道路优先等指引服务。

对于慢行体验区、立体化慢行网络（地下立体空间和空中步行系统）设施，配套相应的数字化指引手段。此外，由于慢行交通系统为社会公益性项目，建设主题以政府为主，可以与市容环境提升行动相结合。数字化指引可与广告立牌相结合，供企业宣传使用，弥补政府建设中投资不足的情况。

六　结论

国土空间综合交通体系高质量发展的核心是基于低碳社会、效率提升、安全安心和资源约束的要求，坚持安全、高效、低碳、健康和经济的价值取向以及以人为本的发展理念。鼓励绿色出行、持续提升慢行出行环境，建设步行、自行车友好城市，是新发展阶段城镇建设工作的重点内容，也是达成“双碳目标”的路径选择。本文从便捷、活力、安全的角度来解读和检验杭州市慢行系统的建设情况，结合总体思路、空间发展策略和分区提升策略三个层面，给出了杭州市慢行系统未来建设的建议。

B.3

面向全民健身的杭州社区绿道服务效果评价*

唐慧超　洪　泉　郝明子　张蓉臻**

摘　要： 社区绿道对于推动社会公共健康具有战略性的作用与潜力。本文指出受访者对于杭州市社区绿道支持健身活动的整体满意度较高，社区绿道为市民提供了便捷可达、环境优美的健身场地，支持市民开展散步、跑步、骑行等丰富的健身活动，激发了全民健身意愿。本文建议进一步提高社区绿道服务及配套设施的完善性，充分考虑绿道路面的材料选择与施工工艺，加强社区绿道的日常管理维护，以有效推动健康城市建设。

关键词： 社区绿道　全民健身　服务评价

一　健康中国背景下的绿道建设

2015年11月，“十三五”规划提出将建设“健康中国”纳入我国的基

---

* 本文受到杭州市哲学社会科学规划课题（M22JC079）：面向全民健身的杭州社区绿道服务绩效评价研究的资助。

** 唐慧超，美国康奈尔大学访问学者，浙江农林大学讲师，博士在读，主要研究方向为城市绿色空间、景观绩效评价、运河遗产保护与利用；洪泉，美国康奈尔大学访问学者，浙江农林大学副教授，博士，主要研究方向为风景园林规划与设计、风景园林历史与理论；郝明子，浙江农林大学硕士研究生在读，主要研究方向为风景园林规划与设计、风景园林历史与理论；张蓉臻，浙江农林大学硕士研究生在读，主要研究方向为风景园林规划与设计、风景园林历史与理论。

本国策。2017 年，党的十九大提出“坚持广泛开展全民健身活动，加快推进体育强国建设”，“全民健身”在我国“十三五”期间上升为国家战略，在此基础之上，当前“十四五”《全民健身计划（2021—2025 年）》更注重基层供给，更强调标准化建设，更突出协调和融合发展，着力构建更高水平的全民健身公共服务体系。

杭州市按照中央关于支持浙江高质量发展建设共同富裕示范区的意见要求，深入实施健康浙江行动，健全全民健身公共服务体系。《杭州市全民健身实施计划（2021—2025 年）》明确提出要增加体育健身场地设施的有效供给。在各类场地设施的供给中，绿道对于推动社会公共健康具有战略性的作用与潜力。[①] 建好绿道，使之成为杭州市居民家门口健身的便捷场所，是健全全民健身公共服务体系的内容之一，也是打造共同富裕生活的基础之一。

二　杭州市社区绿道建设概况

（一）杭州市社区绿道建设背景

浙江省是国内绿道建设的先行者。早在 2003 年实施市区河道整治时，杭州就探索在绿化带内铺设慢行道。之后，浙江提出建设生态省，要将省内所有的江河湖泊、风景名胜、郊野空间、历史村落等自然和人文资源的“明珠”，用一条“翡翠项链”串联起来。这条项链，就是绿道。[②]

浙江在 2012 年全面启动绿道网建设工作，省建设厅组织编制了《浙江省省级绿道网布局规划（2012—2020 年）》，以省级绿道为纲拉开了全省绿道系统的大框架，万里绿道遍布山水，浙江绿道串联起了全省最为美丽的自

---

① 王世福、刘铮：《线形绿色空间作为健康城市资源的机遇与挑战》，《城市建筑》2018 年第 24 期，第 29~32 页。

② 《建设部新闻发布会上 浙江“绿道之道”向全国推广》，浙江日报浙江新闻客户端，https：//baijiahao. baidu. com/s？ id=1629243861373080714&wfr=spider&for=pc，最后访问日期：2022 年 3 月 2 日。

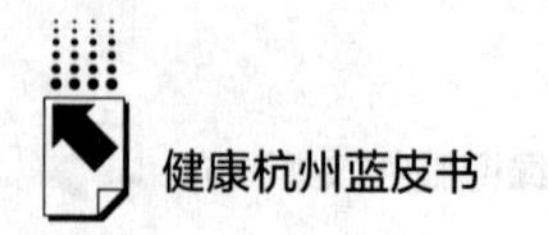

然、人文资源。这就是浙江绿道1.0时代。[①] 浙江绿道的1.0版以省级绿道为纲，初步构建了全省绿道网络骨架，完成了“万里绿道网”的建设目标，在品牌建设和服务民生上取得了良好开端，也为接下来的深化优化细化发展奠定了坚实基础。

2019年5月7日，杭州市发布《杭州市绿道系统建设技术导则（试行）》，针对全市域绿道规划建设提出了统一规范的绿道技术标准：根据绿道区域位置，将绿道分为区域级绿道、城市级绿道、社区级绿道三级，用以连接市县、县区和社区绿色开敞空间与自然人文节点。2021年3月15日，浙江省又发布了《浙江省省级绿道网规划（2021—2035）》，这是全省绿道建设工作的又一大推进，标志着浙江绿道正式从1.0时代迈进2.0时代。[②] 规划中提出，到2022年浙江省完成省级绿道5000公里主线贯通；到2025年建成绿道总规模2万公里以上，其中省级绿道6000公里；远景至2035年建成总规模达3万公里以上，全面形成功能完善、布局均衡、智慧运维、特色多样、效益多元的全域城乡绿道网体系。该规划更加注重绿道网的“全网络”突破式推进，即实现省级主线畅通、市县级结构明晰、社区级深入密布，三级联动围绕人民生活需要。[③]

为深入践行“绿水青山就是金山银山”的理念，打通城市绿色空间“最后一公里”，杭州紧抓全省推进大花园万里绿道网建设机遇，目前已完成《杭州市绿道建设三年行动计划（2019—2021年）》中“新建1000公里、改造提升1000公里”的“双千”任务，2019年至2021年累计建设绿道2291.2公里，形成了以西湖风景名胜区为绿芯，钱塘江、运河绿地为绿带，河流、道路沿线的绿地为绿脉，各级公园绿地和绿化广场为绿叶的绿道

① 《浙江即将全面开启2.0版绿道建设》，中国城市规划网，http://m.planning.org.cn/zx_news/11405.htm，最后访问日期：2022年2月11日。

② 《浙江即将全面开启2.0版绿道建设》，中国城市规划网，http://m.planning.org.cn/zx_news/11405.htm，最后访问日期：2022年2月11日。

③ 《强化文旅体融合效应　浙江开启2.0版绿道建设》，国家体育总局网站，https://www.sport.gov.cn/n14471/n14482/n14519/c981913/content.html，最后访问日期：2022年2月11日。

森林生态网。[①] 杭州绿道不仅是城市生态绿网，还是杭州市民的休憩绿荫。

随着全市居民体育健身意识的增强以及《杭州市全民健身实施计划（2021—2025年）》出台，居民对于健身、散步休闲的需求愈加强烈。社区绿道可以连接城乡居民点与其周边绿色开敞空间，主要服务附近居民，有利于营造良好运动健身氛围，提高大众体育参与程度，提升市民生活健康质量。随着杭州市不断推进社区绿道的建设，社区绿道不再只是简单的线性绿色空间，而是提升市民生活质量、健康方式和高水平打造人民幸福城市的一种媒介。

杭州作为2022年亚运会的举办城市，响应“全民健身”的号召，杭州市以“全民健身迎亚运”为契机，秉承“绿道+健身”的理念，积极建设市民“十分钟健身圈”，充分体现休闲、运动、文化元素，高质量、高水平建设绿道网，共同营造喜迎亚运的良好氛围，激起全民健身热潮，推动建设全民幸福城市。

（二）杭州市社区绿道总体规模与分布

截至2021年底，《杭州市绿道建设三年行动计划（2019—2021年）》圆满收官。其中，全市新建社区绿道717.24公里（见图1），占新建绿道总长度的53.4%；改造社区绿道295.59公里（见图2），占改造提升绿道总长度的35.89%。近三年杭州市各区县社区绿道按照计划完成目标成果，共建设（含新建与改造）社区绿道总长达1012.83公里（见图3），并且遵循“一道一特色”进行方案设计，高质量打造了一批精品社区绿道。

例如，拱墅区城北亚运公园绿道全长7.2公里，连接园内乒乓球馆和曲棍球馆两大场馆，是拱墅区重点打造的以全民健身为主题，集亚运记忆、运河文化、体育培育为一体的社区级绿道项目。余杭区“美丽公路”径山片区绿道全长5.8公里，地理位置优越，依山傍水，在保护和恢复乡土景观自然风貌的同时，绿道的建设也体现出了径山的地方历史和文化内涵。该区在

① 《杭州绿道“双千”计划圆满完成 三年新建绿道1245公里改造绿道1025公里》，杭州政协新闻网，https://www.hzzx.gov.cn/cshz/content/2021-12/28/content_8131066.htm，最后访问日期：2021年12月28日。

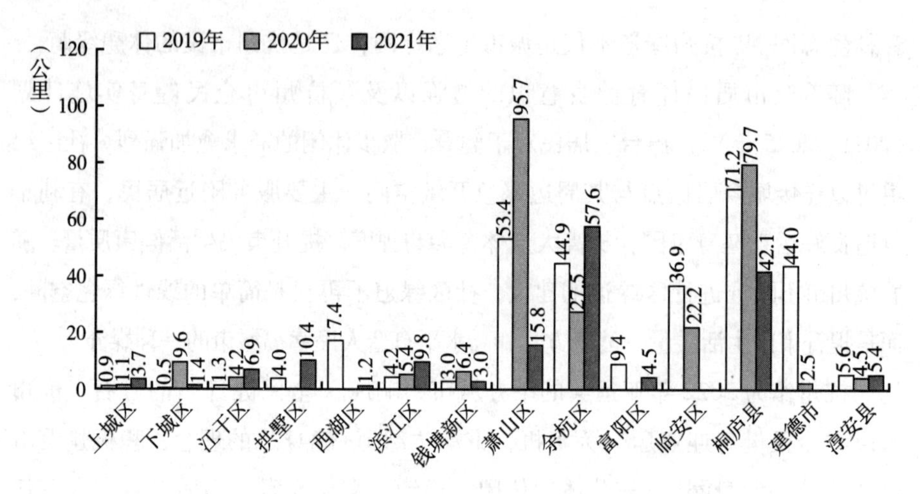

图 1　2019~2021 年杭州市各区县新建社区绿道长度

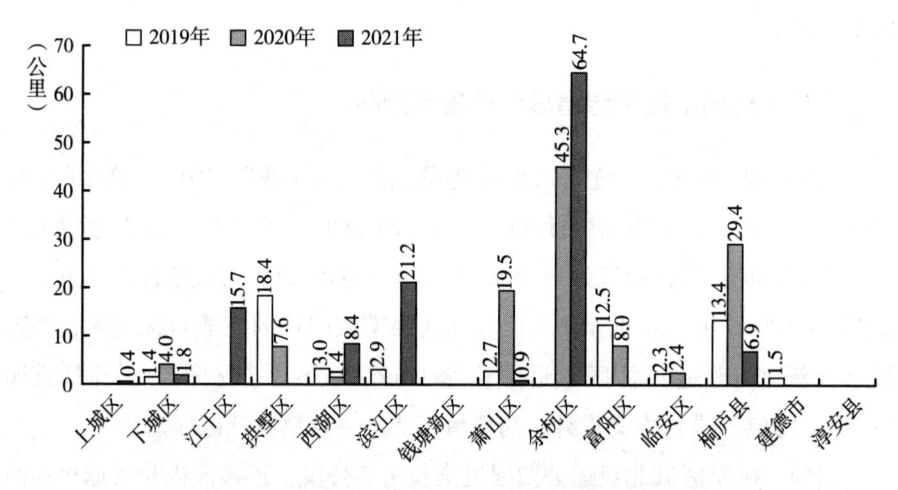

图 2　2019~2021 年杭州市各区县改造社区绿道长度

沿途打造了多个景观平台、休闲廊架、竹寮及景观节点公园、游乐设施等，将自然风光、新农村、生态公园、历史文化古迹等联系起来，集市民休闲娱乐、游客旅游观光于一体。钱塘新区金沙湖环湖绿道总长 3 公里，以水元素为承载，体现健康运动、生态核心的特点，融合都市核心生态景观资源，打造一个集生态、文化娱乐、休闲精致、闹中取静、国际现代的副中心城市国际公园，成为钱塘新区的城市新名片。

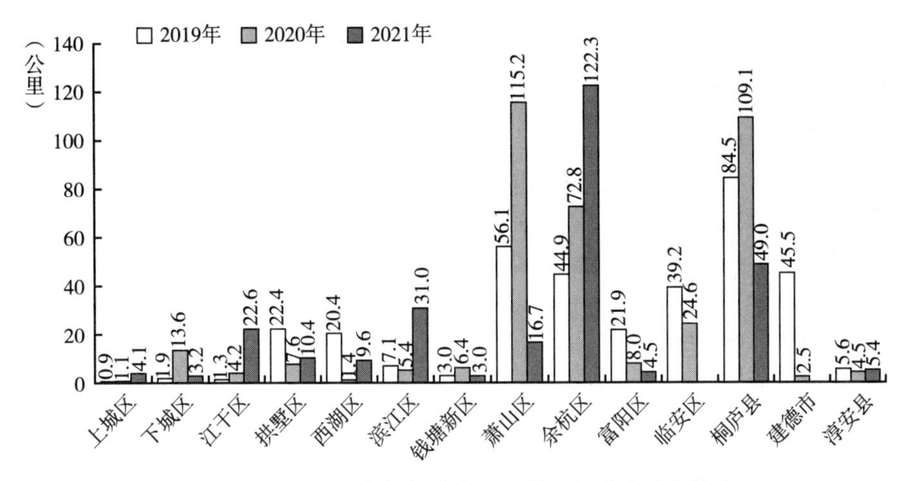

图 3　2019~2021 年杭州市各区县社区绿道建设总长度

根据《杭州市绿道系统建设技术导则（试行）》对绿道的分类方式，并结合笔者研究团队对杭州市域范围内各区县（市）社区绿道进行的调研，目前杭州市的社区绿道主要有公园型社区绿道、沿河型社区绿道、沿江型社区绿道、环湖型社区绿道、沿路型社区绿道、沿山型社区绿道、乡村型社区绿道和湿地型社区绿道 8 类（见图 4）。

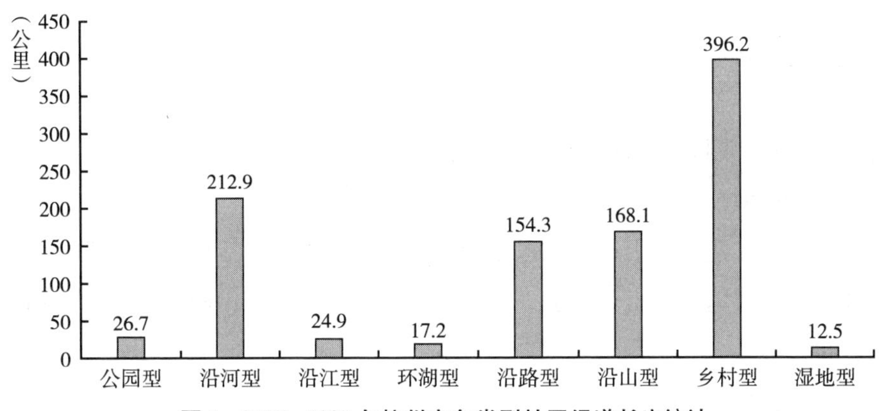

图 4　2019~2021 年杭州市各类型社区绿道长度统计

1. 公园型社区绿道

目前市域已建成公园型社区绿道 26.7 公里，主要分布在拱墅区、余杭区、富阳区，重点包括拱墅区大运河亚运公园绿道、余杭体育公园绿道、富阳银河水系公园绿道等。

2. 沿河型社区绿道

市域内已建成沿河型社区绿道 212. 9 公里，该类型在 8 类社区绿道中占比较高，大多沿新开河、东新河、西塘河、沿山港河、十字港河、罗家斗河、苕溪、映翠河等分布。

3. 沿江型社区绿道

杭州市的沿江绿道主要为区域级绿道、城市级绿道，大多沿钱塘江、富春江、新安江、浦阳江、兰江、寿昌江分布。其中，沿江型社区绿道长度为 24. 9 公里，主要沿洋浦江、富春江、分水江分布，例如，富春绿道中沙岛段、分水江沿江游步道、春绿道新沙环岛段等。

4. 环湖型社区绿道

杭州市的环湖绿道主要为区域级绿道、城市级绿道，包括环西湖、湘湖、青山湖、千岛湖绿道等，而环湖型社区绿道相对较少。目前市域已建成环湖型社区绿道长度为 17. 2 公里，主要环南湖、金沙湖、千岛湖。

5. 沿路型社区绿道

目前市域已建成沿路型社区绿道 154. 3 公里，主要是沿城市道路的绿化带、县道、村道、乡道等。例如，良渚片“美丽公路”整治工程、径山片“美丽公路”整治工程、余杭区“美丽公路”良塘线整治工程、江南大道提升改造工程、闻涛路道侧绿道、钱江世纪城机场路绿廊项目等。

6. 沿山型社区绿道

市域内已建成沿山型社区绿道 168. 1 公里，重点包括临平山绿道、大径山环线、唐家坞姥岑山登山道、皋亭山环线绿道、百药山游步道、牛头山登山游步道等。

7. 乡村型社区绿道

目前市域已建成乡村型社区绿道 396. 2 公里，在各类型社区绿道中占比最高，主要分布在桐庐县、萧山区、临安区等。重点建设包括桐庐县合村生仙里绿道、桐庐县九龙绿道、桐庐县新合乡绿道建设工程、萧山进化林道、萧山山里王村绿道、临安崂山村生态游步道、临安桃源村绿道等。

8. 湿地型社区绿道

目前杭州市的湿地型社区绿道主要包括西溪湿地绿道、和睦湿地绿道，二者均沿湿地分布，总长度为 12. 5 公里。

三　杭州社区绿道支持全民健身的服务效果评价

笔者研究团队于 2022 年 5 月、9 月对杭州市主城区的社区绿道进行了抽样调研，主要包括上城区、拱墅区、西湖区、滨江区、萧山区、余杭区，对于社区绿道对全民健身的服务情况、受访者的使用感受等方面进行了问卷调查与访谈，调研时间段涵盖工作日、休息日与节假日。

（一）社区绿道使用特征

使用社区绿道的受访者（见图 5）不仅包括绿道附近的本区居民（55. 9%），也包括杭州市其他区的居民（35. 3%）以及外地游客（8. 8%）。在到达绿道所需要的时间方面（见图 6），半数受访者 15 分钟内即可到达社区

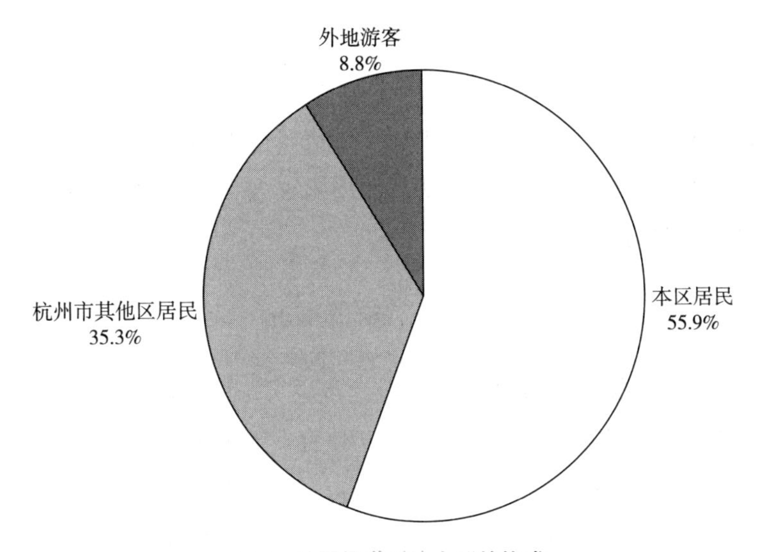

图 5　社区绿道受访人群的构成

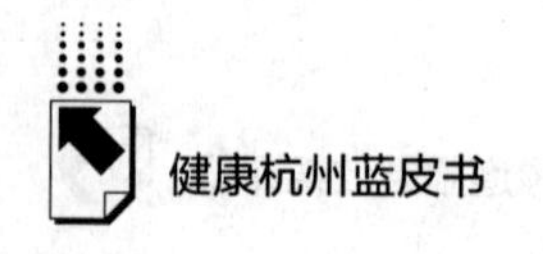

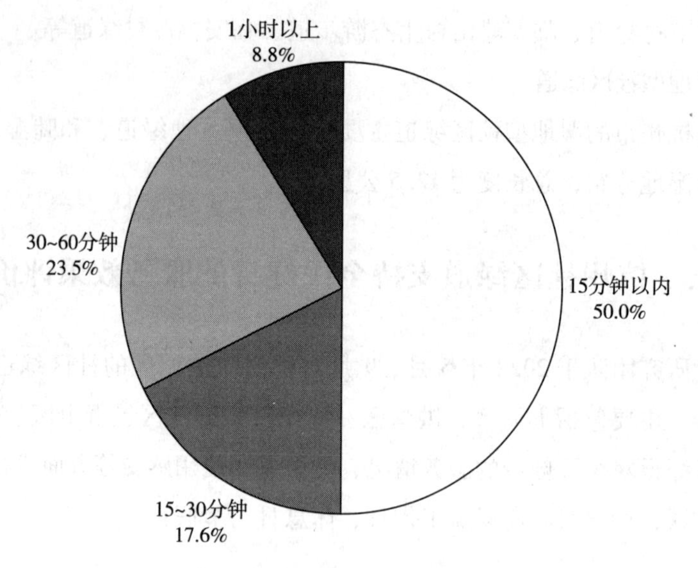

图6　受访者到达绿道所需时间

绿道（50.0%），需要15~30分钟的受访者占比（17.6%）略低于需要30~60分钟的受访者（23.5%），所需时长在1小时以上的受访者较少（8.8%）。

在使用绿道进行健身的频率方面（见图7），有21.6%的受访者每天使用绿道，17.6%的受访者每周使用2次以上，而每月使用2次以上的受访者为13.7%，不定时来绿道活动的受访者占比最高，为37.3%。另外，由于部分绿道是在2021年底新建成，所以第一次来绿道的受访者也占一定比例（9.8%）。由此可见，近40%的受访者使用频率大于每周2次，具有一定规律性，对社区绿道的使用频率较高。

（二）社区绿道服务重点关注人群的情况

《杭州市全民健身实施计划（2021—2025年）》的发展目标之一，即体育健身普及更加广泛。该计划提出夯实体育促进健康的基石，把身心健康作为个人全面发展和适应社会的重要能力，并特别强调关注青少年、老年人、残疾人等人群，因此本调研也重点关注了这些类型的人群对于社区绿道的使用情况。

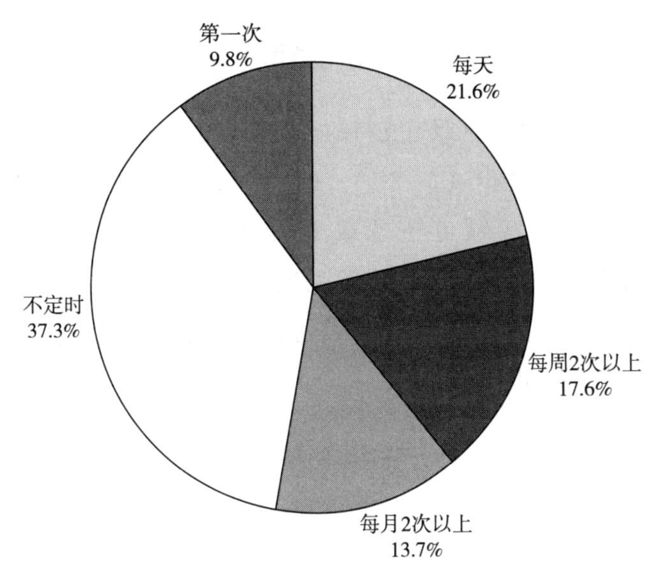

图 7　受访者使用绿道的频率

因为受访人群的构成情况难免受到调研时间的限制，对于重点关注人群的统计数据难以直接获得，故在问卷调查中询问受访者在社区绿道可以看见哪些人群活动。89.2%的受访者看到老年人群在绿道活动，63.7%的受访者表示看到未成年人，看到学龄前儿童活动的有 54.9%，而看到残障人士在绿道活动的有 2.9%（见图 8）。

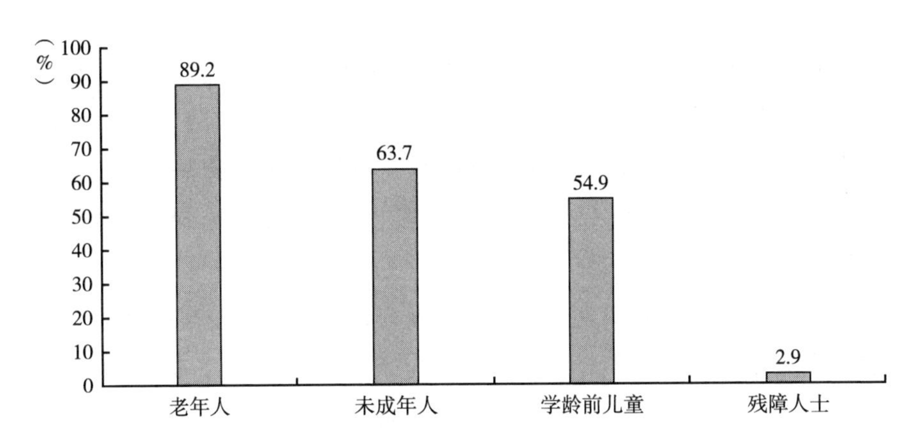

图 8　受访者在绿道经常看到的使用者构成

（三）社区绿道承载的健身活动类型

我们通过调研发现社区绿道支持的健身活动类型非常丰富（见图9），包括散步（85.3%）、跑步（37.3%）、骑行（36.3%）、滑板及轮滑运动（15.7%）。此外，社区绿道还承载了其他户外活动，包括休闲观光（40.2%）、露营（23.5%）等。休闲观光和露营虽然本身不是健身活动，但此类活动涉及人群广，对于市民的身心健康有益，所以也进行了统计，可作为日后社区绿道建设的参考。

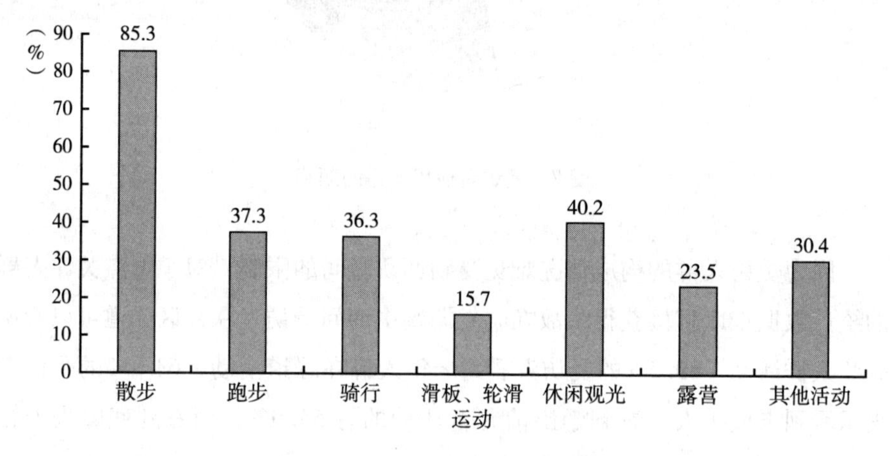

图9　社区绿道的健身活动类型

不同年龄的受访者对于具体健身活动偏好存在差异（见表1），但散步是除了18岁以下受访者，其他年龄段人群选择比例最高的健身活动。其中，18~30岁（87.1%）和31~50岁（85.3%）的选择占比较为接近，而51~65岁的人群占比最高（95.2%），65岁以上的老人选择散步的占比为66.7%。

18岁以下的受访者对多种健身活动及户外活动均有较高的兴趣，其中选择骑行的占比最高（71.4%），其次为露营（68.4%），选择休闲观光（57.1%）或跑步（57.1%）的青少年占半数以上，选择滑板、轮滑运动的青少年也有较高占比（42.9%）。18~30岁的受访者选择休闲观光

（61.3%）较多，其次为跑步（45.2%）和骑行（38.7%）。

31~50岁的受访者选择跑步（32.4%）、骑行（35.3%）和休闲观光（33.4%）的比例较为接近。51~65岁的受访者选择跑步（38.1%）的多于骑行（28.6%），休闲观光也占有一定比例（29.6%）。65岁以上的受访者明显以散步（66.7%）为主要健身活动，也有人选择跑步（12.2%）、骑行（11.5%），但占比相对较低。

表1　不同年龄的受访者在社区绿道进行的健身活动选择

单位：%

年龄	健身活动类型						
	散步	跑步	骑行	休闲观光	露营	滑板、轮滑运动	其他活动
18岁以下	64.3	57.1	71.4	57.1	68.4	42.9	14.3
18~30岁	87.1	45.2	38.7	61.3	32.3	19.4	22.6
31~50岁	85.3	32.4	35.3	33.4	23.5	14.7	29.4
51~65岁	95.2	38.1	28.6	29.6	4.8	3.5	38.1
65岁以上	66.7	12.2	11.5	13.4	0.0	0.0	55.6

注：该题为多选题，故同年龄段的选择占比之和大于100%。

（四）选择社区绿道进行活动的原因

受访者选择社区绿道进行健身活动的主要原因是社区绿道自然环境优美（70.6%）与方便到达（59.8%）。因为公共服务配套设施完善选择来绿道的受访者占比为28.4%，而受到地方特色和文化内涵影响的受访者占比较低，为16.7%（见图10）。

（五）社区绿道支持健身活动的满意度

受访者对社区绿道支持健身活动的总体满意度较高（见图11），满意人群占比为78.4%，其中认为很满意的占比为28.4%，满意的占比为50.0%。另外，满意度一般的占比为18.6%，而认为不满意的占比仅为2.9%。可见当前社区绿道建设极大地满足了市民的健身需求。

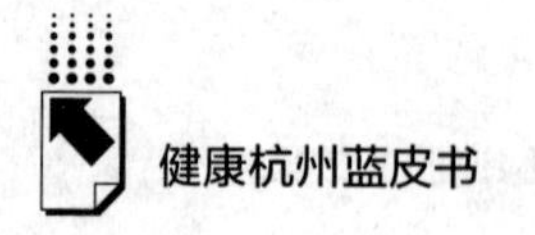

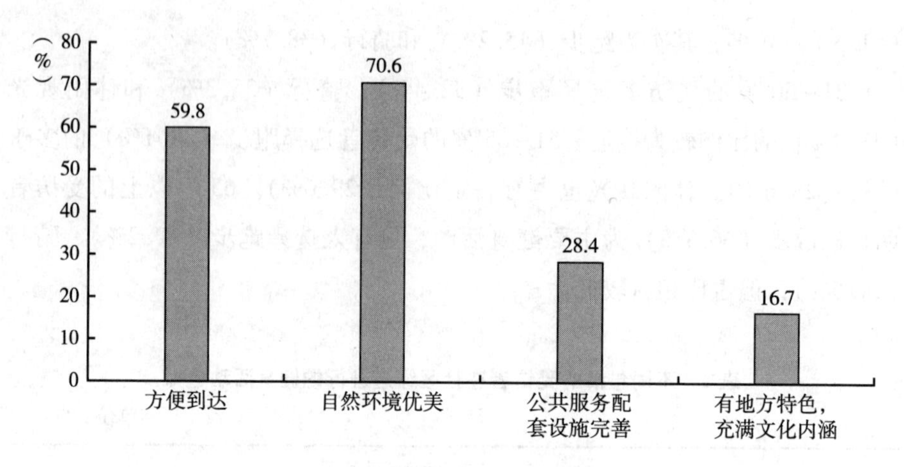

图 10　受访者来社区绿道的原因

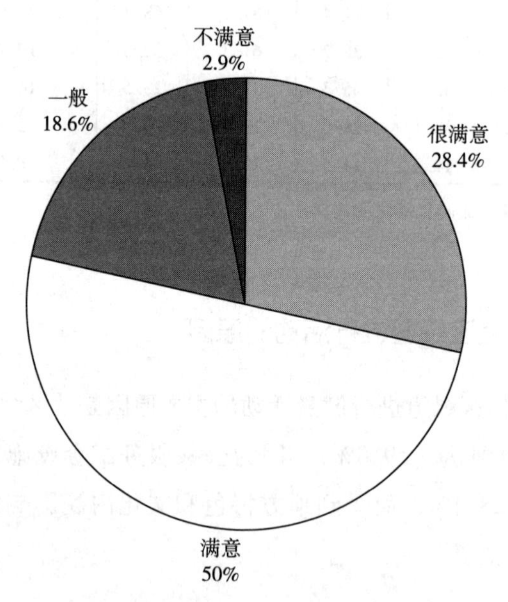

图 11　社区绿道支持健身活动的满意度

（六）社区绿道的活动组织

社区绿道健身活动的组织可以分为两种类型，一种是由政府部门组织的大型健身活动，一般每年定期举办，具有较大的规模和影响力；另一种是由民间自发组织的小型健身活动，不定期举行，活动形式灵活丰富。这里主要探讨第一种，由政府部门组织的大型健身活动。

最有影响力的当属浙江省建设厅、浙江省卫健委等单位联合举办的“绿道健走大赛”暨浙江省绿道健身月活动。该活动自2019年以来已成功举办4届，是依托全省绿道举行的绿道体系赛事，在全省各区县（市）同步开展，辐射面广、参赛人数众多。为起到激励作用，绿道健走活动分为个人赛和团队赛，并制定了相应的奖励办法。

2020年杭州地区的绿道健走大赛还与国际（杭州）毅行大会相结合，在常态化疫情防控形势下，赛事采用“线上+线下”模式，线上举行健身知识答题积分赛、点亮城市地图的绿道趣味挑战赛等，线下开展绿道健走、绿道随手拍等活动，设置了丰富的奖品，吸引了众多居民参与。线上绿道毅行设置了参与奖、点亮排名奖、积分奖和优秀组织奖，奖项的设置对于群众健身起到很好的激励作用，例如，完成一次绿道毅行（至少5公里）可参与一次幸运抽奖，积分奖则通过步数、参与配套活动等综合积分成绩选出最终优胜者。①

在最近结束的2022年“行万里绿道　走浙里健康共富路”浙江省第四届“绿道健走大赛”暨杭州绿道健身月活动中，共吸引了全市各地230多支团队和近6万人参加。该活动6月25日开始，9月25日结束，共历时3个月。② 这一活动延续时间长，群众参与面广，增强了群众的健康意识，对全民健身起到了很好的推动作用。

此外，各区县也在积极利用绿道打造品牌性的健身活动。2022年6月钱塘区举办首届绿道毅行大会，主要面向杭州市范围内机关、企事业单位职工和村（社区）居民等。③ 拱墅区依托运河资源，已连续多年开展新年“走

① 《杭州毅行大会来啦！这件事还是第一次！完成有福利》，杭州网，https：//hznews.hangzhou.com.cn/wenti/content/2020-09/28/content_7822408_0.htm，最后访问日期：2021年9月28日。

② 《杭州绿道健身月获奖名单出炉 快来领取你的奖励》，杭州网，https：//hznews.hangzhou.com.cn/chengshi/content/2022-11/03/content_8390024.htm，最后访问日期：2022年11月3日。

③ 《钱塘区首届绿道毅行大会来了 邀你一起参加》，浙江新闻网，https：//zj.zjol.com.cn/news.html？id=1873228，最后访问日期：2022年6月8日。

大运”活动，具有较高的知名度，而且在2022年作为主会场之一，举办了全国“行走大运河”全民健身健步活动，其间共有1500余人参加了7公里和14公里组的比赛。①

（七）社区绿道支持全民健身及其他积极影响

受访者普遍认可社区绿道建设带来的诸多积极影响（见图12），有77.5%的受访者认为社区绿道促进了人们参与运动、助力了全民健身。84.3%的人认为社区绿道提升了城市形象、促进了健康城市建设，78.4%的受访者认为社区绿道提供了休闲娱乐活动场所、提升了生活品质，还有51.0%的人认为社区绿道还起到了普及健身知识、推广健身文化的作用。

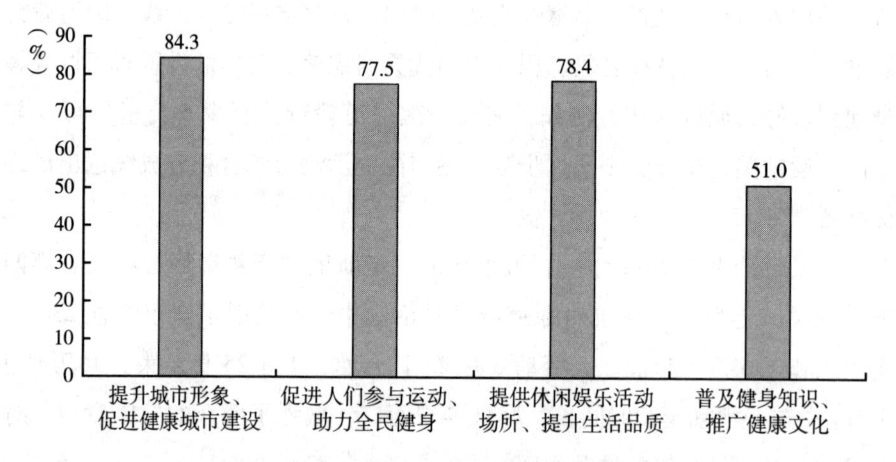

图12　社区绿道支持全民健身及其他积极影响

（八）社区绿道对于健身活动的消极影响因素

在调研中，有28.4%的受访者认为其所使用的社区绿道不存在影响健身活动的问题。其他受访者反映了当前社区绿道在支持健身活动的服务方面

① 《“行走大运河”全民健身健步活动在杭州开幕 1500名徒步爱好者行走大运河畔》，https：//www.hangzhou2022.cn/sqzc/hzsq/202208/t20220822_51869.shtml，最后访问日期：2022年6月28日。

存在的若干不足，主要体现在服务及配套设施、夜晚照明、管理维护等方面（见图 13）。

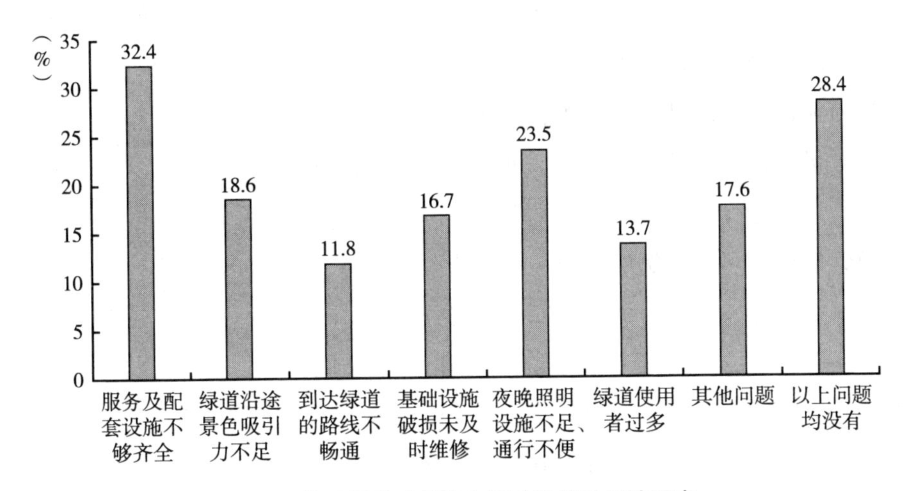

图 13　社区绿道对于健身活动的消极影响因素

首先，受访者认为问题最多的是服务及配套设施不够齐全，占比为 32.4%，具体表现在部分绿道的休息设施不完善，如座椅等较少；个别绿道缺少醒目的标识，有外来的受访者表示找不到路，也有绿道虽然有标识，但是标识内容表达不够准确，根据沿途的标识牌无法快速准确地找到目的地；有个别绿道设置了智能化显示设备，但数量较少且尚未投入使用；沿河型社区绿道的部分区段缺少救生设施及护栏。

其次，因夜晚照明设施不足造成的通行不便，占比为 23.5%，对受访者访谈得知部分社区绿道夜晚灯光较暗，加之树木过多遮挡灯光，影响夜晚通行的安全性，也有个别社区绿道虽然安装了照明设施，但是夜晚并未开启。这对绿道的夜间使用者，例如，对进行夜跑和其他夜间活动的人来说，会造成一定不便，甚至存在安全隐患，应引起有关部门的注意。

再次，有 18.6%的受访者觉得绿道沿途景色吸引力不足，有的绿道沿线景观形式较为单一，还有部分绿道的沿线绿化处于栽植初期，尚未形成良好景观。16.7%的受访者认为绿地沿线基础设施存在破损未及时维修现象，如绿道的路面破损未及时修复；还有 11.8%的受访者认为到达绿道的路线不够畅通，如阻碍非机动车进入绿道的设施也阻碍了使用轮椅的人群。

除此之外，还有 13.7%的人觉得影响健身活动的原因在于绿道使用者过多，现场调研发现这种情况主要出现在新开放的公园型社区绿道，例如，大运河亚运公园因其设施完备、空间丰富、环境优美，在周末及节假日常常吸引大量周边居民及游客前往，进而导致使用者过多。

最后，还有 17.6%的受访者反映了其他问题，包括个别绿道的路面材质及管理维护问题。例如，个别绿道铺设石板路，虽可慢跑，但跑步体验较差。绿道中有高度落差的部分道路未设置无障碍坡道，不方便残障人士出行。还有沿河设置的绿道，因空间受限以线性空间为主，缺少面状空间，无法配置活动设施，导致活动类型相对单一。也有社区绿道紧邻交通性道路，噪音大、空气质量不佳，影响市民的使用。

四 服务成效与建议

（一）杭州市社区绿道支持全民健身的阶段性成效

截至 2021 年底，杭州市社区绿道建成总长度已超过 1000 公里，正逐渐成为名副其实的家门口的健身场所。从调研结果来看，受访者对于杭州市社区绿道支持健身活动的整体满意度较高。社区绿道为市民提供了便捷可达、环境优美的健身场地，支持市民开展散步、跑步、骑行等丰富的健身活动及其他户外休闲活动。杭州社区绿道极大地激发了全民健身意愿，促进了健康城市建设，提高了生活品质，提升了市民获得感。

（二）杭州市社区绿道改进建议

1. 进一步提高社区绿道服务及配套设施的完善性

本研究发现，部分社区绿道在支持健身活动的服务方面主要存在设施不齐全，标识信息不显著、不准确，智能化显示设备数量少，沿河型社区绿道救生和安全防护设施不完备等问题。对于绿道的标识系统，除了目前普及广泛的杭州绿道 LOGO 外，应规范绿道地图类标识牌的展示内容与图像精度，以便向使用者准确清晰地传达信息。杭州市沿河型社区绿道占比较高，应对此类绿道的安全防护设施进行排查，对于缺失的设施进行增补。根据市民的使用需求增设座椅，以方便市民特别是老年使用者在运动之外的休憩。

2. 充分考虑绿道路面的材料选择与施工工艺

对于绿道路面的工程材料选择与施工工艺，应充分考虑使用者的健身活动需求，特别是残障人士对于无障碍设施的需求，建设安全、便捷的健身场地。调研中发现，个别绿道使用的路面铺装材料为石板，接缝处易出现不平整的情况，不符合跑步等健身活动的需求，甚至存在较大的安全隐患。

3. 加强社区绿道的日常管理维护

本研究发现随着杭州社区绿道建设的不断推进，已有一定比例的市民高频地使用社区绿道进行健身活动，未来这一比例还将提高。而随着使用率的提高，路面破损、设施损坏等问题也相继出现。此外，夜间照明缺失，也反映出部分区段管理不到位的问题。因此，社区绿道的管理维护应常态化、制度化，对绿道加强巡查，并及时解决出现的问题。可以设置群众反馈渠道，让使用者也成为监督者，共同加强绿道的管理维护。

致谢：感谢浙江农林大学风景园林与建筑学院研究生吴柯蔚、吴凡、朱浩然、赵伊莉、许琬琪在课题现场调查、问卷发放及数据统计方面所做的工作。

健康社会篇

B.4
杭州市食品安全监管探索与实践

马海燕　邹文静　王晓雯*

摘　要： 食品安全是民众健康的关键之一。本文阐述了食品安全监管体系框架，强调了在健康社会创建中保障食品安全、加强食品安全监管的重要性；概述杭州市食品安全监管的发展历程，总结了杭州市的实践经验，包括强化监管部门责任，增强企业责任意识，加大冷链、屠宰等风险管理，食品检测检验达到高合格率，利用数字技术推进杭城的智慧监管等内容；通过联系食品安全城市建设的总体思路，总结杭州市食品安全监管经验与发展趋势，展望杭州市未来的食品安全监管发展。

关键词： 食品安全　监管体系　实践成效　杭州经验

民以食为天，食以安为先。食品安全是深受重视的民生工程，食品安全监管工作事关全国民众健康甚至生命安全，保证食品安全是所有食品生产经营者以及地方各级人民政府、相关监管部门的法定责任，因此要不断强化监督力量，通过增强生产经营主体的外部约束力，促进其内部自我管理能力的稳步提升。同时，杭州市应将全社会对食品安全关心维护、对政府工作的支持作为辅助，以提升人民群众的满意度、获得感以及幸福指数。

---

* 马海燕，杭州师范大学公共卫生学院教授，主要研究方向为公共卫生监测与健康促进；邹文静，杭州师范大学公共卫生专业硕士研究生；王晓雯，杭州师范大学公共卫生专业硕士研究生。

一 概述

（一）相关概念

1. 食品安全与食品卫生

食品安全是指食品无毒无害，符合营养要求，对人体健康不造成任何急性、亚急性或者慢性危害。食品卫生是为防止食品在生产、收获、加工、运输、储存、销售等各个环节被有害物质污染所采取的各项措施，防止人体健康受损害。食品卫生与食品安全两者密不可分，但又有明显的区别，都与人类健康密切相关。

2. 食品安全监督管理

食品安全监督管理是指政府及相关部门为保障食品安全，开展的食品安全监督执法和食品安全管理工作，包括食品生产加工、流通环节、餐饮环节食品安全的日常监督；实施生产许可、强制检验等食品质量安全市场准入制度；查处生产、制造不合格食品及其他违法行为；食品行业和企业的自律及其相关食品安全管理活动。

食品安全的监管需遵循预防为主、风险管理、全程控制、社会共治的原则。其主要内容包括：①重点监督管理内容——食品安全年度监督管理计划监管重点；②常规监督管理内容——县级以上人民政府食品药品监督管理、质量监督部门对生产经营者进行监督检查的措施；③食品生产经营许可；④风险分级管理；⑤食品召回。

3. 食品安全监管体系

《中华人民共和国食品安全法》对我国的食品安全进行了严格的规定。由国务院卫生行政主管部门负责，对全国范围内的食品安全风险进行监测与评价，并与国务院有关部门共同制定、发布“食品安全国家标准”。县级以上人民政府可以根据《中华人民共和国食品安全法》及国务院的相关法律法规，决定各级卫生行政部门、食品药品监督管理部门和其他相关部门的工作。

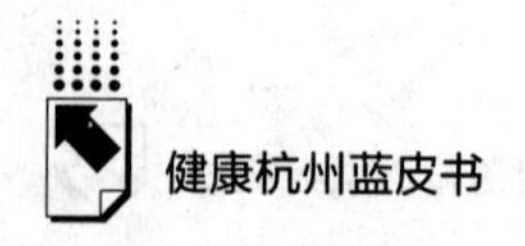

从整体上讲，我国的食品安全监督体制是以国家为主体，以特定的制度为载体，在相关法律、法规的基础上，为满足社会需要而建立的（见图 1）。

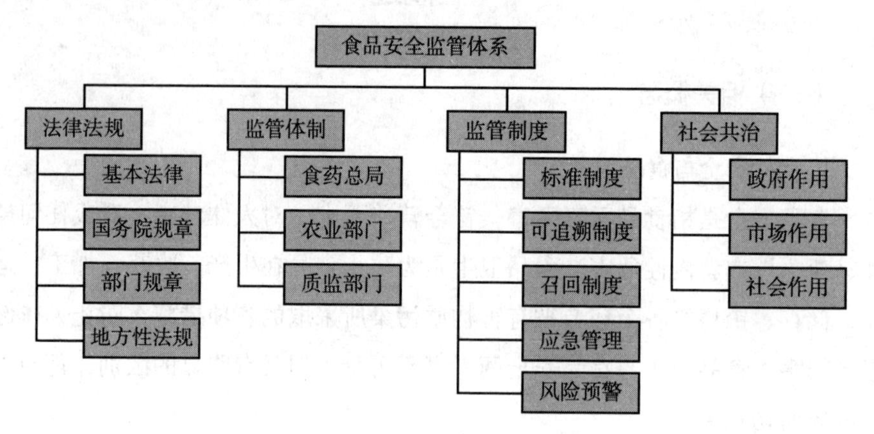

图 1　食品安全监管体系结构①

（二）食品安全监管与健康社会

人民健康是其在社会中生存的基本条件，是社会经济发展的基石，是广大人民群众的共同追求。健康城市建设是事关全市更高水平全面建成小康社会、更快一步推进健康中国建设的重大战略任务。所谓健康城市是指从城市规划、建设到管理各个方面都以人的健康为中心，保障广大市民健康生活和工作，与人类社会发展所必需的健康人群、健康环境和健康社会有机结合的发展整体。② 健康城市的标准之一是为市民提供可靠和持久的食品。杭州关于建设健康城市的总体思路以“人人享有基本医疗保障、基本养老保障、清新空气、安全食品、洁净饮水、15 分钟卫生服务圈、15 分钟体育健身圈”为目标；以“发展健康产业、优化健康服务、保护健康环境、营造健康文化、培育健康人群、构建健康社会”为建设任务。

① 邓彦芬、邓彦：《食品安全法下食品安全监管体系构建》，《食品工业》2021 年第 5 期，第 484~488 页。

② 玄泽亮、魏澄敏、傅华：《健康城市的现代理念》，《上海预防医学杂志》2002 年第 4 期，第 197~199 页。

健康社会的建设需要满足居民的幸福感、获得感、安全感和参与感，饮食作为重要的生活方式类健康影响因素，在健康社会与社会人的相互作用中占据重要地位，是实现居民满足感及健康城市建设的突破点之一。

在健康社会的建设中，社会的有序和良性发展是目标，在该过程中，政策实施和民众诉求都应有高效率性、回应性等。杭州现阶段在食品监督方面为了达到相应目标，采取了以下四种措施。一是加强食品安全监管，健全食品安全监管体系，严格食品安全经营许可，全面加强食品相关企业的监督检查，持续开展高风险食品安全整治等措施，为居民“吃得放心”保驾护航。二是完善食品质量标准体系和检测能力建设，全面实施食品安全风险动态分级管理，实现监督抽检、风险监测、食源性疾病报告网络全覆盖，做好健康社会“后勤保障”工作。三是加快产业结构调整，推动无公害农产品和绿色有机食品发展，满足居民日益增长的多样化需求。四是全面推行标准化、清洁化农业生产，控制农业全面污染、建立食用农产品全程追溯协作机制和食品安全风险预警机制，落实问题产品主动召回制度，在根源上满足居民的安全感。另外，有关部门应考虑在健康产业的发展中促进产业融合，要大力发展健康食品产业，强化标准生产、绿色管控、品牌引领，培育一批健康特色名品餐饮业和食品加工企业，以示范作用带领全市的食品业品质提升。

（三）杭州市食品安全法制及监管体系建设发展历程

随着相关法律法规的制定和调整，我国食品安全监管体系在管理主体、管理范围、管理体制方面也不断发展和完善，并从“食品卫生”管理转向“食品安全”管理。本文大致将食品安全法制及监管体系的发展历程划分为三个阶段，即从空白迈向法制阶段（1949~2004 年）、法制体系不断完善和确立阶段（2005~2014 年）、食品安全法制体系全面发展阶段（2015 年至今）。杭州市的食品安全发展历程和国家层面基本一致，下面对以上三个阶段的发展变化进行简单概述。

1. 食品安全监管法制化（1949~2004年）

新中国成立初期，我国实行计划经济，由于生产、经营和技术等较为落后，以及百姓对饮食卫生的认识不足，中毒事故屡有发生，且主要集中在食品消费环节，因此食品安全在某种意义上被称为食品卫生。当时全国广泛建立卫生防疫站来负责食品相关主要事务及管理。浙江省杭州市与全国一致，也在各区域建立防疫站，开展食品安全相关工作，另通过卫生知识宣讲等增强群众食品安全意识。1965 年，国务院转发卫生部、商业部等五个部门颁布的《食品卫生管理试行条例》，这正是我国食品卫生管理从空白迈向规范化、法制化的第一步。①

改革开放伊始，虽然随着经济政策的改革，食品工业呈突破性发展态势，但食品安全卫生状况逐步下降。1979 年，浙江省共发生 132 起食物中毒事件，造成 3464 人中毒，病死率达 0.49%，1982 年升至 273 例，3946 人中毒，病死率增加到 0.71%。② 一系列食品卫生安全事件，致使政府开始有意识地通过立法、行政执法等手段来丰富食品卫生监管的内容。《中华人民共和国食品卫生法（试行）》于 1982 年 11 月通过，国家食品卫生工作全面步入法制规范的轨道。1995 年 10 月，第八届人大常委会通过了《中华人民共和国食品卫生法》，这是我国首部食品卫生法律。浙江省积极践行食品安全理念，依据该法的条例，深化法律监督工作，严格管理食品工业企业工作链中的各个环节，加强食品质量的审查，预防食品安全事故的发生。

2. 食品安全监管手段现代化（2005~2014年）

2003 年十届人大一次会议召开，对食品安全监管体制进行了重大改革。此后，国家食品药品监督管理总局成立并依法承担食品、保健品等安全管理的职责。2004 年，《国务院关于进一步加强食品安全工作的决定》提出新要求，“按照一个监管环节由一个部门监管的原则，采取分段监管为主，品种监管为辅的方式，进一步理顺食品安全监管职能”，体现了从以“食品卫生”管理向“食品安全”管理的转变。杭州市在 2005 年基本完成了

① 刘鹏：《中国食品安全监管——基于体制变迁与绩效评估的实证研究》，《公共管理学报》2010 年第 2 期，第 63~78、125~126 页。

② 丛黎明、蒋贤根、张法明：《浙江省 1979~1988 年食物中毒情况分析》，《浙江预防医学与疾病监测》1990 年第 1 期，第 5~9 页。

食品和药物监管机构的改革，以杭州市药品监督管理局为依托，成立了杭州市食品药品监督管理局，初步建立了食品安全工作机制，食品安全领导新体制全面实施。杭州市政府制定出台了《杭州市人民政府关于进一步加强食品安全工作的决定》，杭州市政府办公厅发布了《杭州市食品安全事故应急预案》等一系列规定。杭州及各区、县（市）政府都成立了食品安全管理委员会，该委员会由当地政府主要领导或分管领导作为负责人，并进行管理工作。

2006年5月24日，《杭州市家畜屠宰管理条例》经浙江省第十届人民代表大会常务委员会第二十五次会议审议通过，并于2006年8月1日正式施行，这标志着杭州市家畜屠宰管理法制建设进入了一个新阶段，在全国处于领先地位。随后杭州市出台了一系列规章制度，如《关于查处取缔无证无照生产经营食品的意见》《杭州市食品安全监管信息暂行办法》《杭州市食品安全事故应急预案》等，使杭州市的食品安全监管有章可循、日趋完善。另外，《中华人民共和国食品安全法》历经修订，最终于2009年2月由十一届人大常委会第七次会议通过。

自2012年召开党的十八大以来，党中央、国务院高度重视食品安全工作，要求食品安全工作坚持最严谨的标准、最严格的监管、最严厉的处罚、最严肃的问责（“四个最严”）。[①] 过去局限于事后消费的食品卫生监管逐渐转向贯穿食品事前、事中、事后、田间、餐桌等全过程的食品安全风险监测，食品监管对象的覆盖面大大增加。食品安全监管工具在社会经济与科技的支撑下得到了丰富，经济、法律监管工具的运用继续得以强化，行政、经济、法律、科技、网络等多种监管工具的综合运用让监管手段趋于现代化，特别是在杭州城内，数字技术的强大让监管更全面、更高效、更智慧。

2014年，杭州食品安全监管单位开始转变，根据市政府实施意见，设立了杭州市市场监督管理局，简称市市场监管局（市工商局、市食品药品监管局、市食安办），作为主管工商行政管理和食品药品监督管理工作的市

---

① 2013年12月23日召开的中央农村工作会议上，习近平总书记首次提出“四个最严”。

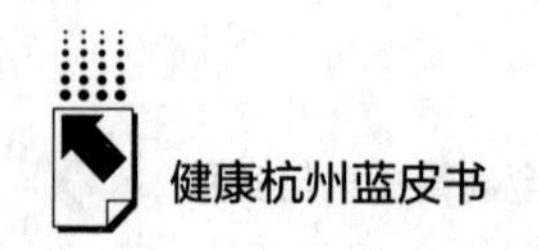

政府工作部门。[1] 将原市工商局、市食品药品监管局的职责整合，划入市市场监管局，所以现今的杭州的食品安全监管属于市市场监管局的工作任务，与食品安全监管有关的工作信息都在其官网上进行详细展示，食品安全监管进入了一个新阶段，从此建立了从农产品源头、生产、储存、流通直至饭桌环节的全过程监管机制。

3. 全面建设食品安全城市（2015年至今）

监管体系是维护食品安全的基本手段和保障，旨在提升食品安全水准，以进一步提升居民的幸福感。为贯彻“四个最严”要求，推进党政同责，积极探索食品安全管理方式与机制，提升全国食品安全治理水平，2014 年，国务院食品安全委员会启动了国家食品安全示范城市创建工作。2015 年 9 月，杭州成为国家食品安全城市扩大试点市。为建设“国家食品安全城市”，杭州市需要完成的高要求包括：实现食品安全总体可控，确保不发生严重食品安全事故和不良后果；建立较完备的体系以实现监管范围全覆盖；创建食品安全社会共治格局，使市食品安全治理工作位于全省前列；从群众角度出发，着力解决食品安全热点难点问题，确保食品安全评价群众满意度高于 70%。

2021 年，杭州市市场监管系统食品安全工作紧扣市局党委提出的“守底线、强监管、优服务、创品牌”主题，以食品安全从田头（车间）到餐桌全链条监管“一件事”改革为主线，以“浙食链”系统推广运用为总牵引，努力提升食品安全市域治理能力，全面展示“重要窗口”头雁风采。杭州市于 2021 年 1 月正式获“浙江食品安全市”称号，以“食品安全市创建+智慧化监管”为切入点，构建了一个全链条食品安全监管体系，重点突出“夯实基层基础基本功、对接部门区域监管无缺位、转型监管治理数字化、把稳食品安全状况向好发展”[2] 四大提升目标，逐步建立了具有杭州特色的食品安全现代化治理体系。

① 《杭州市人民政府关于调整市和区县（市）工商质监体制改革完善食品药品监管体制的实施意见》（杭政函〔2014〕52 号）。

② 《杭州获“浙江食品安全市”称号》，“中国杭州”政府门户网站，https：//www. hangzhou. gov. cn/art/2021/1/7/art_ 812262_ 59024572. html，最后访问日期：2021 年 1 月 7 日。

2021年，杭州市委印发了《杭州市创建高水平国家食品安全示范城市行动方案（2020—2030）》，以进一步深化食品安全领域改革和全面落实食品安全战略，启动进口冷链食品守护行动，推广应用信息系统，开展溯源倒查。“批批检”“三证+一码”通关入市等先行成功经验，在全省得到推广应用。实践运行“数字农业综合平台”“食品安全监管云平台”“食用农产品批发市场风险预警平台”“阳光餐饮智慧物联系统”等，不断迭代场景应用，杭州市4项食品安全治理应用场景被列为浙江省食品安全综合治理协同应用平台“12+1”场景，这些均在为完成国家食品安全城市的创建助力。

二　杭州市食品安全监管实践及成效

为创建“国家食品安全城市”，杭州市政府陆续出台了相应的政策，践行相关监管措施，旨在提高食品安全监管工作水准，并深入推进食品安全治理体系和治理能力现代化建设，为人民打造一个食品安全示范城市，全力守护好群众“舌尖上的安全”。

（一）落实主体责任

我国食品安全监管体系的主体包括政府、企业单位或个人，客体包括食品污染危害、风险和各类食品违法生产行为。杭州市高度重视食品安全监管体系的建设，严格落实各监管部门和企业责任。

1. 强化监管部门责任

杭州市各级食品监管部门严格遵循食品安全相关法律法规，全面落实省局部署要求，紧扣“守底线、强监管、优服务、创品牌”主题，恪守食品安全监管责任。高度重视食品安全监管队伍建设，对监管人员进行定期法律培训，加强《中华人民共和国食品安全法》《食品生产许可管理办法》《食品生产经营日常监督检查管理办法》等法律法规以及相关案例学习，提升基层监管人员的用法能力；进行食品生产工艺、技术标准等专业知识培训，运用危害分析等技术手段，查找食品生产风险点，把握日常监管重点，提升基层监管人员的专业能力。

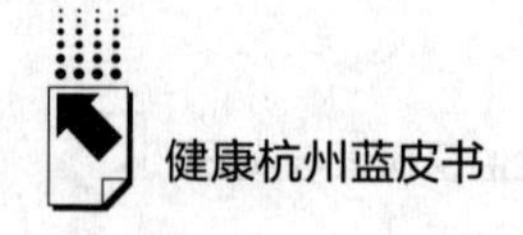

2. 增强企业责任意识

食品监管部门定期对企业进行监督，增强企业的责任意识和底线意识，使其坚决不触及“食品安全法律黄线”。杭州市持续开展市、区、所三级“食品安全主体责任报告”活动，不断推动企业主动落实各项食品安全管理制度。2021 年，杭州市举办主体责任报告活动不少于 2 次，各区结合辖区实际情况，参照市局要求全面组织实施活动。同时，企业也进行自我监督，坚决不触及“食品安全道德黄线”，加强员工培训，提高内部整体素质，不断开拓创新，为人民带来幸福，为政府带来便利，为自身带来收益，创造人民、政府和企业“三赢”的局面。2021 年是浙江省市场监督管理局规定的“餐饮从业人员培训年”，根据国家有关规定对相关人员进行培训，并通过“浙里办”App 对其进行监督检查，以消除“不懂法、难整改”等问题。杭州市共计开展各类餐饮安全知识培训活动 3300 余次，参与培训 5.5 万余人次。

（二）强化风险管理

1. 严格部署“冷链食品”准入机制

食品冷链是指易腐食品从产地收购或捕捞之后，在产品加工、贮藏、运输、分销和零售、直到消费者手中，其各个环节始终保持产品处于所必需的低温环境，以保证食品质量安全、减少损耗、防止污染的特殊供应链系统。2020 年 10 月 16 日，杭州市出台了《冷链食品生产经营新冠病毒防控技术指南》《冷链食品生产经营过程新冠病毒防控消毒技术指南》，对进口冷链食品实行“全受控、无遗漏”闭环管理，规定无检验检疫证明、核酸检测报告、消毒证明和冷链食品溯源码的不得上市销售。从 2020 年 12 月 25 日起对从事进口冷链食品的生产企业、农贸（批）市场、大型商超、餐饮单位、大中型冷库等开展“四个不得”专项整治，① 即没有检验检疫证明不得

① 杭州市市场监督管理局：《2021 年全市食品安全监管主要环节工作要点》，杭州市人民政府门户网站，https：//www. hangzhou. gov. cn/art/2021/5/31/art_ 1228974801_ 59035738. html，最后访问日期：2021 年 5 月 31 日。

上市销售、没有核酸检测报告不得上市销售、没有消毒证明不得上市销售、没有“冷链食品溯源码”不得上市销售。

2. 全面管控屠宰相关场地

屠宰场地是畜肉食品流通的重要环节，也是保证食品安全的关键。2004年禽流感席卷全球，给食品安全带来了重大挑战。2014年2月，杭州市宣布永久关闭主城区所有活禽市场，并选定3家定点屠宰厂投入使用，确保市民从超市、菜场买到的畜禽肉类食品，均来自定点屠宰场。为确保市民吃上放心肉，2014年5月，《杭州市人民政府办公厅关于开展家禽定点屠宰的通知》规定了统一活禽宰杀点的建设标准和使用标准等，为屠宰场地的管理奠定了理论基础。

3. 开展食品安全抽检和风险监测专项工作

杭州市市场监管局每年按时发布抽检计划，各区县参照规定执行，按期公开抽检食品类别、批次数、不合格批次、合格率以及涉及不合格项目。2020年，浙江省率先实行“抽检分离”制度，实行全程“背靠背”模式，不再把抽检任务统包给专门机构，以提升其公平性。为响应省局号召，2021年杭州市在滨江区召开全市食品安全“抽检分离”改革暨基层抽检能力规范化建设现场推进会，对抽检这一食品安全“硬核”措施进行了整体部署，可谓食品安全工作上的一项重大创新。

近年来，杭州市食品安全抽检工作稳步开展。2021年杭州市抽检食品主要包含以下28种类别（见图2），总批次数为41039批次，不合格数为1153批次，合格率为97.19%。与2020年（总批次数47108批次，合格率97.64%）、2019年（总批次数46153批次，合格率97.43%）相比，总体保持在相对稳定水平。2020年和2021年各区县（市）食品抽样检验批次详见图3。2021年杭州市食品处置批次数为1153批次，处置率为100%，与2020年（批次数1113批次，处置率100%）、2019年（批次数1188批次，处置率100%）相比，总体保持在相对稳定水平。

食品安全风险监测，是通过系统和持续地收集食源性疾病、食品污染以及食品中有害因素的监测数据及相关信息，并进行综合分析和及时通报的活

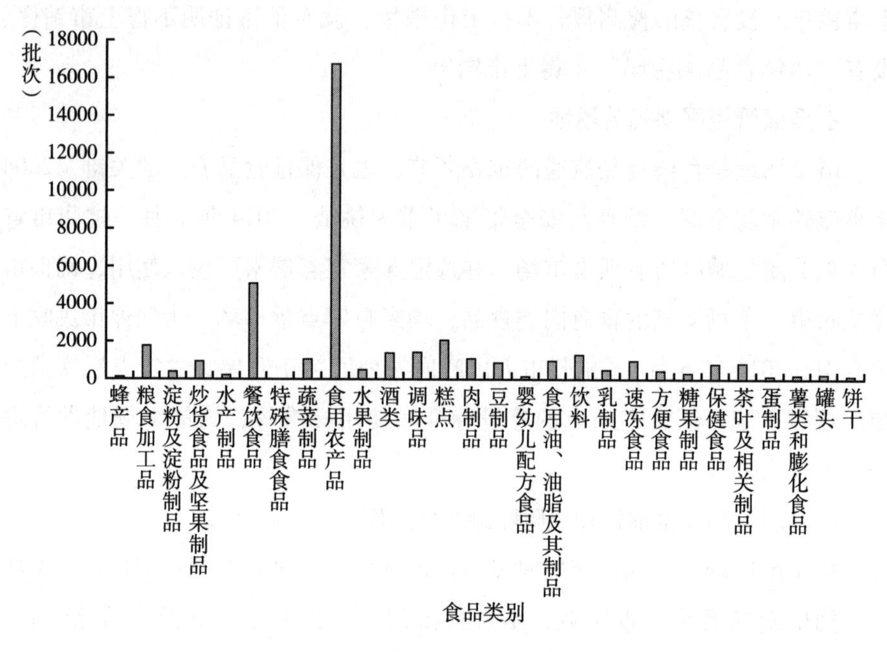

图 2　2021 年杭州市抽检食品批次数

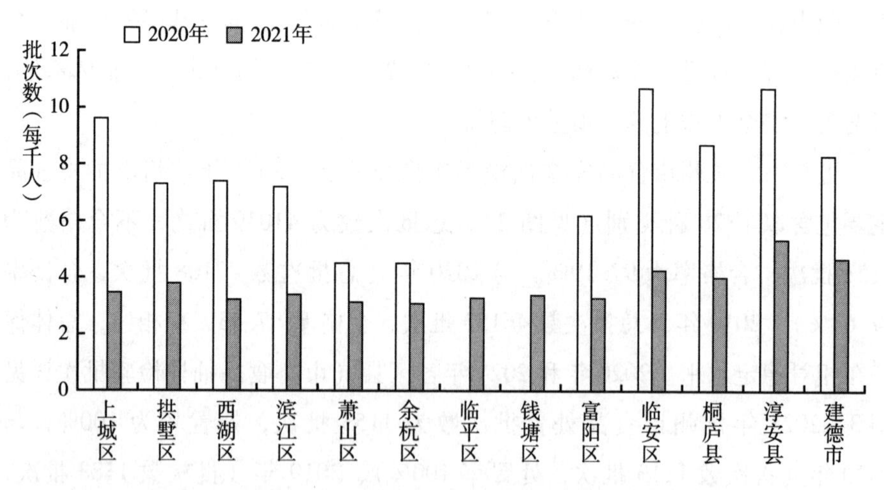

图 3　2020 年和 2021 年杭州市各区县（市）食品抽检批次

说明：2020 年余杭区包括余杭区和临平区。

动。2010 年,《食品安全风险监测管理规定》颁布,首次以法律形式明确了食品安全风险监测的要求。多年来,杭州市严格履行国家管理规定,每年开展食品安全风险监测,召开食品安全风险监测交流会。2021 年杭州市各区县(市)食品安全风险监测(县级)覆盖率均高达 100%,取得了显著成效。2022 年第 19 届亚运会将在杭州举办,为做好亚运保障餐饮食品安全工作,杭州市市场监管局全程监督杭州亚运会竞赛场馆食品安全,实现定点采购、驻点监管、检验检测、监督检查“四个全覆盖”。

4. 加大外卖市场整顿力度

时代的发展衍生了外卖行业,当代年轻人足不出户便能吃到可口的食物,但外卖食品质量参差不齐,给食品安全监管带来了巨大挑战。2022 年 3 月,《最高人民法院关于审理网络消费纠纷案件适用法律若干问题的规定(一)》的施行,旨在对平台做出约束,大改以往“平台做甩手掌柜”的局面,进一步规范了外卖市场。为保障外卖食品的安全卫生,防止其在送餐运输过程遭到破坏,2022 年 3 月 1 日《浙江省电子商务条例》首日实施,规定必须用封签对所有外卖食品予以封口,并且消费者在点餐时就可以看到商家后厨情况。杭州市严格督促商家参照规定执行,并陆续开展专项整治行动。2021 年杭州市通过饿了么、美团等平台,推动 1.8 万户商家使用外卖封签。外卖封签虽小,却成了新冠疫情防控期间防疫的一种有效手段。总的来说,加大外卖市场整顿力度,成了守护食品安全的一道重要防线,保证消费者吃到放心外卖,是监管部门共同的心愿。

(三)推进智慧监管

1.“浙食链”“浙冷链”系统联合应用,提升监管效能

“浙食链”系统又被称为食品安全追溯闭环管理系统,2021 年 3 月 15 日首次在浙江上线运营。所有食品均由该系统统一管理,消费者用支付宝或微信扫描食品包装上的“浙食链”二维码(“浙食链”追溯码),就可以知晓食品的生产和加工情况、工厂自检结果、监督抽检结果、食用农产品产地和合格证明、进口食品检疫和消毒证明。此前,余杭区食品安全委员会于

2019 年 8 月推出了“融食安”服务平台，“一码”实现了从田间到餐桌的全过程跟踪和追溯，打造了余杭特色农产品品牌。在市场准入方面，本地农产品凭借载有基地、农药施肥、监管、检测合格等信息的“电子信息卡”，可以免检进入农批市场交易。随后，在交易环节，利用“融食安”的食品安全平台与“信息卡”的数据进行无缝对接，打通外来农产品的交易数据链路，最终到达消费终端。“浙冷链”系统则主要针对冷链食品，其供应链全过程的所有信息均汇集在冷链食品溯源码中，发挥了重大作用，如疫情期间对呈现新冠病毒阳性的冷链食品的追溯。2021 年，杭州市共有 315 家食品经营单位接入“浙食链”系统，“浙冷链”系统赋码率和扫码率保持在 100%。食品安全追溯闭环管理系统和冷链智控深度融合，双系统协同发挥作用，补缺监管漏洞，完善监管体系。

2. 融入城市大脑理念，推出云监管模式

为提升智慧管理水平，杭州市市场监管局对接城市大脑，制定了《2019 年杭州城市大脑重点应用场景计划》和《2019 年杭州城市大脑市场监管系统建设工作实施方案》，高标准、高要求规划餐饮智慧监管方案，建设杭州城市大脑食安慧眼项目，强化智慧管理理念，构建餐饮监管数字总仓。[①] 2020 年 9 月 16 日，杭州市首次推出食品安全监管云平台，临安区成为首个试点地区。杭州有关部门通过对全市餐饮监管数据的收集和分析，及时掌握各区、县（市）餐饮企业和经营单位情况，从而及时采取监管措施。一方面，餐饮单位要在 App 上登记，上传许可证件、人员健康状况、索证索票、餐具消毒、食品留样等日常管理信息，并建立电子台账，方便平台统一管理；另一方面，云平台通过人工智能抓拍，及时发现员工未戴帽子、未穿工作服、吸烟、进入专用间未二次更衣、未戴口罩、垃圾桶未加盖、进入专间后未对工具进行消毒、不规范操作等违规行为，以便监管人员对餐饮单位进行处罚，责令其整改，并进一步推进线上“阳光厨房”

① 郑爱新：《杭州构建餐饮食品安全数字监管体系，提升监管实效》，《中国市场监管研究》2020 年第 9 期，第 64~66 页。

建设。2021 年，杭州市通过云监管平台管理电子台账 1097 万条，抓拍不规范行为 33 万余次。

3. 首推餐饮企业二维码，实行赋码管理

在新冠疫情防控期间，各个城市推出个人健康码，为方便餐饮企业的管理，2020 年杭州市推出餐饮企业二维码。“餐饮企业健康码”是基于“食安慧眼”城市大脑，通过对餐饮企业的健康码、健康证、监管检查、消费者投诉等数据进行全面的分析，动态生成的，以向消费者展示，从而使“健康信息”更加公开、透明。消费者可以通过“企业健康码”，了解企业的健康状况，包括企业健康码、阳光厨房视频监控、商家风险分级、复工人员健康码状况、健康证信息等。企业健康码的实施，解决了新冠疫情防控期间消费者外出就餐的难题，给消费者吃了一剂真正的“定心丸”。

4. 建立线上“阳光厨房”，保障后厨透明化

为引导和激励餐饮单位积极投身于“阳光厨房”建设，2014 年浙江省市场监管局将“阳光厨房”建设写入《浙江省 2014 年年度食品安全工作目标管理责任书》，并将其列为考核地方政府食品安全工作的重要内容，有力地推动了“阳光厨房”的实施。[①] 为响应省局号召和督促餐饮经营户诚信经营，杭州市市场监管局于 2018 年 5 月印发了《餐饮服务明厨亮灶工作指导意见》，鼓励餐饮企业和经营单位通过第三方互联网视频平台向公众公开后厨情况。2018 年 12 月 21 日，杭州市“阳光厨房”正式上线。2021 年，杭州市通过“浙江外卖在线”系统，推动 19514 户商家入驻“阳光厨房”，不仅使商家扩大了自身品牌知名度，而且极大地提升了消费者对外卖商家的信任感。2022 年第 19 届亚运会开幕在即，杭州市应加强食材供应追溯和餐饮制作全过程管控，实现亚运会各餐饮保障点位“阳光厨房”全覆盖。

① 赵庆胜、李敏、沈志凌：《深耕餐桌安全，打造社会共治“浙江版”——浙江省全力推进餐饮“阳光厨房”建设纪实》，《中国食品药品监管》2015 年第 2 期，第 29~32 页。

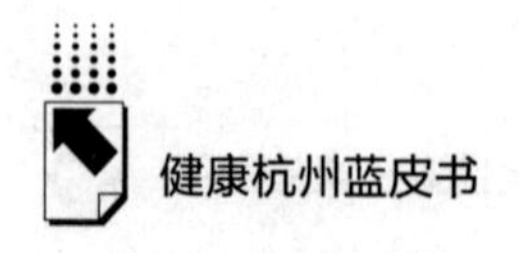

5. 转型农村家宴，改善饮食大环境

农村家宴一直是乡村地区的一大餐饮特色，但传统农村家宴存在诸多食品安全隐患，例如，食物烹饪制作场地简陋、卫生不达标、从业人员素质较低、操作流程不规范、垃圾管理不严格等，极易导致食品变质，发生食源性疾病，影响农村居民身体健康，可见农村家宴改造行动刻不容缓。针对农村家宴等问题，杭州市市场监管局于2020年6月23日在建德举行了农村家宴转型提升现场会。2020年8月，杭州市市场监督管理局发布《关于推进农村家宴转型提升的指导意见》，明确了今后三年农村家宴的发展方向，并对农村家宴场地进行改造和提升。富阳区率先对农村家宴进行改造。首先，根据省市制定的农村家宴放心厨房建设统一标准，对申报创建的点位进行现场指导。结合不同创建点位的实际情况，因地制宜，整合资源，以“文化礼堂+家宴中心”“拆迁安置小区+家宴中心”“居家养老服务+家宴中心”等不同模式，实行“一家一方案”进行现场指导及布局方案图纸设计。其次，联合乡镇（街道）食安办协调联动推进各村（社区）农村家宴放心厨房建设，加强其监督管理。杭州市对农村家宴的改造，旨在推动其“标准化、产业化、市场化”的发展，同时促进乡村文化、旅游业等方面的发展，成为乡村振兴战略的奠基石。如今，随着数字化时代的到来，杭州市对农村家宴进行智能化升级，在农村家宴放心厨房的基础上安装“阳光厨房”并接入餐饮食品安全智慧监管平台。2021年，杭州市已建成农村家宴阳光厨房291家。

（四）完善社会监督制度

1. 持续开展“红黑榜”行动，整治餐饮乱象

为提升食品安全质量，制定相关整治标准，2019年8月28日西湖区市场监督管理局出台《西湖区食品安全“红黑榜”工作实施方案》，成为首个推出“红黑榜”的试点区域。依据现场打分、“阳光厨房”电子违规抓拍、众食安App评价反馈三者来综合评价，并将卫生良好、设施齐全、食品安全制度落实到位的餐饮单位列入“红榜”；将脏乱差、设施设备不完善、食

品安全管理不到位的餐饮单位列入“黑榜”，“红榜”可以优先享受各类扶持政策，“黑榜”中发生违法违纪行为的餐饮单位，将对其进行处罚，情节严重者将被吊销营业执照。“红黑榜”制度可谓我市餐饮行业的一项创新举措。2021 年杭州市已发布“红黑榜”59 条（次）。

2. 宣传食品安全知识，提升大众知晓度

食品安全的实现不仅要依靠政府，更要依赖消费者的具体实践。杭州市通过网站、电视、电台、公众号、宣传栏等媒介宣传食品安全相关知识，每年定期开展食品安全宣传周活动，倡导人人参与，提升大众知晓率和参与度。杭州市市场监督管理局与市文明办、商务局、教育局、餐饮协会等单位合作交流，相继开展“厉行节约反对浪费”“公勺公筷”“限塑”“禁烟”等行动，邀请主流媒体进行报道，并利用公众号和各大网络平台进行宣传。2016~2021 年杭州市食品安全宣传主题，如表 1 所示。2016~2017 年杭州市食品安全宣传主题为“尚德守法 共治共享食品安全”，旨在传达德治法治并举、共治才能共享的食品安全建设理念，进一步凝聚社会各界力量，完善食品安全战略，加强食品安全治理体系建设。2018~2019 年杭州市食品安全宣传主题为“尚德守法 食品安全让生活更美好”，指出食品安全是最基本的民生，各部门要坚持以人民为中心的发展思想，把食品安全、人民健康摆到更加突出的位置，严格把好食品安全各道关口。2020~2021 年杭州市食品安全宣传主题为“同筑食品安全 共享幸福杭州”，持续推进创建国家食品安全城市工作，并提出了三大目标：①食品安全整体可控，保障水平提高；②食品监管体系健全，治理能力提高；③热点难点问题得到解决，满意度提高。2021 年，杭州市相继开展各类宣传活动共 12 次，在各大媒体共计宣传 135 篇（次）。

表 1　2016~2021 年杭州市食品安全宣传主题

年份	主题
2016~2017	尚德守法 共治共享食品安全
2018~2019	尚德守法 食品安全让生活更美好
2020~2021	同筑食品安全 共享幸福杭州

三　挑战与对策

（一）面临的挑战

1. 监管队伍的监管能力不足

杭州市通过一系列措施，加强监管队伍建设和业务培训，解决了过去人员不足和专业水平较低的问题，在一定程度上提升了监管队伍水平。但杭州市食品安全监管队伍建设还存在以下几个方面的问题。一是专业监管人员比例不足。在2010年之前，杭州市食品药品监督管理局属于省级以下垂直管理，人事权在浙江省食药监局，监管人员均通过省一级公务员或事业单位招考进入，且均为医学、药学和法学等专业的技术人员。2014年杭州市开始推进“三合一改革”，部分区县将食药监、质监、工商合并，打破了垂直管理模式，人事权属于地方政府，导致新进入人员中非食品药品专业人员数量明显增加。二是监管人员混编混岗情况严重。目前，杭州市及下属区县（市）市场监管局人员编制有公务员行政编制、参照公务员管理事业编制及全额拨款事业编制。但在实际情况中，人员并未按定编定岗工作，不同编制薪酬和待遇不同，导致出现同工不同酬的局面，监管队伍凝聚力有所下降。三是食品安全协管员作用不明显。为了更好地了解群众食品安全监管工作的需求，杭州市已在各个村、社区设置了食品安全协管员。但在实际工作中，食品安全协管员往往不是专职，是由各村、社区工作人员兼任的，无法全身心投入工作，存在监管不到位的现象，无法反映群众真实需求。①

2. 食品安全监管机构职责不清

食品安全监管相关部门看似各司其职，但食品安全监管责任领域难免存在交错，这在一定程度上会出现职责不清晰的局面。当发生食品安全不良事件时，消费者一旦投诉产品质量问题，相关部门之间要么缺乏信息交流，要

① 金鑫：《杭州市食品安全监管问题与对策研究》，硕士学位论文，西北大学，2018。

么相互推诿。由于职能划分不明确、部门利益等，监管部门“缺位”“越位”“有利可图，无利则放权”，形成了重复监管与监管盲区并存的现状。

3. 食品安全检测机构能力有待提高

绝大部分食品安全问题需要专业的机构来检测和发现，例如，菌量超标、食品添加剂含量未达到食品安全标准等。杭州市食品药品检验研究院是杭州市市场监管局下属的专业食品药品检验监测机构，承担了相当一部分食品安全监测工作。除此之外，各区也有对应的食品检测检验中心。但随着公众对食品安全的关注度显著提升，常规的食品安全检测已不能满足大众需要，在注重量的同时，也需关注检测的精确度。注重食品安全检测机构能力的提升亦成为必然的趋势。

（二）对策与展望

1. 加强食品安全监管队伍建设

为提升食品安全监管水平，加强人才队伍建设已成为必然要求。杭州市需要不断完善和改进招考政策，提高专业监管人员的招录比例，实现就业时专业对口，同时利用人才引进政策，吸引更多的技术型人才；对基层岗位给予更多的人员和行政编制，重视基层工作，对于同工不同酬的现象，则要完善薪酬体系和绩效考核，依据人员的实际贡献决定薪资水平；各村、社区在招录食品安全协管员时，进行公开招聘，同时提高薪资水平和福利待遇，鼓励食品安全相关专业的毕业生或专业人员积极报名，以更好地发挥食品安全协管员的作用。

2. 完善食品安全监管体系

提高食品安全性不是纸上谈兵，前提是相关部门需结合食品安全监管现状，建立科学高效的食品安全监管体系。[①] 一方面，学习并借鉴国外发达国家的经验，高度重视全过程管理，并结合国内实际，建立健全具有中国特色

---

① 赵晨、梁薇花：《食品安全监管体系存在的问题及对策》，《现代食品》2022 年第 28 卷第 16 期，第 162~164 页。

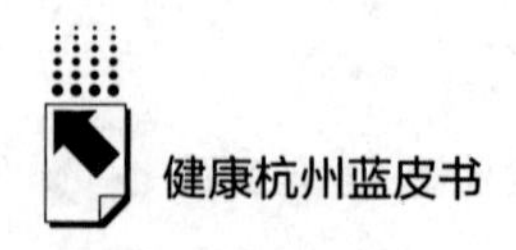

的食品安全监管体系；另一方面，提倡各部门间协同合作、分工明确，杭州市可以依托大数据平台，明确每个部门的职责要求，并加强其信息交流。杭州市监管局要发挥引领作用，对下级机构进行指导和统筹安排，并定期进行监督。各辖区市场监管局根据市局的指导方针，合理安排，定期对工作成果进行汇报。

下一步，杭州将用好省创建工作机制，对标“十四五”规划，努力打造“数智杭州·宜居天堂”食品安全治理现代化先行示范区，奋力展现“重要窗口”的“头雁风采”，创建特色杭州健康城市。

3. 推进食品科技建设

科学技术是推动现代社会及生产力等发展的重要因素和力量，同样，在食品安全领域其也支撑着防控食品安全风险、保障食品安全方面的各项工作。杭州市作为全国经济发达的城市之一，需要投入更多的资金在食品安全检测方面，旨在提升食品安全检验水准，以应对日新月异的食品科技发展。首先，杭州市人民政府应出台相应的政策，大力引进高新技术设备及人才，解决技术创新和人员短缺的问题。其次，增加第三方检测机构的数量，以减轻杭州市直属食品安全检测机构的负担。最后，杭州市应利用自身优势，搜集前沿信息，加强与相关实验室（如食品科学和技术国家重点实验室、中国食品添加剂毒理实验室）等平台的联系，充分利用相关科研成果，提升并稳定市内的食品安全状况，提升市监督管理局对突发食品安全事故的处理能力。

B.5
西湖区民生综合体发展报告

丁嘉峰　于广阔　何滢　余全民　赵洁*

摘　要： 习近平总书记在党的十九大报告中强调，要使人民获得感、幸福感、安全感更加充实、更有保障、更可持续。准确理解和把握“获得感、幸福感、安全感”这“民生三感”，探索“民生之治”在基层的落地，是时代赋予我们的重大课题。杭州市西湖区始终践行习近平总书记的重要指示精神，持续打造“幸福西湖”民生服务金字招牌。自2020年以来，西湖区以养老、文化、健康、医疗等民生服务需求、群众关心热点为出发点，创新谋划“幸福荟”民生综合体建设，全面整合区域公共服务资源，推动民生服务实现区域统筹、综合集成、温馨开放、智慧共享，为共同富裕示范区的健康西湖体系建设提供了西湖样本。

关键词： 民生三感　共同富裕　健康西湖　民生综合体　幸福荟

民生问题一直以来受到党和国家的重视，习近平总书记在党的十九大报告中首次将人民的“获得感、幸福感、安全感”并列提出，并强调保障和改善民生要抓住人民最关心最直接最现实的利益问题。何为民生问题？“民生”一词最早出现在《左传·宣公十二年》，所谓“民生在勤，勤则不匮”，

* 丁嘉峰，杭州市西湖区人民政府办公室工作人员，博士，主要研究方向为卫生健康；于广阔，杭州市西湖区人民政府办公室工作人员，主要研究方向为民政养老；何滢，杭州市西湖区民政局社会组织服务中心主任，主要研究方向为养老服务；余全民，杭州市西湖区卫生健康局爱卫办副主任，主要研究方向为健康西湖建设；赵洁，肇盛（杭州）企业管理咨询有限公司高级顾问，主要研究方向为健康评价、养老服务。

意思是民众的生计、生活在于勤劳，勤劳就不会出现物资匮乏。到了20世纪20年代，“民生”有了新的内涵，大众普遍认同的是“民生就是人民的生活——社会的生存，国民的生计，群众的生命”。发展到现代，物资匮乏已不是民生问题的核心，改革开放40多年来，社会生产力得到了显著提高，群众对于物质的需求已经基本得到了满足，更多的是出于对物质、精神、心理、人文等层面的多元需求。可以发现，民生问题有着强烈的时代背景，不同时期民生问题有着不同的侧重点，并且随着时代的发展在层层递进。总的来说，民生问题可以初步归纳为三层。第一层是“底线”，也就是温饱问题，通俗一点来讲主要就是群众吃得饱、穿得暖；第二层是“发展”，在吃得饱、穿得暖的基础上，还得有学上、有工作；第三层是“质量”，在物质和精神都有了一定的基础上，群众的关注点就转移到了生活质量上，这也和党的十九大报告中指出的“中国特色社会主义进入新时代，我国社会主要矛盾已经转化为人民日益增长的美好生活需要和不平衡不充分的发展之间的矛盾”不谋而合。获得感、幸福感、安全感这“民生三感”的提出，正是标志着我国社会发展进入了一个新的阶段，“民生三感”作为适应新时代发展的需要而提出的民生新目标，与新时代我国社会主要矛盾的转化相呼应。

表1 中国共产党第十九次全国代表大会涉及民生相关举措

领域	具体措施
文化	在意识形态工作、社会主义核心价值观、思想道德建设、社会主义文艺、文化事业和文化产业发展等方面指明了具体方向
教育	在加强党的领导、落实立德树人根本任务、推动城乡义务教育一体化、双一流学科建设、社会力量办学、师德师风建设、继续教育等方面指明了具体方向
卫生健康	实施健康中国战略
一老一小	在人口老龄化、养老政策体系和社会环境、医养结合等方面指明了具体方向
社会保障	在社会保障体系建设、城乡居民基本医疗保险制度和大病保险制度、城乡社会救助体系等方面指明了具体方向
就业	提高就业质量和人民收入水平
生态	在绿色发展、生态系统保护、生态环境监管体制等方面指明了方向

资料来源：习近平：《决胜全面建成小康社会 夺取新时代中国特色社会主义伟大胜利》，中国政府网，http：//www.gov.cn/zhuanti/2017-10/27/content_ 5234876.htm，最后访问日期：2017年10月27日。

2021年6月10日，《中共中央 国务院关于支持浙江高质量发展建设共同富裕示范区的意见》发布，支持鼓励浙江先行探索高质量发展建设共同富裕示范区。2021年6月25日，浙江省委召开“守好‘红色根脉’打造‘重要窗口’”新闻发布会。浙江将承担高质量发展建设共同富裕示范区的重大使命，计划到2025年推动示范区建设取得实质性进展；到2035年，高质量发展取得更大成就，基本实现共同富裕，率先探索建设共同富裕美好社会。其中，民生领域在共同富裕画卷中拥有浓墨重彩的一笔。该文件提出要从“率先构建育儿友好型社会、争创新时代教育综合改革试验区、健全面向全体劳动者的终身职业技能培训制度、深入实施健康浙江行动、推进社保制度精准化结构性改革、构建幸福养老服务体系、打造‘浙里安居’品牌、全面建立新时代社会救助体系、推进公共服务社会化改革”九大方面出发，进一步健全为民办实事长效机制，推进公共服务优质共享先行示范。这也和2022年召开的浙江省第十五次党代会关于民生的举措一脉相承。

表2 浙江省第十五次党代会涉及民生相关举措

领域	具体措施
文化	在意识形态、个体文明素养和社会文明程度、文化艺术标识、文化产业高质量发展等方面指明了具体方向
教育	提出教育强省，在基础教育均衡优质、高等教育高水平普及和普惠性、职业教育现代化、双一流高校建设等方面指明了具体方向
卫生健康	深化健康浙江建设，在全民全程健康服务体系、基层医疗卫生体系建设、公共卫生等方面指明了具体方向
一老一小	积极应对人口老龄化，探索“一老一小”整体解决方案，完善普惠性养老、育儿服务和政策体系
社会保障	在企业职工基本养老保险、城乡居民基本养老保险制度、医疗保障体系、商业补充医疗保险、保障性住房建设、社会救助体系、职工与居民及城市与农村的社保筹资和待遇差距等方面指明了具体方向
就业	提出扩中提低行动，在高质量就业创业体系、慈善体系等方面指明了具体方向
生态	创建国家生态文明试验区，打造现代版“富春山居图”

资料来源：袁家军：《忠实践行“八八战略” 坚决做到“两个维护” 在高质量发展中奋力推进中国特色社会主义共同富裕先行和省域现代化先行》，浙江省人民政府网站，https://www.zj.gov.cn/art/2022/6/27/art_1554467_59717654.html，最后访问日期：2022年6月27日。

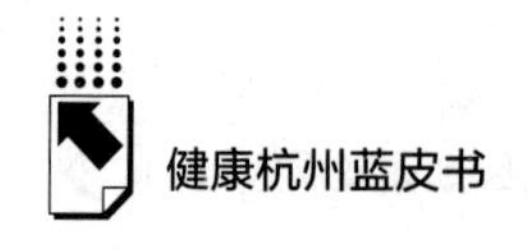

在此背景下，西湖区根据中央浙江省杭州市关于高质量发展建设共同富裕示范区，以及加快推进共同富裕现代化基本单元建设、现代社区等要求，积极响应群众呼声，主动聚焦社区服务点位少、功能缺、管理弱等痛点难点，探索打造幸福西湖民生综合体，汇聚西湖区各民生服务部门的力量及各镇街的资源，整合公共服务设施，提高服务供给水平，提升服务精准度，增强政府与群众的黏和度，保障辖区优质公共服务共享，努力建立全人群、全周期、全链条的社区服务体系。

一　民生综合体概述

（一）民生综合体基本功能

一般来说，民生综合体作为民生服务的载体，其规模和民生服务的主要需求直接挂钩，从新时代要求来看，民生服务主要有以下三个方面的需求[①]：第一，为了适应城镇化人口压力与土地集约要求，民生设施分级规模逐步扩大；第二，城市根据自身发展状况出台民生规划相关指标，并加强了指标的弹性，更有利于发挥各种民生服务设施的服务功能；第三，社区民生服务设施开始承担的城市发展结构改变带来的服务压力不断加强。因此，民生综合体应不同区域尺度的民生服务的需求，其规模以及分布呈现多样化、差异化特征。根据民生配置相关规定，同时考虑城市片区居民需求及定位，完整的民生综合体应具有以下功能，如表 3 所示。

表 3　民生综合体功能模块

模块	具体功能
事务性服务类	居委会、妇联、慰问、养老、社保、调解纠纷、物业服务等
文化与培训类	图书馆、棋牌室、舞蹈室、退伍军人培训、党建培训等
体育类	球类场地、健身器材、健身跑道等

① 王淼、吴松涛、张慧琳：《基于共享与整合理念的“民生服务中心”模式探索》，《低温建筑技术》2022 年第 1 期，第 23~27 页。

续表

模块	具体功能
医疗卫生	基本医疗服务、疫苗接种、健康咨询等
安全	警务、安保等
景观与儿童游乐设施	绿化景观、儿童游乐设施等
商业综合	食堂商超、美容美发、快递等
环卫	公厕、垃圾收集点等
停车	停车位、地下停车场等

（二）民生综合体的必要性

20 世纪 80 年代，我国开始关注“社区配套服务”，受此时的人口密度、城市规划建设等因素影响，民生配套设施具有较强的规模差异化、分散化特征。通常来说，此类模式是按照“每千人”配套标准将民生服务平均地落在各社区、小区（根据 2018 年修订的《城市居住区规划设计标准》，按照人口和规模分为 15 分钟、10 分钟、5 分钟生活圈及居住街坊 4 个级别，见表 4）。随着人口的增长以及社会经济的发展，此类民生项目由于分散、规模小等因素越来越难以满足辖区居民的需求。2016 年，财政部、人力资源和社会保障部以及海外相关机构共同提出整合型服务概念（Person-Centred Integrated Service，PCIS），用以探索更具效率的公共服务模式。

表 4　城市居住区规划设计标准人口规模分级

单位：米，万人

距离规模	15 分钟生活圈	10 分钟生活圈	5 分钟生活圈	居住街坊
步行距离	800~1000	500	300	—
居住人口	5~10	1.5~2.5	0.5~1.2	0.1~0.3

相比于分散分布的民生配置模式，整合型服务综合体在一定程度上弱化了传统封闭式小区、社区的物理隔离概念，促进了民生服务共享的发展。进入 21 世纪，新时期的民生服务需求不仅关注民生服务是否配置，而且对配

置的标准、体验、质量等有了更高的要求，正如党的十九大报告中提出的“中国特色社会主义进入新时代，我国社会主要矛盾已经转化为人民日益增长的美好生活需要和不平衡不充分的发展之间的矛盾”。整合型服务综合体在区域规划空间上较传统的“千人配置”分散模式具有更多的选择，更加有利于对一定范围内的民生项目用地进行整合，形成具有综合竞争力的民生服务中心，提升土地使用绩效。多种民生服务的整合是城市居住区高效集聚的体现，多种民生服务之间具有互补促进的作用。整合后的服务效果大大提升，在边际效益的聚合作用下，往往会优于分散配建的效果，起到“1+1>2”的作用。这种民生服务配建模式将民生服务设施整合在一个空间内，缩短了传统服务中奔波于多个服务地点的交通时间，实现民生的一站式服务，有效提高了居民对于获取民生服务的满意度。从国外对于“一站式”整合服务的建设经验来看，这种模式还可以在建设中降低政府对于城市公益性服务的投入。

二　西湖区民生综合体发展历程

西湖区民生综合体的发展总体上可以归纳为由点及面的过程。2020 年，西湖区在综合全区资源布点、群众需求等因素后，选取文新街道阳光社区作为试点，率先探索民生综合体项目建设，这也标志着西湖区“幸福荟”民生综合体正式起航。2021 年，西湖区以共同富裕示范区建设为新的动力源，以数字化改革为契机，重点聚焦当前亟待解决的综合服务点位少、功能缺、管理弱等痛点难点问题，在认真总结推广试点经验的基础上，在全区范围内全面推进民生综合体建设。① 经过一年的探索研究，西湖建立旗舰式、星月式、珠链式三种基础模式，结合各镇街特点，因地制宜建成 18 个民生综合体，实现所有镇街全覆盖。

① 杭州市西湖区委政研室：《探索打造“幸福荟”民生综合体 创共同富裕“民生之治”新样本》，《政策瞭望》2021 年第 12 期，第 45~47 页。

（一）文新街道阳光社区民生综合体

文新街道阳光社区民生综合体于2020年建成，并投入使用，位于文一西路460号，室内面积加文化小广场面积共6400平方米，是西湖区“幸福荟”民生综合体的策源地。

1.布局及主要做法

将“建”与“用”充分融合，聚焦群众需求，探索综合体“服务十法”，使民生综合体真正成为辖区居民的“幸福荟”，让民生服务更有温度，更有吸引力。

（1）“功能板块法”

坚持需求导向，根据楼层设置功能齐全、设施完善的各功能板块。一楼是新生活板块，有阳光食堂、阳光书房、阳光服务站；二楼是阳光新服务板块，内设养老院、居家养老服务中心和中医门诊，可为老年人提供全托、日托、就餐和医养一体化养老服务；三楼是阳光新实践板块，有阳光议事厅、“老漂”工作室、多功能文化礼堂、社会组织服务中心等党群服务功能区，是居民日常开展文化活动的主要场所；四楼是阳光新天地板块，有残疾人之家、舞蹈排练厅、科普小课堂、残疾人直播间、退役军人就业创业基地。

（2）“一室多用法”

优化空间布局，统筹功能配置，做到一室多用，尽量避免空间、时间的浪费。如“阳光书房”，实行专人服务，12小时开放，一室多功能，既是网上学习场所，也是中小学生的“四点半课堂”“分享沙龙”，还是青年朋友“静心思考、勾画蓝图”的工作室，又是居民休闲会客的咖啡吧。

（3）“排班课表法”

对综合活动室、大型会议室等，通过活动排表，提高其利用率。

（4）“网上预约法”

充分利用“幸福荟”数字平台“线上+线下”联动服务，将综合体的服务内容、空间安排向群众和社会公布，让阳光社区民生综合体同步承担我区残疾人联合会、西溪科创园、退役军人创业基地、职工培训以及志愿服务等活动，将功能室的空余时间，让渡给群众团队、辖区单位预约使用。

（5）“社会组织引入法”

在民生综合体中引进社会组织和志愿服务团队，已有“草根堂”“1+公益”等10余家志愿服务团队入驻，成立社会组织服务中心，常年进驻中心，全天候为群众提供教育培训、青少年活动、残疾人帮扶、为老服务等，把社会服务力量引入服务群众当中来，这极大地丰富了服务内容。

（6）“专业管理法”

针对有100张床位的养老中心、日间照料中心、诊疗室等比较专业的服务项目，通过政府购买服务的形式聘请专业团队进行管理，并向全体老年朋友提供日间照料、就医配药、保健理疗、康复训练、心理疏导等开放式服务。

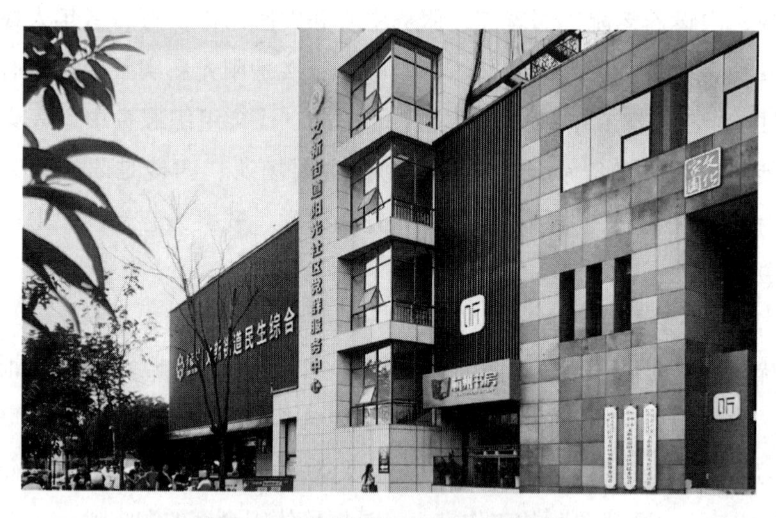

图1　文新街道阳光社区民生综合体

（7）“网络直播法”

用好数字化改革成果，建立专业直播间，通过直播和多媒体，将综合体举办的党史教育、主题党日、文体活动、文明宣传、安全教育、健康教育等推送给居民群众，扩大了服务的覆盖面。

（8）“校社联动法”

积极配合教育“双减”和校外教育阵地建设，结合高校、中小学教育课程，把综合体作为社会实践基地、家长学校、青少年第二课时、课外活动阵地。还有跨区域品牌活动“共建共享法”、辖区“资源整合法”等，在前期运行基础上，及时总结梳理管理办法，让该民生综合体发挥最大的服务作用，真正成为群众的“幸福荟”。

2. 品牌塑造

充分活化阳光社区民生综合体各大区块功能，整合盘活资源，通过线上加线下联动，从室内到室外延伸，积极有效打造“四大特色活动”品牌。

（1）以服务大众为出发点，定期为群众提供各类便民服务项目

阳光社区民生综合体联合草根堂便民服务志愿队，每月初在阳光综合体小广场开展一次志愿服务活动。常规服务项目包括磨刀、理发、测量血压、口腔健康、听力检测、中医义诊、法律咨询等。另外，其还结合传统节日，开展腊八赠粥、迎春送“福”、元宵灯会、3.5 学雷锋、端午赠香囊、重阳敬老等特色服务活动，全年服务群众超 1 万人次。

（2）以亲子教育为切入点，丰富各类人群精神文化生活

每周末，位于阳光社区民生综合体一楼的阳光新书房，面向低龄儿童的亲子绘本悦读会、亲子手工课、亲子观影会免费向群众开放；位于综合体四楼的科普教室，青少年科普小课堂带领小朋友们完成各种奇妙的科学小实验，在课余时间培养探索科学的兴趣，受到家长们的热烈欢迎。同时，综合体活动室、舞蹈室也吸引了辖区各类人群前来活动、健身。

（3）以“幸福书院”为闪光点，创新“老漂”人群服务模式

阳光社区幸福家园工作室最初是从楼道单元发起的，2015 年试运行、2016 年常态化运作、2017 年街道备案、2018 年成立杭州首个“老漂”临时党支部，2019 年成功申请街道公益创投资金，2020 年引进专业社会组织对接，固定每周三下午在综合体组织开展活动，让社区“老漂族”更有幸福感。同时，阳光社区以老助老、以漂领漂、以文促文，建立起了一支集退休党员、老漂党员、热心居民为主体的志愿团队，引导老漂人群主动融入城市

生活，积极参与精神文明建设、基层社会治理与社区发展。

（4）以入驻社会组织为落脚点，积极引进“下沉服务”活动

多家公益社会组织入驻了阳光社区民生综合体，包括杭州市西湖区之江社会工作发展服务中心、杭州市西湖区六个大包公益服务中心、杭州市西湖区草根堂志愿服务中心、杭州市西湖区桑榆新华为老服务中心、杭州市西湖区众悦社会事务发展中心等，在为综合体注入新鲜元素的同时，文新街道还结合文化活动进社区、健康教育进社区、科普教育进社区、交通安全教育进社区等活动，将省、市、区文化、卫健、科技、交通、消防等部门的服务内容植入民生综合体，把文体活动、科普教育、第二课堂、安全教育、健康中国、迎亚运、我的春晚、交通治理、法律服务等纳入民生综合体的服务，受到了群众欢迎。

3. 运营方式

文新街道将民生综合体资源全盘统筹，建立“三个一”模式运行管理，聚焦练好内功，探索综合体持续良性发展。一是建设一支优秀服务团队：阳光社区民生综合体组建了街道指导、社区牵头、社会组织和居民共同参与的管理运营团队，先后引进大隐餐饮、喜马拉雅、橡树医院等企业成立社会组织，对综合体各功能区分区块进行托管使用；引进高思信手工艺术工作室、之江社会工作发展中心、草根堂等 10 家社会组织定期在综合体举办各类活动，丰富居民的文化生活；同时社区 10 多个文体团队也排定了活动时间，由社区牵头实行团队志愿者自我管理，收到了很好的效果。二是完善长效管理机制：制定综合体优化服务实施办法，开展星级评比和优秀服务项目评选，定期研究综合体发展工作，形成常态化的提升机制。三是探索搭建一个协同合作平台：探索辖区单位与社区，综合体与综合体，以及科室、站所、小区与综合体之间的协同机制，整合服务资源，提升服务内涵。

4. 运行成效

阳光社区民生综合体自投入使用以来，通过提供功能齐全的服务、丰富多彩的活动，成为社区居民不可或缺的家园，特别是阳光食堂、阳光书房、阳光照顾之家，还有三楼的活动功能区成了最具人气的功能板块，阳光书房自开业以来已接待居民阅读活动人数近 13 万人；接待参观、会务、活动

400多场次，服务近20万人次；阳光食堂每天用餐人数超500人；阳光照顾之家目前建成投入使用的50张床位基本已入住满员；三楼的各活动功能区，社会组织活动和社区团队活动安排得满满的。老百姓一天的生活在综合体内就能得到满足。阳光社区民生综合体还荣获了杭州市示范型社区服务综合体、杭州市民生服务先进单位、杭州市最具品质体验点，成功创建了杭州书房、第一批杭州市级“金秋驿站”等荣誉称号。作为西湖区服务综合体的试点单位，阳光社区民生综合体多次登上杭州电视台综合频道和各大新闻媒体，其中《党建引领“民意小圆桌”》还登上人民网和中国共产党网。现在家门口综合体已逐渐成为社区居民党群联系的桥梁、公共服务的窗口、文化文明的场所、健康养老的家园、民主议事的客厅、退役军人的“娘家”、社会公益的基地，成了“新时代幸福社区生活体验”的样板。

（二）西湖区民生综合体

在2020年文新街道阳光社区民生综合体试点的工作基础上，西湖区积极总结经验，坚持问题导向，针对当前民生服务综合服务点位偏少、功能欠缺、管理有待强化等痛点问题，以试点工作为基点，以点推面，在全区范围内全面推进民生综合体建设。

1. 空间布局谋划

西湖区城乡一体，区域发展特点、功能定位不一，在民生综合体的整体谋划上需立足区域实际情况和群众需求，因地制宜地开展工作；要基于各镇街的实际情况，以整体开发和整合优化为总体原则，在充分调研的基础上，结合各镇街现有的民生服务情况，推出“旗舰式”“星月式”“珠链式”三种民生综合体。①

（1）“旗舰式”民生综合体

“旗舰式”民生综合体，采取立体式布局，建成独立的示范型综合服务设施，形成一个集聚性服务设施的多功能综合体，一般使用面积大于3000平方米。

---

① 浙江省杭州市西湖区民政局：《以民生综合体打造社区服务体系建设新样本》，《中国民政》2022年总第720期，第30页。

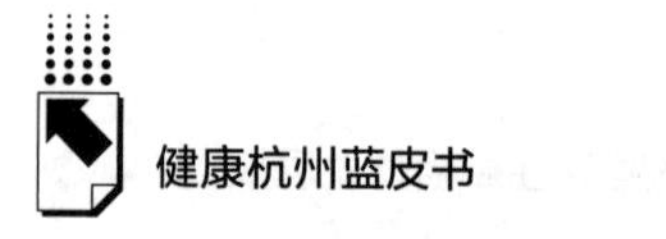

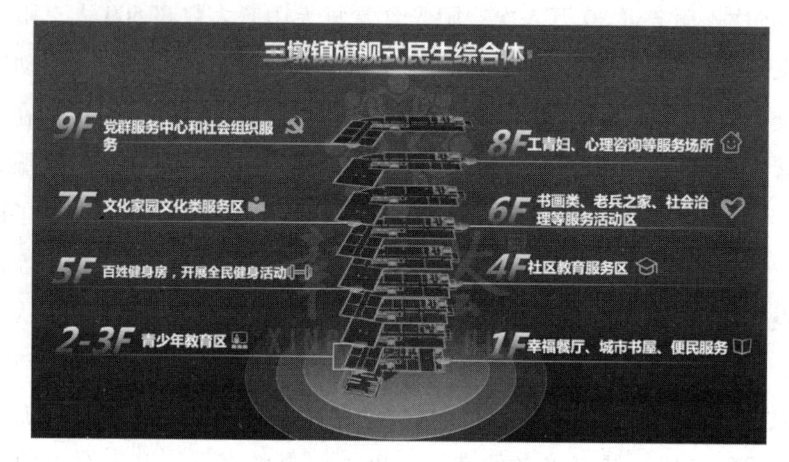

图 2 “旗舰式”民生综合体

（2）“星月式”民生综合体

采用混合式布局，形成一种相对集中的社区公共服务设施、多个社区公共服务设施互补的模式，一般相邻服务设施之间的距离不超过 500 米。

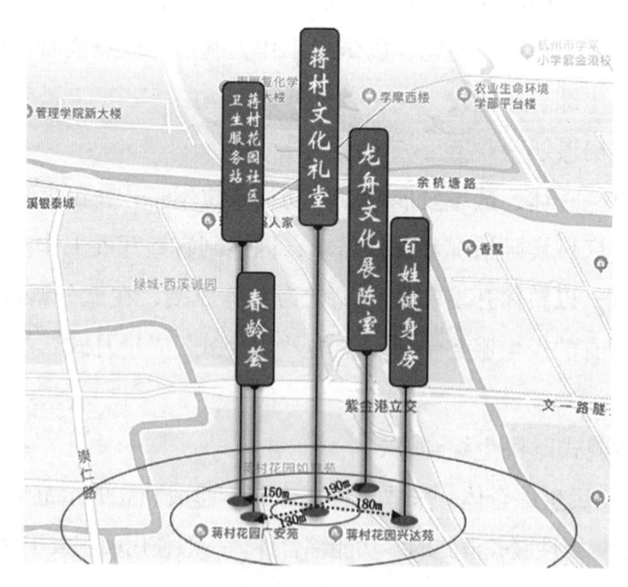

图 3 “星月式”民生综合体

蒋村街道“星月式”民生综合体，主要以蒋村花园兴达苑34幢的蒋村文化礼堂为“月亮”，以椿龄荟、蒋村花园社区卫生服务站、百姓健身房、龙舟文化展陈室为“星星”，总计面积7230平方米，涵盖养老、医疗、保健、文化、教育、救助、慈善、公益等内容。服务辐射蒋村花园社区、诚园社区。

表5　社区型星月式综合体

单位：平方米

“星月”类型	民生综合体单元	面积
“月亮”	蒋村文化礼堂	2200
“星星”	椿龄荟	4200
	蒋村花园社区卫生服务站	250
	百姓健身房	300
	龙舟文化展陈室	280

（3）“珠链式”民生综合体

“珠链式”民生综合体，采用组合式布局，通过综合整治和功能调整，形成一定区域内多个服务设施互相补充融合的综合服务设施群。

翠苑街道“珠链式”民生综合体，通过优化整合一批空间、重点改造一批空间、服务创新一批空间，形成一定区域内多个服务设施互相补充融合的综合服务设施群，共享范围覆盖翠苑二区、花园社区、保亭社区和九莲社区等，约2.8万常住人口。

2. 主要做法

（1）在服务需求上听民意

西湖区坚持以民主察民情，充分调动发挥民意选择的力量，真正做到“群众需要什么，我们就干什么”。西湖区委书记领衔开展首场幸福西湖民生综合体“民意小圆桌”活动，随后，全区通过“民意小圆桌”“居民议事会”“民生圆桌会”等方式，深入村社、走进群众，先后收集意见860余条。西湖区通过完善拓展民生综合体七大基础空间，即助老空间、健康空间、活力空间、教育空间、治理空间、生活空间和至善空间，以及镇街各自的特殊空间，形成“7+X”服务空间，努力提高民生综合体建设精准度和居民感受度。

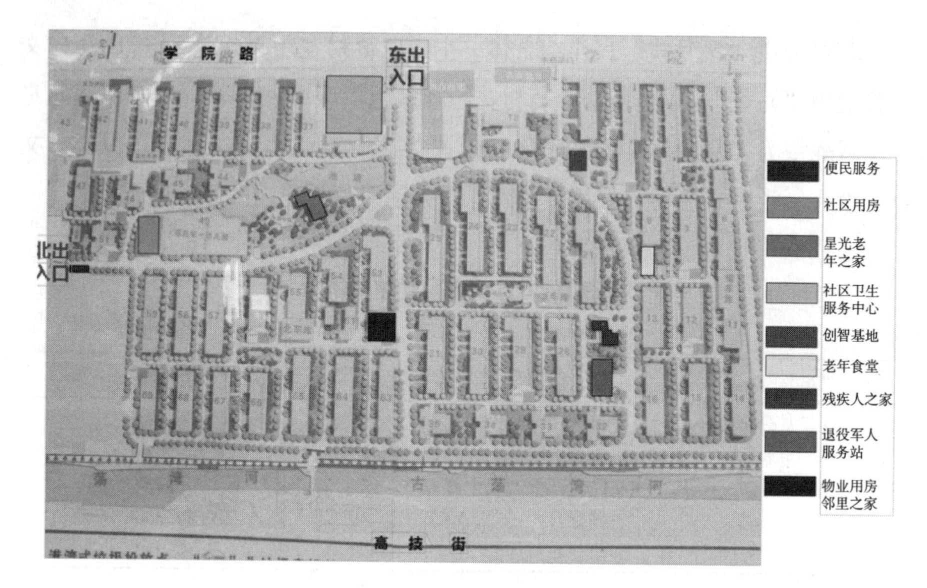

图 4　“珠链式”民生综合体

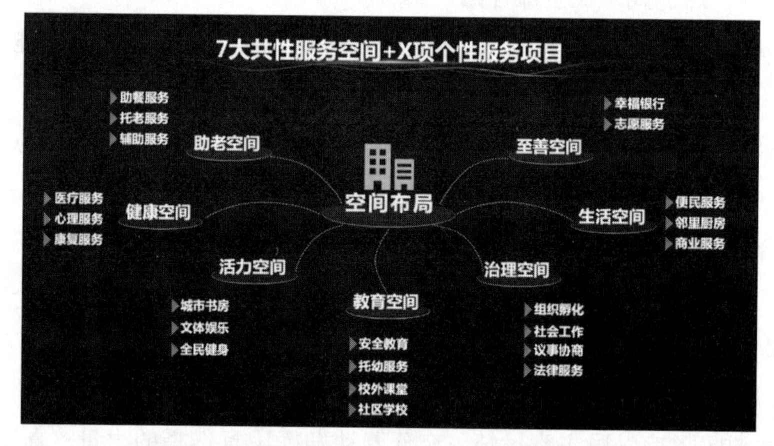

图 5　西湖区民生综合体“7+X”服务空间

（2）在服务供给上重集成①

西湖区根据每个镇街产业集聚、人群构成、空间布局等不同实际情

① 杭州市西湖区委政研室：《探索打造“幸福荟”民生综合体 创共同富裕“民生之治”新样本》，《政策瞭望》2021 年第 12 期，第 45~47 页。

况，从空间场地、服务力量、财力资源三方面入手，因地制宜地探索民生综合体集成供给机制。一是集成空间场地。根据社区人口密度、区域位置等因素，形成集聚型（旗舰式）、互补性（星月式）、融合型（珠链式）等多形态的民生综合体建设模式。二是集成服务力量。围绕人的全生命周期需求，统筹区域内民生公共服务优质资源，在一定范围内形成集聚效应，并形成区域全覆盖，推动民生服务更加均衡、更加充分，实现全域民生服务优质共享。三是集成财力资源。将各部门、各条线、各镇街的财力资源集中，突破单一力量服务供给的低效模式，全面提高财政资金使用绩效。

（3）在数字赋能上重效能

西湖区以数字化改革为契机，以民生领域各部门之间的关联性、耦合性为突破点和黏合点，建立“幸福荟”数智平台，完善数字民生地图，搭建多跨协同应用场景，重点解决老年人“数字鸿沟”问题，让民生综合体成为老年人体验共享数字化改革成果的“培训室”和“体验馆”。此外，西湖区通过加装民生综合体智能监控、智能安防、智能感应等智能物联基础设备，推动民生综合体管理可视化、业务透明化、事件可控化。

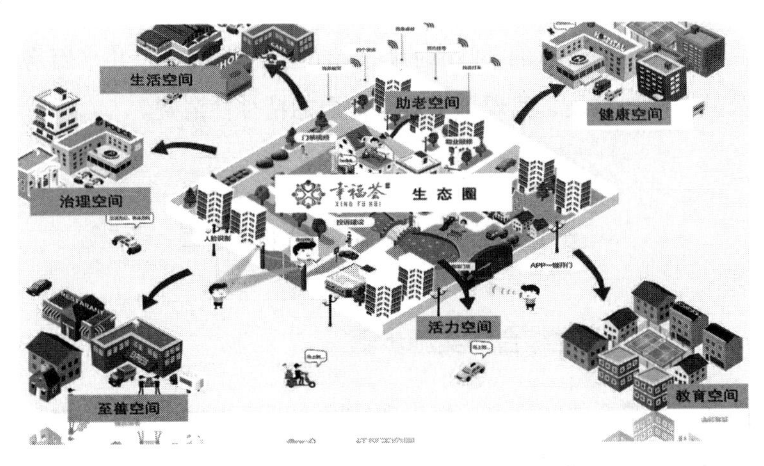

图6　西湖区“幸福荟”数字民生示意

3. 取得成效

（1）创新“回应型”治理体系，群众需求更加满足

西湖区将“问需于民、问计于民”贯穿到民生综合体建设的全过程、全环节，建立“决策-推动-评议”建设机制。渠道主要有两个方面：一方面通过人大代表、政协委员渠道制定民生综合体考核评价制度；另一方面重点突出评议反馈的作用，以“问效于民”反馈机制把每个综合体都打造成民心工程、满意工程。

（2）打造“协同型”治理结构，服务主体更加多元

以强化服务统筹、资源整合、多元参与为基本原则，西湖民生综合体积极构建政府、社会组织、居民等不同主体协同参与的服务模式；通过开展全区机关“我为民生综合体送服务”活动，制定形成服务清单 11 类近 60 项服务内容。在运营管理上，西湖民生综合体优先选择社会组织、企业运营模式（整体运营、部分运营或承接具体服务），切实提高民生综合体设施和服务的专业性。同时，支持和鼓励居民为他人提供公益服务，不断推进民生服务良性循环运转。

（3）构建“共享型”治理格局，数字支撑更加有效

西湖民生综合体通过集中全区民生服务资源，推动服务设施间空间的关联度、服务联动度以及效益有效叠加，实现全域民生服务综合集成、优质共享。居民通过民生综合体的 24 小时无人超市、西湖书房、共享厨房以及健身房等公共空间的共用，实现了更丰富优质的精神性消费。

三　西湖区民生综合体展望

（一）西湖区民生综合体实施步骤

西湖区民生综合体在试点、探索和实践中已经走过了近 3 个春秋，形成了具有本地特色的“西湖模式”，为提高服务供给水平、提升服务精准度、增强与群众的黏和度，以及保障辖区优质公共服务共享做出了积极贡献，成

为其他区县的学习样板。为持续推动民生综合体建设走深走实，西湖区在2021年初就对后续3年的实施步骤进行了谋划。

1. 问计于民阶段（2021年1月30日前）

各镇街、村社深入基层、深入群众，广泛开展民情民意征集活动。通过对民情民意的采集，了解广大群众的实际需求，增强民生综合体建设的实效性和针对性。

2. 首批民生综合体建设阶段（2021年6月30日前）

完成幸福西湖民生综合体三年选址计划，各有关部门提供综合体空间内的服务事项及设置标准，首批“幸福西湖民生综合体”投入运营，全面启动“7+X”服务空间和服务项目。

3. 民生综合体推进阶段（2021年11月30日前）

完成18个民生综合体建设项目，丰富“7+X”服务空间和项目，智慧应用场景全面展示。

4. 民生综合体提升阶段（2022年11月30日前）

每个镇街民生综合体至少覆盖70%以上的村社，探索特色化的民生综合体运营管理模式。

5. 民生综合体巩固阶段（2023年11月30日前）

每个镇街民生综合体实现100%村社全覆盖，每个镇街形成本地特色的民生综合体品牌，“幸福西湖民生综合体”由“盆景”变“风景”。

（二）西湖区民生综合体展望

按照高质量发展建设共同富裕示范区和现代社区的总体要求，西湖区将从四个迭代目标、五大幸福圈层和六大支撑体系入手，继续推进“幸福西湖民生综合体”建设，到2023年底前累计建成56个民生综合体，不断完善现代社区服务体系。

1. 锚定“四个迭代目标”

（1）数智化应用迭代

在现有“幸福荟”数智平台的基础上，完善功能模块，改善使用体验，

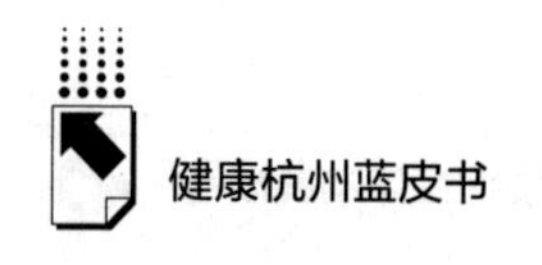

加快一键养老、智慧监测等数字场景建设，加强与其他业务平台联同对接，让民生综合体服务向外延伸，健全线上线下联动体系，结合未来社区智慧场景，不断优化民生服务多跨协同应用，推动数据助力精准服务。

（2）服务标准化迭代

结合民生综合体运营成效，在破解城乡社区服务难题上加大探索研究，编制民生服务标准手册，有效提升城乡社区综合服务能力，助力共同富裕现代化基本单元建设。

（3）普惠化共享迭代

聚焦重点群体，实施分类服务，通过“西湖善粮公社”，创新分配调节机制，拓宽社会募捐、物资收集渠道，提高低收入群体的获得感。西湖区通过“幸福西湖”民生品牌建设，依托民生综合体公共空间，提高公共服务供给的集成化、一体化水平，提升便民利民服务、志愿公益服务的品质，以提升居民的获得感和归属感以及中等收入群体的共享感和认同感。

（4）五社联动创新迭代

积极探索社会组织参与民生综合体运营的创新机制，重点引导社会工作服务、志愿服务、慈善资源与社区形成联动，发挥整合优势。积极打造一批可推广可复制的服务项目，实现联动化、产业化运营，培育一些公信力强、服务效果好的社会组织运营多家民生综合体，实现连锁化。

2. 打造“五大幸福圈层”

（1）“环境舒心”幸福圈

按照“整体开发、整合优化、向农村倾斜”的思路，更多地考虑农村和城郊结合区域群众的需求，科学合理选址布局“旗舰式”“星月式”“珠链式”民生综合体，新增 13 个农村和城郊区域点位，持续打造“10 分钟民生服务圈”，努力实现城乡区域公共服务更加普惠均等可及。

（2）“生活省心”幸福圈

社区居民从“小家”走出来，到综合体“大家”里活动服务，是家庭生活服务场景的拓展，从需求出发，以人本化为目标，把综合体打造成更生活化的服务场景，让居民能更主动更愿意到综合体里活动，从而进一步搭建好居民自组织参与社区治理服务的平台和桥梁。在遵循“7+X”服务空间导则的基础上，西湖区加大对新增22个民生综合体点位服务空间的设计指导，提倡空间复合和融合使用，鼓励相同空间分时使用、不同空间融合使用。对关联性强、服务群体相似的空间进行引导融合，提高空间感受度和利用率。

（3）“服务暖心”幸福圈

围绕人的全生命周期需求，进一步整合医疗、健康、养老、教育、文化、体育、公益、慈善等部门条线资源和社会优质资源，使不同领域、不同层级和条块单位的资源壁垒在民生综合体中被打破，成为服务资源的“整合器”，充分实现全域民生服务综合集成。民生综合体不仅是为民服务的场所，也可以成为特殊群体就业的场所，特别是对有就业需求，社会就业困难的群体（如残障人士、困难群体等），可以就近在综合体运营机构或服务机构里专职或兼职工作，解决一定的就业难问题。

（4）“治理安心”幸福圈

进一步做好服务共享资源的整合，辖区内的各个单位和个人，如辖区企业、机关单位、经合社、物业公司、业委会和居民，共同组建综合体理事会，一方面不断收集民生服务需求，迭代优化综合体服务；另一方面通过圆桌会、会客厅、议事会等多种形式，共同出谋划策。

（5）“统领放心”幸福圈

强化民生综合体与社会组织、社会工作者、社区志愿者和社会慈善资源的协调联动，在党的全面领导下，努力把民生综合体打造成了解民情、吸纳民意、汇聚民智的重要平台，促进群众意愿和诉求最大公约数的达成，构建人人有责、人人尽责、人人享有的社区治理共同体。

3.构建“六大支撑体系”

（1）健全组织体系

进一步发挥好“幸福西湖民生综合体”建设工作领导小组统筹协调作用，完善工作专班机制，开展“我是服务体验官”活动，及时发现、及时沟通、及时研究解决建设及推进过程中遇到的困难和问题。在强化镇街主体责任基础上，各业务部门持续做好业务指导、方案审核、资源整合和数字应用等方面的协助配合工作。

（2）创新运行体系

以政府主导、居民自治、组织参与、社会共享为民生综合体运行理念，加大对兜底性、基础性服务的财政投入力度，加大推进政府购买服务力度，积极吸引社会力量共同参与民生综合体事业发展，用“兜底+公益+微利”复合运行机制，不断拓展符合辖区需求的民生服务供给主体，逐步建立民生综合体服务供应体系和保障机制。

（3）强化人才体系

加强对民生综合体运营服务主体的业务培训和督导，基于服务供给、服务手段、服务队伍和服务效能等方面，适时组织开展民生综合体运营服务大比武活动，促进各运营服务主体间相互交流、共同提高，做优做强民生综合体运营服务品牌。

（4）完善政策体系

坚持问题导向、需求导向、结果导向，以实验区、示范区和创新试点为契机，动态总结各民生综合体经验做法，深化理论研究和成果转化，建立民生综合体服务运营单位准入准出规范，健全政府向社会组织购买服务机制、完善社区社会组织参与治理渠道，确保服务品质和质量。

（5）优化评价体系

准确把握共同富裕和公共服务优质共享内涵，结合未来社区、未来乡村等服务场景、治理场景等核心指标，将“7+X”服务空间导则加快转化为民生综合体民生服务指标，在民生服务规划布局、功能空间、服务形式、项目设计等方面形成可复制、可推广的指标样板。

（6）完善应急体系

根据当前新冠疫情防控形势，做好疫情防控和常态化下的服务时间统筹，特别是在常态化服务时间中，区分晚间和日间服务，以满足不同群体的服务需求。针对服务时段的不同，实现无偿和低偿服务的共同推进。

B.6
杭州无偿献血政策实施的探索

刘婷婕　姜　丹　汪康可　江鑫雨*

摘　要： 为进一步推进无偿献血工作的可持续发展，杭州市无偿献血工作围绕健康城市建设、数智建设，不断提升服务水平，统筹协调、超前研判、科学规划、多部门协作，依托全民健康信息平台，采用升级传统模式与数字化应用相结合的方式，继续优化好“三免”政策，有效优化献血服务，持续提升献血者获得感和归属感，不断推动献血事业取得新进展，努力打造无偿献血的示范效应，连续九次荣获全国无偿献血先进市。

关键词： 健康社会　无偿献血　数智建设　优化服务

无偿献血，是一种团结行为，也是一座城市文明的标尺。杭州是生活品质之城，也是一座充满温情的善城。2021 年，杭州再次荣获“中国最具幸福感城市”称号，成为全国唯一连续 15 年获此殊荣的城市。① 作为一座有温度的城市，杭州在健康社会建设中大力弘扬捐血救人、无私奉献、乐于助人、救死扶伤的献血精神，做出了许多突出贡献。在杭州市委、市政府的高度重

* 刘婷婕，杭州师范大学公共卫生学院副教授，硕士，主要研究方向为公众健康教育和健康城市建设评价；姜丹，杭州师范大学公共卫生学院讲师，博士，主要研究方向为公众健康教育；汪康可，杭州市健康城市指导中心副主任，主要研究方向为献血服务管理；江鑫雨，杭州市健康城市指导中心综合办公室副科长，主要研究方向为献血服务管理。

① 杭州日报：《连续 15 年被评为“中国最具幸福感城市”，杭州凭什么》，https://baijiahao.baidu.com/s?id=1720559928646170515&wfr=spider&for=pc，最后访问时间：2022 年 9 月 11 日。

视，市卫生健康委和各区、县（市）卫生健康行政部门的共同努力，以及社会各界的大力支持和广大市民的积极参与下，杭州市建立了“数字化赋能、超前研判、科学规划、不断优化‘三免政策’、用血费用‘一站式’减免”的无偿献血工作模式，有效推动了血液管理事业健康、持续、稳步发展，连续九次荣获“全国无偿献血先进市”，提高了人民生命健康保障的能力。

一　无偿献血工作概况

（一）无偿献血的社会意义

因不可再生性和无法人工制造，作为人类生命之源的血液资源极其珍贵、稀缺。为保证科学安全用血，世界卫生组织（WHO）倡议临床用血应完全来自无偿献血，每个国家的千人口献血率宜为10‰~30‰。无偿献血是指公民自愿、无偿捐献自身一定量的血液用于医疗救治。[①] 无偿献血事业是弘扬无私奉献、乐于助人美德的社会价值观体现，是倡导社会爱心的互助行为，具有助人利己的社会公益性和传递正能量的社会效应。

（二）政策背景和发展史

据《中华人民共和国献血法》，我国自 1998 年 10 月 1 日起全面实行无偿献血制度，提倡 18 周岁至 55 周岁的健康公民自愿献血，献血者享有优先用血权利。至今，无偿献血工作在全国范围内已开展了 24 年。

为了进一步营造无偿献血的良好社会氛围，更好地发扬人道主义精神，鼓励公民积极参与无偿献血，推动无偿献血招募工作，1999 年 7 月 12 日，原卫生部、中国红十字会总会印发的《全国无偿献血表彰奖励办法》于 2009 年、2014 年分别进行了修订，2022 年又在原有的无偿献血奉献奖、促进奖、志愿服务奖、先进省（市）奖、先进部队奖以及无偿捐献造血干细

① 金奕彤：《C 市无偿献血机制存在的问题及对策研究》，硕士学位论文，电子科技大学，2020 年。

胞奖等奖项的基础上，在《全国无偿献血表彰奖励办法（2022 年版）》中特设了“无偿献血奉献奖终身荣誉奖”奖项，凡是“累计获得无偿献血奉献奖金奖 3 次以上者”，可获终身荣誉奖表彰一次。

为进一步贯彻落实 2014 年 1 月 1 日起施行的《浙江省实施〈中华人民共和国献血法〉办法》，浙江省卫生健康委办公室于 2021 年 3 月 5 日发布《浙江省卫生健康委办公室关于进一步做好无偿献血“三免政策”有关工作的通知》，要求各级卫生健康行政部门提高对献血者关爱工作的认识、加强多部门协同配合，进一步方便荣获“国家无偿献血奉献奖”的献血者享受“三免政策”，实现无偿献血荣誉证电子化，各级采供血机构、献血管理机构要做好门诊诊查费用减免工作，浙江省无偿献血者临床用血费用减免政策，如表 1 所示。

表 1　浙江省无偿献血者临床用血费用减免政策

献血情况		用血者	自献血日起,免费用血量
捐献全血	达 400 毫升及以上	本人	终身全免
	不足 400 毫升	本人	5 年内献血量的 5 倍、5 年后等量
		配偶、父母和子女	5 年内献血量的 5 倍、5 年后等量
达到国家无偿献血奉献奖金奖标准以上		兄弟姐妹、祖父母、外祖父母、配偶父母	5 年内 2 倍、5 年后等量
捐献造血干细胞		本人	终身全免
		配偶、父母和子女	终身不超过 800 毫升
捐献单采血小板		本人	终身全免
		配偶、父母和子女	捐献一次折合全血 800 毫升,5 年内献血量的 2 倍、5 年后等量
稀有血型		本人	终身全免
		配偶、父母和子女	5 年内 2 倍、5 年后等量

为贯彻落实《中华人民共和国献血法》《浙江省实施〈中华人民共和国献血法〉办法》，促进浙江省无偿献血事业健康、可持续发展，2021 年 5 月 12 日，浙江省卫生健康委制定、印发《浙江省进一步促进血液工作健康发展实施方案》的通知，要求采取政府主导、完善无偿献血统筹协调机制，部门协作、营造社会关爱良好氛围，品牌效应、发挥群体献血表率带头作用，应急

联动、健全采供血应急保障体系，融合发展、统筹推进无偿献血与造血干细胞移植捐献工作等举措健全多部门协作工作机制，实施强化基层、完善采供血服务网络，强化保障、优化血站良性运行投入，强化服务、建立临床用血供给新模式等方式完善采供血服务体系；持续提升数字化转型服务能力、血液质量安全，加强临床用血管理信息化建设，以加强血站能力建设。

2022 年 6 月 14 日，浙江省启用了更具成长性和个性化的新版电子无偿献血证，增加了献血者的“志愿汇”公益权益领取、“益币”兑换和电子获奖证书查询等新功能，并为稀有血型献血者推出了“熊猫侠”专属版本。

作为浙江省省会城市，杭州市是全省的医疗中心，临床用血量需求不断增长，对于无偿献血这项代表着现代文明和社会进步的社会公益事业，本市的服务与管理起步较早，曾于 1997 年就第一次荣获“全国无偿献血先进城市”称号，且自 2004 年以来，连续多年达到“临床用血 100%来自无偿献血”的工作总目标。

杭州市于 2007 年启动“健康杭州”建设，2008 年成立了建设健康城市工作领导小组和 7 个专项组，2013 年正式成立杭州市健康城市建设指导中心，并挂牌杭州献血服务中心，承担并开展无偿献血的规划拟制、公益服务和宣传相关工作。

为不断提升献血服务水平，努力打造无偿献血的示范效应，杭州市围绕着健康城市建设、数智建设，经多部门共同会商，无偿献血工作用升级传统模式和数字化应用相结合的方式，实施了增加献血网点开放、加强献血风险防控、加大献血宣传动员、改善献血服务体验等多种策略和措施，2021 年第九次荣获了“全国无偿献血先进市”称号。

二　杭州市无偿献血政策的实践和探索

（一）举办“我为七一献热血”周年主题活动

“我为七一献热血”活动已成为展现杭州市共产党员模范带头、服务人民，市民群众热爱公益、无私奉献的重要平台和品牌活动。2022 年 7 月 1 日，该活动（第 22 届）在杭州图书馆举行，现场开展了“血液——生命的礼物”访谈节目，为 2021 年“我为七一献热血”活动中的 20 家先进单位颁发优秀组织奖，党员干部、无偿献血形象大使和无偿献血志愿者代表讲述“我的献血故事”，受血者家属对主治医生和无偿献血志愿者代表进行答谢，无偿献血形象大使和全场观众齐诵《红烛》等活动，还有为期一个月的“我为七一献热血”活动启动仪式。活动当天即有 387 人参加了献血，献血总量高达 108650 毫升。本次活动不仅弘扬了大爱无疆、无私奉献的献血精神，展示了本市党员干部走在前列做示范的良好风貌，也成了杭州市精神文明建设的金名片和党建工作的特色载体。[①]

（二）数智建设，用血费用“一站式”减免

2018 年 12 月 18 日，杭州市献血管理中心在全国率先上线了临床用血费用“一站式”申报系统，可供杭州市范围内无偿献血者及其亲属办理用血费用在就诊医院的“即用即免”“异地减免”手续。该系统依托杭州市卫生健康委信息化建设，只需线上办理，大约 10 秒钟就可以完成全部报销流程，既省去了以往须先付费、再凭系列相关材料（用血费用发票、出院小结、献血证、关系证明等）到献血地手工报销的烦琐过程，也避免了报销路上的来回奔波，同时，还及时减轻了经济困难人群因垫付用血费用而产生的资金压力。该系统正式上线后，截至 2019 年 4 月 17 日，全市共有 800 人次享受了此项便民服务，累计减免金额约 76.12 万余元。[②]

临床用血费用“一站式”减免办理的实现，减少了群众对于“献血容易、但报销难”的担忧，有效地促进了本市献血事业的发展，也让杭

① 健康杭州：《喜迎二十大丨杭州市启动“我为七一献热血”活动》，http：//wsjkw.hangzhou.gov.cn/art/2022/7/2/art_1229008589_58931134.html，最后访问日期：2022 年 9 月 11 日。

② 健康杭州：《杭州市用血费用“一站式”减免荣获 2018 年浙江省医疗卫生服务领域“最多跑一次”十佳案例》，http：//www.hangzhou.gov.cn/art/2019/3/30/art_812262_31812894.html，最后访问日期：2022 年 9 月 11 日。

州荣获了“2018 年浙江省医疗卫生服务领域‘最多跑一次’十佳案例”。

（三）以文化颂美德，将献血融入生活

为增进市民对无偿献血常识的了解，让无偿献血志愿者获得更多的精神食粮，也让社会阅读到“最美杭州人”的高尚品德，杭州市从 2013 年至 2021 年，每年都按时在世界读书日（4 月 23 日）这一天开展“无偿献血 书香为伴”宣传活动。该活动由杭州市卫生健康委员会、杭州市文学艺术界联合会主办，杭州市健康城市指导中心（杭州市献血服务中心）、杭州市作家协会（杭州市网络作家协会）、杭州图书馆、浙江省血液中心等单位联合承办，宗旨是“以书香伴爱心，以文化颂美德”，邀请黄亚洲、孙侃、徐迅雷、陈曼冬、沈荣、卢艳艳等一批深受市民喜爱的作家现场亲笔签名、赠书，8 年来已累计送书达 3000 余册，营造了“将献血融入生活，使阅读成为习惯”的文化氛围。

（四）举办公益活动，关爱特殊儿童

为充分发挥社会心理服务体系的社会治理功能，2021 年 6 月 9 日，杭州市“Do 都城”少儿社会体验馆、浙江省无偿献血志愿者协会联合组织、浙江省血液中心、杭州市健康城市指导中心、浙江大学附属儿童医院共同组织开展了一场“关爱特殊儿童，实现职业梦想”的公益活动。该活动邀请了近百名血液病康复患儿的家庭走进模拟社会“Do 都城”，体验了消防队、魔术屋、摄影工作室、新生儿护理中心等各类职业模拟项目和亲子游戏。通过参与式体验的方式，提高了患儿对真实世界的认知与适应能力，改善了患儿和其家庭成员的心理健康状态，同时，也起到了全社会更加关心、关爱血液病患儿的呼吁作用。

（五）“热血致青春”召唤青年献血

从 2018 年起，杭州市为保障居民的冬季临床用血，由杭州市卫生健康

委员会、共青团杭州市委员会主办，市健康城市指导中心（市献血服务中心）、市志愿者工作指导中心、省血液中心、市卫健委团工委、西湖风景名胜区管委会、市文化和旅游发展中心联合承办了一年一届的“热血致青春”活动，以号召广大市民尤其是青年人积极献血。活动发布了《热血致青春倡议书》，评选出了先进单位、“热血先锋”和“热血达人”，吸引了年轻群体的积极、踊跃参加。2021 年 12 月 5 日在建德市新安江文化广场隆重举行了第四届“热血致青春”活动启动仪式，对本届 6 名热血先锋、6 名热血达人代表和 15 个优秀组织单位进行了表彰。

（六）无偿献血，首获免费游园奖励

2015 年 7 月 1 日，杭州市实行了献血者凭《浙江省无偿献血荣誉证》可直接免费乘坐全市公共交通的政策。为了进一步提高服务质量，有效推进无偿献血工作，杭州市健康城市指导中心与杭州市文化和旅游发展中心联手开发了《浙江省无偿献血荣誉证》的智慧游园功能，并于 2021 年 12 月 5 日正式启用。自该功能开通之日起，凡是持有《浙江省无偿献血荣誉证》的献血者，只要刷本人身份证即可免费进入杭州市政府投资主办的公园、景区游玩，如需到非营利性医疗机构门诊诊疗，还可免交诊查费。截至 2021 年 12 月 31 日，杭州市献血服务中心累计已办理《浙江省无偿献血荣誉证》15604 张，累计办理在院用血费用减免 7096 人次，减免用血费用近 515 万元，实际刷卡量累计达 1104 万余人次。

（七）落户加分新政实行，鼓励献血公益

为进一步深化户籍制度改革，从 2018 年 3 月 1 日起，杭州市施行《杭州市居住证积分管理办法（试行）》（杭政办函〔2017〕129 号），从 2021 年 10 月 15 日起正式实施《杭州市居住证积分管理办法》。在新版居住证积分政策中，无偿献血的最高积分从 10 分提高至 20 分，以助力无偿献血公益事业。根据新政策规定，提倡 18～55 周岁的健康市民自愿献血，如遇符合

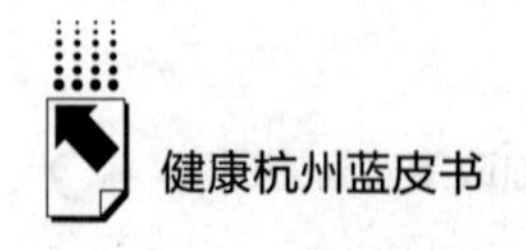

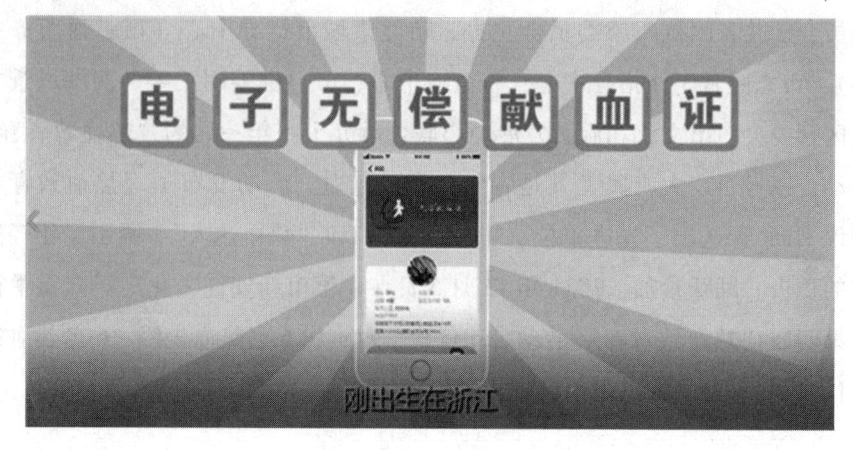

图1　电子无偿献血证

资料来源：中国输血协会。

健康检查要求且多次献血者，本人主动要求献血的，年龄可延至60周岁；当个人献血累计达200毫升，可得1分的加分，再每增加100毫升，继续给予0.5分的加分，最高可得的加分分数为20分。

（八）主题活动精彩多样，营造浓厚献血氛围

1.举办“世界献血者日”庆祝活动

为呼吁人人养成良好的生活习惯，号召更多爱心市民共同参与无偿献血，为临床提供安全血液保障，2019年6月15日，杭州市西溪湿地公园·洪园举行了浙江省暨杭州市庆祝第十六个世界献血者日“健康跑”活动，通过健康跑的形式展示无偿献血者健康体魄。与此同时，杭州市各区、县（市）因地制宜，创新开展了形式多样的关爱活动，如钱塘新区开展“世界献血者日”无偿献血活动，共有172人参与献血活动，献血量达62210毫升；富阳区开展“世界献血者日”表彰活动，共表彰了2017~2018年富阳区无偿献血者先进个人418人，并通过全媒体宣传其先进事迹，带动更多的人参与无偿献血；淳安县与建德市中心血库联合开展第四届6.14“点亮中国”“今日献血，一战到底”活动，通

过线上活动科普献血知识，让更多不同年龄层的人了解无偿献血。这些系列活动通过为无偿献血者提供安全优质服务，不断提升了献血者的满意度和认同度。

2020 年 6 月 14 日，杭州市作为全国主会场，举办了“云端”聚大爱，热血传真情——2020 年“世界献血者日”主题宣传活动，不同民族、岗位和职业的爱心人士在“云端”相聚，共同发起“捐献安全血液，共建健康家园”的倡议；采用灯光矩阵的宣传创新形式同步在钱江新城、钱塘江两岸和全市 120 块户外电子屏、13000 余台公交移动电视以及 8400 余块地铁电子屏上，首次联网举办了“世界献血者日”主题灯光秀，同时公益广告不间断播出，以全杭城亮屏营造浓厚无偿献血氛围。本次活动采用“线上+线下”的方式，通过“健康中国”官微，在头条、快手、抖音、央视频等多家平台进行了同步直播，与全国广大无偿献血者共同庆祝这个有温度的节日。① 活动现场还进行了“全国电子无偿献血证启用仪式”的重要议程，即日起，全国各地无偿献血者都可以通过国家卫生健康委官网、中国政府网、国家政务服务平台的网站，以及支付宝、微信、百度 App 小程序“一键查看”本人的电子无偿献血证和全国无偿献血量。另外，无偿献血者还可以通过阿里巴巴“3 小时公益”平台，将自己的献血爱心行为转换为公益时数，积累芝麻信用、领取免费保险等权益。

2021 年 6 月 10 日下午，为表达对无偿献血者的敬意，浙江省人民大会堂隆重举办了浙江省暨杭州市庆祝“6. 14”世界献血者日活动，并于 6 月 11~15 日以“点亮全城”的方式在钱江新城、钱塘江两岸举办“献血，让世界继续跳动”主题灯光秀，在杭州市主要地标建筑 140 余块户外 LED 屏、13000 余台公交移动电视以及 8400 余块地铁电子屏上联网同步播放致敬无偿献血者宣传片。

---

① 浙江省血液中心：《“云端”聚大爱，热血传真情——2020 年“世界献血者日”主题宣传全国主会场活动在杭州举办》，https：//csbt. org. cn/plus/view. php? aid = 83004，最后访问日期：2022 年 9 月 10 日。

血液托起他人生命，热血英雄值得全社会的尊敬和感谢。2022 年 6 月 14 日上午，杭州市上城区湖滨步行街献血点举行了“献血是一种团结行为。加入我们，拯救生命”主题活动。浙江省暨杭州市庆祝第十九个世界献血者日宣传活动，采用“线上+线下”的方式进行，为全省“护卫生命，天使血缘”爱心献血团队代表和累计献血 200 次及以上的献血者代表颁发纪念牌，与此同时，2022“团结同心，热血同行”线上公益活动正式启动。①

2. 纪念《中华人民共和国献血法》实施系列活动

2021 年“点滴热血 大爱无疆”——纪念《中华人民共和国献血法》正式启动活动于 10 月 23 日在杭州市涌金公园举办。活动邀请了新晋百次献血者和所在的单位或街道代表、200 次献血者、志愿者及血液工作者代表参加；活动现场对长期坚持无偿献血、带头献血、献血达百次的献血者进行了集中慰问，表达了党和政府的关怀，并感谢他们的长期无私奉献与默默付出。同时，现场还开展了无偿献血知识趣味普法有奖竞答活动，普及了献血法、献血知识以及无偿献血惠民政策。为了进一步扩大无偿献血知识宣传范围，传播无偿献血公益理念，提升知晓率，杭州市献血服务中心通过移动互联网 H5 技术，开展了市民《中华人民共和国献血法》相关政策法规的线上有奖知识竞答及知晓率调查。截至 2021 年 6 月 14 日，全市百次无偿献血者已达到 344 名，其中当年新晋无偿献血者 71 名，为推进无偿献血事业发展发挥了积极的模范引领作用。

三 献血文化书写健康社会精彩华章

无偿献血彰显社会的文明进步，既是利国利民的公益事业，也是实施“健康中国战略”的重要内容，关系着全国人民的幸福与安康。随着我国健康中国的快速建设步伐，医疗需求进一步释放、人均预期寿命明显延长，各

① 健康杭州：《浙江省暨杭州市庆祝第十九个世界献血者日宣传活动启动》，https：//www.jiemian.com/article/7598655.html，最后访问日期：2022 年 9 月 10 日。

地的临床用血需求都有所增加，部分血库已经或将要面临“血荒”的困境。为确保临床用血充足、安全，各地探索出了许多成功的经验，包括无偿献血管理工作的规范化、法治化，采供血制度的完善，这些都使输血事业稳步发展，无偿献血工作扎实推进。

2019 年，杭州全市无偿献血达 191869 人次，较上年同期增长 7.60%；全血献血量达 50547.29 升，机采成分血量 45422.90 治疗单位，较上年同期分别增长 8.17%、13.15%；千人献血率 18.52 人次/千人口，千人献血量 5.756 升/千人口，比上年同期分别增长 1.85%、3.08%；全市临床供血总量 677430.24 治疗单位，较上年同期增长 16.69%，临床用血 100%来自无偿献血。杭州市荣获浙江省 2016~2018 年度无偿献血先进城市，用血费用“一站式”减免获得 2018 年浙江省医疗卫生服务领域“最多跑一次”改革十佳案例。该年度相继成功举办了首届和第二届“热血致青春”、第六次“无偿献血，书香为伴”、第 19 届“我为七一献热血”、第 16 个“世界献血者日”答谢活动，开展了第二次“百次献血者慰问活动”等一系列专题活动，无偿献血工作的宣传载体不断创新，服务质量不断优化，无偿献血工作与卫生健康事业融合度不断增强。

在获得“2018~2019 年度全国无偿献血奉献奖”的献血者中，有 7230 名来自杭州市，其中，获得金奖的人数为 2359 名（占比为 32.63%）、银奖 1428 名（占比为 19.75%）、铜奖 3443 名（占比为 47.62%），另有 207 名志愿者获得了“2018~2019 年度全国无偿献血志愿服务奖”。①

2020 年，杭州市通过控制临床用血、增加献血网点开放、加强献血风险防控、加大献血宣传动员、改善献血服务体验等多措并举，全力做好日常医疗血液保障工作。全年无偿献血达 194304 人次、采血总量 60199.12 升，分别较上年增长 1.27%、0.95%。全市团队献血 924 场次，共计 96809 人次，尤其在 1 月 23 日到 3 月 23 日浙江启动重大公共突发卫生事件一、二级

① 健康杭州：《杭州市第九次荣获全国无偿献血先进市！7000 多人获全国表彰》，http：//wsjkw.hangzhou.gov.cn/art/2021/1/11/art_ 1229113672_ 58925748.html，最后访问日期：2022 年 9 月 4 日。

响应期间，全市献血管理机构和采供血机构想方设法组织动员，其间杭城共有85家爱心团队参与献血，成功献血7607人次，有效保障了本市临床用血。

据统计，2021年杭州市平均每天约有575人次参加无偿献血，全年无偿献血的总人数近21万人次，无偿献血总量达到了6543.58万毫升，全市千人献血率为20.18‰（高于全国的12‰和浙江省的12.44‰），各项数据排名均位居浙江省首位[①]（见表2~7）。

表2　2019~2021年杭州各区、县（市）千人献血

单位：‰

地区	2019年	2020年	2021年
上城区	58.89	55.91	48.32
下城区	28.99	26.02	29.17
江干区	7.33	11.43	5.95
拱墅区	15.98	20.29	19.52
西湖区	16.76	12.19	15.33
滨江区	24.82	23.16	34.43
钱塘新区	32.66	21.32	37.13
风景区	12.83	20.03	61.90
余杭区	6.81	12.22	8.23
富阳区	17.01	16.93	19.47
临安区	16.04	15.27	19.05
萧山区	9.46	7.63	9.96
建德市	12.65	12.15	12.74
桐庐县	9.15	8.01	9.55
淳安县	11.75	13.09	13.54
杭州市	18.41	18.36	20.18

资料来源：杭州市献血服务中心。

① 杭州日报：《“加入我们，拯救生命”，为这些热血英雄点赞》，https://appm.hangzhou.com.cn/article_pc.php?id=464593，最后访问日期：2022年9月4日。

表 3 2019~2021 年杭州市无偿献血情况

年份	团体献血		街头献血			机采成分血	
	人次	献血量（U）	献血点（屋）个数	人次	献血量（U）	人次	献血量（U）
2019	103537	148354.95	38	71227	122130.75	35046	56693.3
2020	96809	137094.16	35	66522	114402.78	30865	49394.4
2021	103537	148354.95	38	71227	122130.75	35046	56693.3

年份	无偿献血		千人献血率	千人献血量
	总人次	总量（万毫升）	（人次/千人口）	（L/千人）
2019	190689	5926.19	18.41	5.720
2020	194304	6019.91	18.36	5.688
2021	209810	6543.58	20.18	6.293

资料来源：杭州市献血服务中心。

表 4 2022 年 1 月 3 日至 7 月 3 日浙江省血液中心血液采血情况

时间	全血采血				机采血小板	
	人次数	数量（U）	团队献血		人次数	数量（U）
			数量（U）	占比（%）		
1 月	8292	12732	4495	35.30	2411	3922.80
2 月	7444	11933	3183	42.17	2477	3980.30
3 月	12609	19411	8185	21.14	2869	4559.00
4 月	12271	20123	4255	48.98	3471	5597.90
5 月	15932	24560	12029	54.22	2959	4776.90
6 月	20252	30717	16654	40.85	3808	6133.60
合计	76800	119476	48801	35.30	17995	28970.50

资料来源：浙江省血液中心。

表 5 2022 年 1 月 3 日至 7 月 3 日浙江省血液中心血液（红细胞）供血情况

时间	总量	
	临床需求（U）	供应（U）
1 月	19150	17012
2 月	17950	14271
3 月	21100	19653

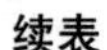

续表

时间	总量	
	临床需求(U)	供应(U)
4月	23350	19577
5月	22300	21863
6月	27450	21772
合计	131300	114148

资料来源：浙江省血液中心。

表6　2022年1月3日至2022年7月3日浙江省血液中心血液（血小板）供血情况

时间	总量	
	临床需求(U)	供应(U)
1月	4200	4277
2月	4250	3952
3月	4900	4685
4月	5500	5076
5月	4850	4583
6月	5550	6049
合计	29250	28622

资料来源：浙江省血液中心。

在杭州这座具有奉献精神的温暖之城，无偿献血已成为市民群众的一项优良传统和文化情怀。自我国献血法实施以来，在杭州市委、市政府统一领导、有效推动下，各机关单位、高校和社会团体积极、热情参与无偿献血，无偿献血制度得到了全面落实，形成了“政府主导、多部门协作、全社会参与”的协作联动机制，献血服务与管理工作取得长足发展。深入人心的无偿献血文化，不仅仅传递着爱心、文明和责任，更以市民关心支持、主动参与的实际行动传播着为他人奉献的正能量和延续生命之光的文化精神，让献血者在感受到强烈的文化认同的同时，也建立了文化亲近感，既满足了全市临床和紧急事件的用血需求与储备，还树立了无偿献血新风尚，形成了崇德向善、弘扬仁爱的健康社会氛围。

表 7　2022 年 1~6 月杭州市各区、县（市）无偿献血工作情况统计

地区	团体		献血点(屋)			机采成份血		总计	
	献血人次数(次)	献血量(U)	献血点(屋)个数(个)	献血人次数(次)	献血量(U)	献血人次数(次)	献血量(U)	献血人次数(次)	献血量(U)
上城区	3657	4662. 75	5	10716	17948. 20	—	—	14373	22610. 95
拱墅区	3899	5486. 40	4	10024	17296. 00	—	—	13923	22782. 40
西湖区	6202	8527. 35	1	1264	2172. 25	—	—	7466	10699. 60
滨江区	3455	4896. 70	3	3296	5484. 80	—	—	6751	10381. 50
钱塘区	9738	14273. 70	1	3434	5878. 95	—	—	13172	20152. 65
风景区	289	392. 50	1	209	337. 50	—	—	498	730. 00
余杭区	2669	3731. 25	6	2078	3638. 40	—	—	4747	7369. 65
临平区	1468	2022. 75	2	1891	3279. 60	—	—	3359	5302. 35
富阳区	4799	6838. 00	3	2224	3909. 20	—	—	7023	10747. 20
临安区	2758	3914. 20	3	2494	4388. 97	—	—	5252	8303. 17
萧山区	4638	6732. 25	3	2857	4855. 45	581	893. 3	8076	12481. 00
建德市	1939	3328. 80	5	489	890. 35	262	355. 6	2690	4574. 75
桐庐县	1526	2538. 25	1	507	833. 65	—	—	2033	3371. 90
淳安县	1399	2289. 30	1	777	1390. 25	—	—	2176	3679. 55
其他	—	—	—	—	—	17937	28857. 6	17937	28857. 60
杭州市	48446	69634. 2	39	42260	72363. 57	18780	30106. 5	109486	172104. 27

注："其他"指浙江省血液中心的部队采血情况。

资料来源：杭州市献血服务中心。

四　高质量发展展望

（一）优化服务，持续提高管理水平

今后杭州市无偿献血服务工作还将深入贯彻落实《中华人民共和国献血法》和《浙江省实施〈中华人民共和国献血法〉办法》，依法做好无偿献血的组织和管理工作，主要包括以下几个方面：第一，继续巩固落实《浙江省实施〈中华人民共和国献血法〉办法》的关爱政策，优化献血讲师团队伍建设，建立讲师团志愿服务规章制度，不定期为讲师团进行业务培训，提高服务水平；第二，做实做好 2022 年 10 月《中华人民共和国献血法》实施 24 周年无偿献血宣传月活动；第三，加强采供血人员和献血管理人员培训，注重献血前、中、后服务，改善献血者献血感受；第四，继续为在杭州市荣获“全国无偿献血奉献奖”或省内献血量达 4000 毫升的献血者网上办理《浙江省无偿献血荣誉证》，不断优化“三免”使用方式；第五，持续深化推进用血费用“一站式”减免服务，让献血者及时、便捷享受政府的爱心关爱政策；第六，积极配合做好无偿献血在居住证积分管理中的加分审核工作，为流动人口的献血者在杭落户和子女入学助力。

（二）加强宣传，提高公益影响力

杭州市在传统媒体传播方面有如下几个举措：继续加强无偿献血的公益广告和医疗机构宣传；利用各种节日、纪念日开展无偿献血主题宣传活动；巩固和深化“我为七一献热血”“无偿献血，书香为伴”“热血致青春”等主题品牌活动；培训、组织无偿献血讲师团开展“六进”（进社区、进学校、进企业、进机关、进乡村、进军营）宣传活动。在新媒体传播方面有如下几个举措：借助“杭州献血”、“健康杭州”与“杭州发布”微信公众号，微信朋友圈，“杭州献血”抖音账号、杭州市卫生健康委官网、杭州网及浙江在线，杭州之家 App、QQ 群等新媒体来实现无偿献血信息快速传播。

在拓展传播载体方面有如下几个举措：继续运用微信、微博、街头 LED 屏、公交移动电视、公共自行车广告等社会覆盖辐射面更广、宣传传播效果更好的新载体、新渠道，推进无偿公益献血理念深入人心，使得无偿献血成为杭州市民精神文明的一道延续性的亮丽风景线。

（三）加快推进网点建设，提升献血满意度

2019 年，杭州市组织编制了《杭州市域无偿献血网点布局规划》，计划到 2035 年，全市域将由原来的 36 个献血网点增加至 82 个献血网点。[①] 根据该规划的要求，杭州市采用“多措并举、多方协作，成熟一个启用一下个”的模式，在全市范围内努力打造更多市民“家门口”的献血点。今后杭州还将进一步加强沟通协调，加快推进全市全区域无偿献血网点的全覆盖性建设，献血服务网络进一步健全，方便市民就近献血，以全面提升献血者的获得感和幸福感。

（四）夯实团体献血筹备，提高应急能力

团体无偿献血途径当前仍是杭州市临床用血的重要来源之一，尤其在季节性血液紧张和应对突发事件时，团体无偿献血更是发挥了不可替代的作用。此外，2023 年将举办第 19 届亚运会，必须要提升应急团体贮备，以保证运动会期间运动员、工作人员应急用血和各定点医院的临床用血。落实筹备工作的主要环节和方法有以下三点。一是巩固现有献血团队：加强与辖区内各单位的沟通，提升服务质量，落实关爱措施，逐步提高职工献血参与率。二是多途径拓展新团队：进一步壮大无偿献血志愿者队伍，结合各类节日活动开展献血团队的招募工作；探索社会公益组织参与无偿献血的合作模式，充实团体献血队伍。三是充分发挥讲师团宣教作用：深入团体献血单位进行公益文化和献血科学知识，激发职工主动参与无偿献血的积极性，提高献血量和献血合格率。

---

① 浙江省血液中心：《热血迎新年，新点来助力》，http：//www.zjb.org.cn/index.php？s=/home/news/psp_ detail/id/8933.html，最后访问日期：2022 年 9 月 10 日。

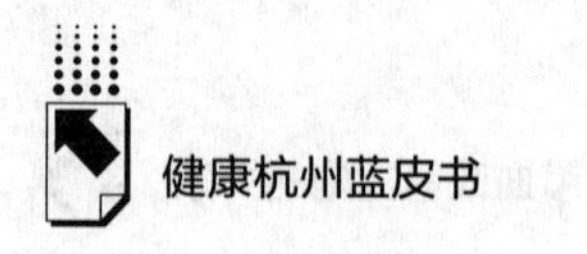

（五）强化监管，规范临床用血行为

质量管理是无偿献血工作永恒的主题。杭州市各区、县（市）采供血机构要继续依法加强采供血管理，保证血液质量，确保血液安全。作为使用方，各级医疗机构要继续做好血液的“开源节流”，加强临床用血管理，规范临床用血行为，开展合理用血和无偿献血知识的培训，推广血液保护技术，积极开展自体输血，有效提升自体输血率。作为业务部门，杭州市临床输血质控中心要充分发挥专家组的力量，制定相关技术标准，加强全市医疗机构的临床用血指导与监管，促进临床科学合理用血。作为服务与管理部门，杭州市献血服务中心要扎实推进血液管理信息系统的应用，全面使用临床用血智能化预约、用血管理评价和全程监管，有效地保障血液安全；并开展不定期的检查，适时通报检查结果，以不断规范输血行业管理质量。全社会积极参与、各方维护监督，共同守护住临床用血质量安全的底线和生命线。

B.7
杭州市县域医共体高血压医防融合服务模式现状与对策*

周 驰 陈静纯 李 旭 谈 芳 赖思宏**

摘 要： 为践行“把人民健康放在优先发展战略地位”“高质量发展建设共同富裕示范区”展现“重要窗口”“头雁风采”“两个先行”的重要内容，杭州市围绕为人民群众提供更加公平可及、经济高效的全生命周期卫生健康服务的十四五规划目标，以高血压和糖尿病两慢病为抓手，依托县域医共体的运行载体，积极推进医防融合工作；主要从建立分级诊疗和健康管理的闭环服务、形成“两员一中心一团队”专业公共卫生融入机制、以数字化转型赋能为支撑积极推动医防融合体制机制改革等方面，综合推进建设为以健康为中心的慢性病管理服务模式，建立医防融合服务新机制。本研究以高血压为例，通过供需双方的实地调研，提出应完善医防运行机制，促进医防体系深度和

* 基金项目：教育部人文社会科学研究青年基金“共生理论视角下县域医共体慢性病医防融合服务模式与提升路径研究”（编号：22YJCZH262）；国家自然科学基金面上项目“整体性治理视域下县域医共体组织韧性评价与提升机制仿真研究”（编号：72274050）；浙江省哲学社会科学规划课题项目“健康价值导向下县域医共体功能优化与治理效能研究”（编号：22NDJC135YB）。

** 周驰，杭州师范大学公共卫生学院副教授，博士，主要研究方向为健康管理服务体系和政策研究；陈静纯，杭州师范大学公共卫生学院硕士研究生；李旭，杭州师范大学公共卫生学院硕士研究生；谈芳，华中科技大学同济医学院医药卫生管理学院博士研究生；赖思宏，杭州师范大学公共卫生学院硕士研究生。

谐共生；完善医防绩效考核体系，塑造积极正向共生环境；加强家庭医生团队建设，提升医防融合服务质量；加大医防资源配置前端力度，推进服务关口前移；加快医防信息系统建设，加强健康数据挖掘利用。

关键词： 县域医共体　医防融合　服务模式　高血压　供需方

一　杭州市县域医共体慢性病医防融合的基本情况

（一）相关政策梳理

从2016年起，国家卫健（原国家卫计委）委以高血压、糖尿病等慢性病为抓手，在国内先行先试推进医防融合工作，2018年启动了国家基本公共卫生服务项目基层高血压医防融合试点工作，紧接着2019年又启动了基层糖尿病医防融合管理工作。为落实国家相关政策，浙江省和杭州市相继出台了一系列指导性文件，切实落实分级诊疗制度，积极推进转变慢性病管理服务提供模式，建立医防融合服务新机制。

1. 调查摸底阶段（2017~2018年）

2017年2月，浙江省卫生计生委办公室发布《浙江省人口健康信息化建设发展“十三五”规划》，提出要强化医防信息高效协同，通过“浙江健康云”实现医疗机构与公共卫生机构的信息协同共享，从而提升慢病综合管理能力以及传染病与突发公共卫生事件监测处置的信息管理和服务能力。2018年8月，浙江省根据国家和健康浙江建设等有关要求，通过统一管理指南、统一人员考核、统一质量评价、统一监测评估、统一宣教内容的“五统一”管理，提升基层高血压防治管理能力。同时，浙江省提出在全省范围内遴选相关地区参加国家基层高血压和糖尿病医防融合试点，创新服务模式、激励机制、健康教育、信息化应用等经验做法。

2. 改革试点阶段（2019~2020年）

2019 年 10 月，浙江省卫健委首次在省内以文件的形式发布县域医共体模式下高血压、糖尿病“两慢病”基层首诊改革试点的通知。2020 年 7 月，《浙江省深化医药卫生体制改革联席会议办公室关于进一步深化医药卫生体制改革“三医联动”“六医统筹”工作的通知》中提出，通过以高血压、糖尿病等常见的慢性病管理作为试点，在县域医共体/城市医联体内探索实施慢性病等重点疾病分级分类管理。为贯彻落实“三医联动”“六医统筹”集成改革政策，杭州市率先在桐庐县开展加强“两慢病”全周期健康管理，推进分级诊疗改革试点工作，积极探索医防融合管理和运行机制，推动县级医院、基层医疗卫生机构与专业公共卫生机构建立紧密的协作关系。

3. 全面推广阶段（2021年至今）

2022 年浙江省出台文件，要求全面加强“两慢病”全周期健康管理，深化分级诊疗改革。[①] 杭州市充分利用国家基本公共卫生服务项目，并将其作为载体，积极探索实践以居民健康为重点的管理新方法、新路径。目前，五区（萧山、余杭、临平、富阳、临安）和三县市（桐庐县、淳安县、建德市）均已建立公共卫生专员和联络员派驻制度，选派属地疾控中心班子成员、卫生监督所和妇保院业务骨干组建医共体公共卫生指导团队，参与医共体内公共卫生重大决策。[②] 市卫健委将加快完善公共卫生服务网络，积极构建集预防、医疗、慢病管理、康复于一体的服务链，积极构建医防融合新机制。

---

① 《浙江省卫生健康委员会　浙江省财政厅浙江省医疗保障局关于加强高血压糖尿病全周期健康管理推进分级诊疗改革的通知》，浙江省卫生健康委员会网站，https：//wsjkw. zj. gov. cn/art/2020/7/21/art_ 1229123408 _ 948055. html，最后访问日期：2020 年 7 月 21 日。

② 《如何推进优质医疗资源共建共享？杭州打造“健康杭州”建设新示范》，杭州市卫生健康委员会网站，http：//wsjkw. hangzhou. gov. cn/art/2021/9/2/art _ 1229142086 _ 58927707. html，最后访问日期：2021 年 9 月 2 日。

表 1　医共体慢性病医防融合代表性文件

年份	发文单位	文件名称
2017	国务院办公厅	《中国防治慢性病中长期规划（2017—2025 年）》
2018	国家卫健委等三部门	《关于做好 2018 年国家基本公共卫生服务项目工作的通知》
		《关于开展基层高血压医防融合试点工作的通知》
2019	浙江省卫健委	《关于确定县域医共体模式下高血压、糖尿病“两慢病”基层首诊改革试点的通知》
2020	浙江省卫健委	《关于加强高血压糖尿病全周期健康管理推进分级诊疗改革的通知》
	杭州市人民政府	《关于推进健康杭州三年行动（2020—2022 年）的实施意见》
2021	杭州市人民政府办公厅	《杭州市公共服务“十四五”规划》
	杭州市卫健委	《如何推进优质医疗资源共建共享？杭州打造“健康杭州”建设新示范》
2022	杭州市人民政府办公厅	《杭州市推动公立医院高质量发展行动计划（2022—2025 年）》

（二）相关特点

1. 建立分级诊疗和健康管理的闭环，提供全链条的医防融合服务

杭州市在县域医共体慢性病医防融合改革推进过程中，注重建立分级诊疗和健康管理的闭环。在建立分级诊疗方面，杭州市医共体明确提出了县级医院与基层医疗卫生机构在慢性病预防、治疗和管理上的功能定位与职责任务，并明确了“两慢病”患者管理“两提高、两稳定、两降低”的目标，对县域内的分级诊疗改革效果进行监测和督导。在建立健康管理闭环方面，杭州市通过在基层医疗卫生机构组建以全科医生为主体的全专融合型家庭医生团队，将公共卫生服务与日常医疗服务相结合，按照签约服务内容，为签约居民提供基层慢性病“预防-筛查-诊断-治疗-转诊-随访-自我管理”全链条的医防融合服务。

2. 形成县域医共体“两员一中心一团队”专业公共卫生融入机制

杭州市通过专业公共卫生机构主动融入医共体建设，形成“两员一中心一团队”机制。首先，由各区县卫生健康行政部门建立公共卫生专员、联络员派驻制度。分别负责参与医共体内公共卫生重大决策，对公共卫生类

事项的决策行使建议、督查权，并负责医共体成员单位公共卫生服务的技术指导、业务培训、工作检查等工作。其次，在各医共体牵头医院内设立医共体公共卫生管理中心，负责医共体内公共卫生相关机构建设、公共卫生事务指导等。最后，组建以疾病预防控制机构、妇幼保健机构、卫生监督机构等公共卫生机构为主体的医共体公共卫生指导服务团队，切实强化医共体公共卫生工作，持续推进连续性、全周期的医防融合健康服务建设。

3. 以数字化转型赋能为支撑，加快构建“上下联、信息通”的运行新模式

杭州市依托“浙江健康云”平台、基于“健康信息应用网”等相关系统并以电子健康档案为信息载体，首先，通过完善和推进区域 HIS 系统、电子健康档案系统与电子病历系统之间的互联互通，强化健康信息的动态采集和管理。其次，优化升级了浙江省预约转诊服务系统，并在县域范围内建立统一的专家专科池、日间手术池、检查池和床位池，推动优质医疗卫生资源下沉基层，打通各层级医疗机构间的转诊信息通道，实现预约就诊、上下转诊、诊疗记录共享等分级诊疗服务。另外，杭州市围绕“两慢病”健康服务高频需求，建立和完善“数字家医”管理平台，在各层级医疗卫生机构推广应用“AI 慢病”系统，全面建立慢病风险模型、个人健康画像、区域健康图谱，形成“两慢病”医防融合智能化管理新模式。依托“互联网+医疗健康”，建设未来社区（乡村）智慧化社区卫生服务站（村卫生室），探索互联网延伸医嘱、电子处方等服务应用，持续改善医疗服务体验。[①]

4. 积极推动医保支付、价格调整、薪酬改革、绩效考核的协同作用

杭州市在县域医共体慢性病医防融合改革推进过程中，充分发挥医保支付、价格调整、薪酬改革、绩效考核的协同作用，推进县域医共体“医防融合”体制机制改革；在医保支付方面，完善总额预付管理的同时，不断推动按病种付费和住院按 DRG 结合点数、门诊按人头结合家庭医生签约付费等多元复合式医保支付方式改革；在价格调整方面，遵循“控总量、腾

① 《关于印发〈临安区高血压、糖尿病全周期健康管理推进分级诊疗改革实施方案〉的通知》，杭州市临安区人民政府网站，http：//www.linan.gov.cn/art/2022/8/30/art_1229289153_1825511.html，最后访问日期：2022 年 8 月 20 日。

空间、调结构、保衔接、强监管”的改革路径，建立和完善医疗服务价格动态调整机制，确定医疗服务价格调整的触发标准和约束标准；在薪酬改革方面，坚决落实“两个允许”要求，合理核定并发放绩效工资，激励医务人员多劳多得，优绩优酬；在绩效考核方面，通过对健康医疗服务质量和效率、健康管理成效、居民反应性和满意度等进行监督评价，将考核结果与绩效分配、经费划分等挂钩，激励医务人员和相关管理者积极推动医防融合服务建设。

二　杭州市县域医共体高血压医防融合服务模式

（一）模式框架

1. 医防队伍融合

牵头医院专家、专科医生及公共卫生医师等共同组成家庭医生团队。牵头医院专家定期到下属分院出诊和带教；全科医生则作为责任主体，负责协调团队内人员分工，制订适宜的治疗和管理方案；公共卫生医师负责健康风险评估、健康干预、健康宣教和健康随访等工作。此外，医共体长期开展医防融合培训，对公共卫生医师以强化其临床诊疗（特别是传染病诊治能力）和医院感染预防控制能力为主，对临床医师以强化其公共卫生应急能力、院前医疗急救能力和传染病诊治能力为主，同时定期进行“医防融合”知识考核。

2. 医防资源融合

医共体依托专科和全科资源，整合辖区医疗资源构建起专病医防中心，推进区域专病医防工作，如在基层建立慢性阻塞性肺疾病诊疗中心、心脑血管疾病诊疗中心和精神卫生技术指导中心等，加大了资源配置服务的前端力度。同时，开设相关疾病全专科联合门诊，牵头医院的专家定期下沉与全科医生共同坐诊，既提升了基层全科医生的医疗技术和服务能力，又使患者就近享受到上级医院的专科服务与基层医保政策优惠。

3. 医防服务融合

家庭医生团队除了为签约居民提供传统的基本医疗服务和基本公共卫生服务,[①] 还把健康促进和健康咨询指导服务作为重要环节，由团队的公共卫生医师负责推进。同时，他们重点对慢性病患者实施精细化管理,[②] 在诊断、预防、治疗以及用药各个环节都制定了标准化操作流程，通过向慢性病患者提供医疗处方和健康处方，以及联合社区成立慢性病患者俱乐部等措施来提高其慢性病认知水平。

4. 医防信息融合

杭州市建立了区域健康大数据中心，并在信息化平台上汇集了医疗服务、公共卫生以及预防保健等服务记录数据，为县域医共体探索部分疾病早期预警与干预提供数据支持。在医共体信息系统中，牵头医院和下属分院均可查阅居民的就诊记录，主要包括疾病诊断、病理分期分型、治疗方案、随访情况等信息，而且区域内检查结果互认，避免了重复检查。

（二）模式特征

1. 医防服务内容形成高共生度的一体化服务

在医共体慢性病医防融合服务模式中，医疗服务和公共卫生服务两块内容需形成高共生度，充分发挥各自的优势：一方面通过公共卫生服务的慢性病筛选，发现潜在的高风险及存在健康问题的人群，及时将这部分人群纳入医疗服务范围进行疾病的诊断、控制及治疗；另一方面待医疗服务的患者完成治疗后，再次纳入公共卫生服务范围进行康复管理和定期随访，从而形成良性循环，进而形成集慢性病筛查、诊断、控制、治疗、康复全过程于一体的服务体系。

2. 医防融合资源建立健康为中心的统筹机制

在医防融合过程中要实现以健康为中心的利益共同体，需要进行新的利益

---

① 郑嘉臻、孟冰瑶、司友琴、刘开航、彭永革、李华：《深圳市家庭医生签约服务制实施效果及影响因素分析》，《中华医院管理杂志》2019 年第 35 卷第 6 期，第 447~451 页。

② 江涛、王渝川：《关于基层慢病医防融合的探索》，《中国社区医师》2019 年第 35 卷第 19 期，第 186、188 页。

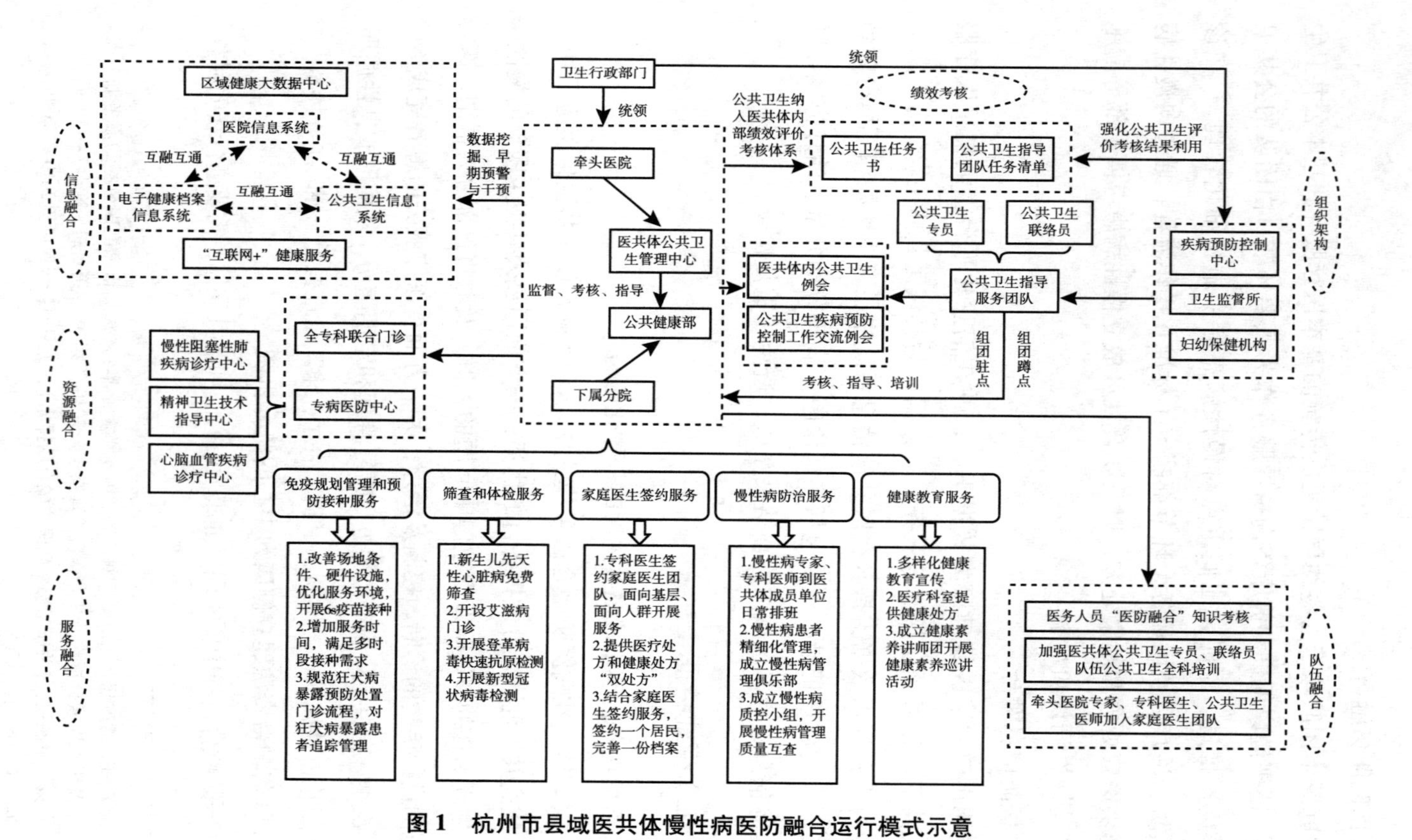

图 1 杭州市县域医共体慢性病医防融合运行模式示意

关系调整与分配：一方面科学统筹基本医保资金和公共卫生服务资金的投入与使用，实现两者在预算目标上以健康价值为导向的同一性，以促进医防服务融合与衔接，达成最佳效费比的健康绩效目标；另一方面通过构建健康价值导向下的医防融合服务绩效考核体系，考核医防相关管理部门、服务机构、服务人员的健康产出，实现基本医疗服务和公共卫生服务的人财物资源配置的统筹和优化管理。

3. 医防融合模式深层次整合有利于提质增效

县域医共体慢性病医防融合模式包括医防服务、制度、资源、责权等方面的深层次整合。长期以来基层医疗服务与公共卫生服务的分割使得卫生健康体系效率低下，无法真正降低医疗费用和疾病负担。① 相关部门和机构通过医防服务深度融合产生了慢性病专病防治中心和一体化门诊等新型服务内容，同时以家庭医生服务团队为抓手，将防控关口前移，最大限度地消除疾病的影响和诱发因素，全面提升了医共体的服务质量和运行效率。

三　杭州市县域医共体高血压医防融合服务模式现状分析

为了解供需双方对杭州市县域医共体高血压医防融合服务现状的评价，本课题组于 2021 年 7~8 月对余杭区、临平区、淳安县的 5 家医共体总院和 13 家下属分院进行现场调查。

（一）供方评价

本研究采用立意抽样，共调查了 146 名医务人员，其中总院 29 名，下属分院 117 名。

1. 医务人员对高血压医防资源融合的认知与评价

医务人员对“分院建立慢性病（高血压）一体化门诊”的知晓率为

① 王俊、朱静敏、王雪瑶：《医防融合的核心价值与实现机制》，《中国卫生》2021 年第 3 期，第 64~65 页。

80.4%、“分院建立慢性病（高血压）全专科联合门诊”的知晓率为82.5%。在评价方面，医务人员对“分院建立慢性病（高血压）一体化门诊”的评价为4.11±0.81分、对“分院建立慢性病（高血压）全专科联合门诊”的评价为3.93±0.83分。

医务人员对高血压分级诊疗的知晓率为64.7%~97.1%，其中医务人员对“当患者血压控制不好时，分院将患者转至总院”的知晓率最高，为97.1%；对“慢性病（高血压）联合病床”的知晓率最低，为64.7%。在评价方面，医务人员对高血压分级诊疗评价得分为3.94~4.15分，其中医务人员对“当患者血压控制不好时，分院将患者转至总院”的评价最高，为4.15±0.85分；对“慢性病（高血压）联合病床”的评价最低，为3.94±0.89分（见表2）。

表2　医务人员对高血压医防资源融合的认知与评价（N=146人）

单位：%，分

类别	项目	知晓情况		评价情况
		知晓人数/调查人数	百分比	$\bar{x}\pm s$
一体化门诊	分院建立慢性病（高血压）一体化门诊	111/138	80.4	4.11±0.81
	分院建立慢性病（高血压）全专科联合门诊	113/137	82.5	3.93±0.83
分级诊疗	当患者血压控制不好时，分院将患者转至总院	134/138	97.1	4.15±0.85
	总院下转的稳定期患者，分院进行日常管理和疾病监测	124/138	89.9	4.05±0.97
	慢性病（高血压）联合病床	88/136	64.7	3.94±0.89

2. 医务人员对高血压医防服务融合的认知与评价

医务人员对高血压筛查深化服务的知晓率为88.3%~98.6%，其中医务人员对“18岁以上人群首诊测血压”的知晓率最高，为98.6%；对“高血压并发症筛查”的知晓率最低，为88.3%。在评价方面，医务人员对高血压筛查深化服务评价得分为4.00~4.29分，其中医务人员对“18岁以上人群首诊测血压”的评价最高，为4.29±0.90分；对“高血压并发症筛查”

的评价最低，为4.00±0.89分。

医务人员对医防一体化服务的知晓率为92.0%~98.6%，其中医务人员对“在诊前，对患者进行血压等测量服务”的知晓率最高，为98.6%；对“在诊中，全科医生诊间直接完成患者面对面健康随访”的知晓率最低，为92.0%。在评价方面，医务人员对医防一体化服务评价得分为4.11~4.19分，其中医务人员对“在诊前，对患者进行血压等测量服务”的评价最高，为4.19±0.85分；对“在诊中，提供高血压医疗和健康双处方”的评价最低，为4.11±0.76分（见表3）。

表3　医务人员对高血压医防服务融合的认知与评价（N=146人）

单位：%，分

类别	项目	知晓情况		评价情况
		知晓人数/调查人数	百分比	$\bar{x}\pm s$
高血压筛查深化服务	18岁以上人群首诊测血压	136/138	98.6	4.29±0.90
	筛查出高危人群健康档案更新	133/138	96.4	4.07±0.93
	高血压并发症筛查	121/137	88.3	4.00±0.89
医防一体化服务	在诊前，对患者进行血压等测量服务	136/138	98.6	4.19±0.85
	在诊中，全科医生和专科医生对患者进行健康评估	133/137	97.1	4.18±0.87
	在诊中，提供高血压医疗和健康双处方	127/137	92.7	4.11±0.76
	在诊中，全科医生诊间直接完成患者面对面健康随访	127/138	92.0	4.14±0.83
	在诊后，对患者进行资料收集、系统健康信息补录等服务	132/138	95.7	4.11±0.87

3. 医务人员对医防信息系统融合的认知与评价

在知晓率方面，医务人员对“优先向高血压患者开放个人电子健康档案信息”的知晓率为91.3%、对“医疗系统和公共卫生信息系统互联互通”的知晓率为89.9%。在评价方面，医务人员对“医疗系统和公共卫生信息系统互联互通”评价为4.09±0.97分、“优先向高血压患者开放个人电子健康档案信息”评价为4.04±0.91分（见表4）。

表 4　医务人员对高血压医防系统融合的认知与评价（N=146 人）

单位：%，分

项目	知晓情况		评价情况
	知晓人数/调查人数	百分比	$\bar{x}$±s
医疗系统和公共卫生信息系统互联互通	124/138	89.9	4.09±0.97
优先向高血压患者开放个人电子健康档案信息	126/138	91.3	4.04±0.91

（二）需方评价

本研究采用拦截调查，共调查了 383 名 18 岁及以上的高血压患者，其中 44.6%的患者为女性，平均年龄为 65.06±11.64 岁。

1. 高血压患者对分院建立慢性病（高血压）一体化门诊的认知与评价

51.8%（383/740）的居民是高血压患者。在知晓率上，高血压患者对“分院建立慢性病（高血压）全专科联合门诊”的知晓率为 37.5%、对“分院建立慢性病（高血压）一体化门诊”的知晓率为 36.0%。在评价方面，高血压患者对“分院建立慢性病（高血压）一体化门诊”的评价为 4.31±0.53 分、对“分院建立慢性病（高血压）全专科联合门诊”的评价为 3.91±0.76 分。

高血压患者对“当患者血压控制不好时，分院将患者转至总院”的知晓率为 34.5%、对“总院下转的稳定期患者，分院进行日常管理和疾病监测”的知晓率为 31.5%。在评价方面，高血压患者对“总院下转的稳定期患者，分院进行日常管理和疾病监测”的评价为 4.21±0.78 分、对“当患者血压控制不好时，分院将患者转至总院”的评价为 3.96±0.74（见表 5）。

表 5　高血压患者对高血压医防资源融合的认知与评价（N=383 人）

单位：%，分

类别	项目	知晓情况		评价情况
		知晓人数/调查人数	百分比	$\bar{x}$±s
一体化门诊	分院建立慢性病（高血压）一体化门诊	137/381	36.0	4.31±0.53
	分院建立慢性病（高血压）全专科联合门诊	143/381	37.5	3.91±0.76

续表

类别	项目	知晓情况		评价情况
		知晓人数/调查人数	百分比	$\bar{x}\pm s$
分级诊疗	当患者血压控制不好时，分院将患者转至总院	131/380	34.5	3.96±0.74
	总院下转的稳定期患者，分院进行日常管理和疾病监测	120/380	31.5	4.21±0.78

2. 高血压患者对医防一体化服务的认知与评价

高血压患者对医防一体化服务的知晓率为65.8%~91.8%，其中，高血压患者对“在诊中，提供高血压医疗和健康双处方”的知晓率最高，为91.8%；对“在诊中，全科医生和专科医生对患者进行健康评估”的知晓率最低，为65.8%。在评价方面，高血压患者对医防一体化服务评价得分为4.02~4.18分，其中高血压患者对“在诊前，对患者进行血压等测量服务”评价最高，为4.18±0.62分；对“在诊中，全科医生和专科医生对患者进行健康评估”评价最低，为4.02±0.78分（见表6）。

表6　高血压患者对医防一体化服务的认知与评价（N=383人）

单位：%，分

项目	知晓情况		评价情况
	知晓人数/调查人数	百分比	$\bar{x}\pm s$
在诊前，对患者进行血压等测量服务	337/378	89.2	4.18±0.62
在诊中，全科医生和专科医生对患者进行健康评估	248/377	65.8	4.02±0.78
在诊中，提供高血压医疗和健康双处方	349/380	91.8	4.11±0.76
在诊中，全科医生诊间直接完成患者面对面健康随访	306/375	81.6	4.14±0.68
在诊后，对患者进行资料收集、系统健康信息补录等服务	281/378	74.3	4.04±0.90

3. 签约的高血压患者对医防融合式家庭医生签约服务的认知与评价

在调查的383名高血压患者中，有251名是签约的高血压患者，高血压患者的签约率为65.5%。在知晓率方面，签约的高血压患者对医防融合式家庭医生签约服务的知晓率为60.8~75.0%，其中，签约的高血压患者对“联合家庭医生团队中专科医生进行体检报告解读”的知晓率最高，为75.0%；对“公共卫生人员协助医生开展患者健康教育活动”的知晓率最低，为60.8%。在评价方面，签约的高血压患者对医防融合式家庭医生签约服务评价得分为4.00~4.17分，其中，签约的高血压患者对“全科医生诊断后，公共卫生人员/护士落实高血压随访”的评价最高，为4.17±0.87分；对“公共卫生人员协助医生开展患者健康教育活动”评价最低，为4.00±0.74分（见表7）。

表7　签约的高血压患者对医防融合式家庭医生签约服务的认知与评价（N=251人）

单位：%，分

项目	知晓情况		评价情况
	知晓人数/调查人数	百分比	$\bar{x}\pm s$
联合家庭医生团队中专科医生进行体检报告解读	186/248	75.0	4.10±0.63
全科医生诊断后，公共卫生人员/护士落实高血压随访	160/248	64.5	4.17±0.87
公共卫生人员协助医生开展患者健康教育活动	152/250	60.8	4.00±0.74

四　杭州市县域医共体高血压医防融合服务模式运行现状、存在的问题与对策

（一）杭州市医共体高血压医防融合运行现状

在组织结构方面，杭州市医共体医防融合运行模式将疾控中心纳入医共体组织体系之中，建立“两员一中心一团队”工作机制，促进了专业公共卫生机构融入医共体，加强了医共体内公共卫生工作的专业性，破除了医防

之间的壁垒。

在内部管理方面，杭州市医共体以公共卫生绩效考核改革为抓手，推动医防融合，具体体现在以下几个方面：一是将公共卫生工作纳入医共体绩效考核；二是将分院慢性病绩效考核方式调整为当量化考核；三是在分院实行慢性病管理绩效与日常医疗绩效相挂钩的绩效考核方式。这些措施有利于改善原有的分配方式和激励机制，调动基层医务人员的积极性，① 这在一定程度上保障了公共卫生服务的质量。②

在医防服务融合方面，杭州市医共体注重高血压医防资源融合和服务融合，具体体现在以下几个方面。一是加大医疗和公共卫生资源配置服务前端力度，在分院打造慢性病（高血压）一体化门诊，依托慢性病（高血压）一体化门诊，强化诊前、诊中、诊后高血压管理的一体化服务；在健康管理区设立慢性病（高血压）全专联合门诊，强化诊中的医疗服务和健康管理服务。二是分院注重在医疗过程中强化公共卫生意识，在高血压医防融合运行过程中提倡由全科医生在临床服务过程中提供公共卫生服务，比如要求全科医生要在诊间对慢性病患者随访，提供医疗和健康双处方等。三是注重不同类型医务人员进行合作，构建医防融合式家庭医生团队，将专科医生和公共卫生人员纳入家庭医生团队，开展医防融合式的签约服务。

（二）杭州市医共体高血压医防融合运行模式存在的问题

1. 医防共生融合模式建设任重道远，医防融合深度仍待提升

由于医疗服务体系和疾病预防控制体系长期不平衡、不充分的发展现状，部分医共体单位在医疗卫生资源配置方面仍偏向医疗服务体系，且在医防融合过程中重视横向融合忽视纵向融合。主要体现在以下几个方面：首

---

① 黄敏卓、李园园、胡晓茜、顾钰璇、甄雪梅、孙雪姗、魏景明、董恒进：《浙江省基层医疗卫生机构补偿机制改革试点评估》，《中华医院管理杂志》2020 年第 1 期，第 5~9 页。

② 郝姝琦：《“强基层”背景下县域医共体建设对公共卫生服务水平的影响因素研究》，硕士学位论文，浙江大学，2020。

先，杭州市医共体虽然建立了“两员一中心一团队”工作机制，但并未涉及医疗机构和疾控机构在产权方面的统一；[①] 其次，杭州市医共体在公共卫生绩效考核方面虽然将公共卫生服务纳入医共体考核范围，但其所占比例偏低，考核的内容以国家基本公共卫生服务内容为主，尚未过多涉及医防融合内容；[②] 最后，杭州市医共体与医保部门在促进医防融合上的合作较为薄弱，目前缺乏专门的医保资金激励来推动医防融合，可能会造成医务人员积极性不高，进而影响医防融合工作的开展效果。

2. 医防观念亟待转变，居民医防融合服务获得感有待提高

杭州市医共体虽然建立了以全科医生为主体的全专科融合型家庭医生团队，并配备了专业公共卫生人员深入家庭医生团队全面参与“两慢病”患者管理，但目前提供的家庭医生签约服务仍以诊疗为主，公共卫生医师在家庭医生团队内的健康管理服务作用有待加强；同时，大多数居民仍存在重医疗轻预防的思想，仅在患病时寻求就医服务，不重视也不主动参与预防保健服务，这使得基层医防融合服务的进展缓慢。[③] 此外，由于不同部门对“医防融合”的理解不同，在推动落实“大健康”理念、实现由“治已病”向“治未病”模式转变的过程中，医疗机构、专业公共卫生机构在资源配置、专业人才、健康服务和技术、设备投入等方面还未能形成有效融合。另外，现有的医保支付体系仍是偏向购买医疗服务，大部分的预防保健服务仍需自费，这也导致了医院更加注重医疗服务而相对弱化了预防保健知识宣传等健康服务。[④]

3. 基层医防融合服务能力有限，基层人才队伍建设仍待加强

杭州市医共体虽然在推进城市优质医疗资源和医务人员下沉、努力提升

---

① 赵雅静、吴素雄：《福建三明医防融合实践：局限与对策》，《中国卫生事业管理》2022 年第 39 卷第 1 期，第 1~3、9 页。

② 周驰、赖思宏、张丽、谈芳：《杭州市县域医共体医防融合运行方式及成效分析》，《中华医院管理杂志》2021 年第 37 卷第 9 期，第 709~712 页。

③ 刘力勇、安欣华、胡晓凤、孟佳、马兰艳：《医防融合模式给慢病防控工作带来的机遇与挑战》，《河南预防医学杂志》2022 年第 33 卷第 6 期，第 476~479 页。

④ 陈家应、胡丹：《医防融合：内涵、障碍与对策》，《卫生经济研究》2021 年第 38 卷第 8 期，第 3~5、10 页。

基层能力和群众满意度方面取得了一定成效，但仍存在城乡医疗卫生资源配置不均衡、基层不强等问题。县域及基层医疗服务中心缺人员和技术，缺乏医防融合型的家庭医生工作团队，妇科、儿科、康复、中医药等专业的人员数量亦明显不足，难以提供综合性、连续性、全周期的疾病诊疗和预防保健服务。另外，医疗服务部与公共卫生部缺乏深入的交流与互动，在服务方式上仍保持临床治疗与预防保健服务相分离的传统工作模式，公共卫生的地位和自主权不高，同时也未能形成联防联控的疾病防治体系。

4. 信息系统缺乏深度融合，数据利用率有待提高

杭州市医共体以健康医疗大数据和卫生信息化手段为支撑，为相关机构提供信息服务，同一县区内基层医疗机构之间公共卫生信息可实现基本互通。但公共卫生信息系统与医院信息系统、电子健康档案信息系统还未实现较深程度的互联互通，居民的就诊和治疗信息难以动态共享到个人的健康档案，容易造成医疗健康信息的重复采集。[①] 此外，由于信息系统条块分割，医务人员以及患者无法实时掌握医疗健康数据，这就导致了“信息孤岛”的出现，难以实现信息化支撑下的医防融合。另外，缺乏科学完善的各层级医疗机构对共享的居民医疗健康信息获取的保护和约束机制，这样不利于信息系统的深度融合，也使得丰富的医疗卫生数据未能被充分的挖掘利用。

（三）对策建议

1. 完善医防运行机制，促进医防体系深度和谐共生

县域医共体的公共卫生管理中心应发挥辖区内公共卫生统筹管理职能，帮助医共体形成统一的公共卫生服务标准，明确各层级医疗机构、各个科室和各个岗位的公共卫生职能，制订相应的工作绩效考核方案和奖罚机制，对县级医院、基层医疗机构完成公共卫生管理职能的情况进行监督管理。医共体内明确总院与分院的职责，总院应该积极落实分级诊疗制度，协助分院进

① 孟文奇、柳松艺、姜晓利、彭海波、李子鑫、于倩倩、李战胜、尹文强、孙葵、陈钟鸣：《某市基层医疗机构医防融合现状分析》，《中华医院管理杂志》2021 年第 37 卷第 9 期，第 713~717 页。

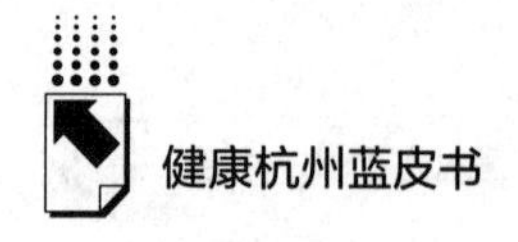

行高血压并发症筛查，对分院进行技术指导和业务培训，分院应当规范分级诊疗制度实施，同时负责高血压健康教育、联合总院进行并发症筛查、提供患者随访等公共卫生服务。医共体还需要在市政府的主导下，进一步加强疾控中心等公共卫生机构纳入医共体建设，理顺医疗机构和疾控中心之间的责任权力、功能定位和服务范围，相互合作形成合力，促进医疗和公共卫生深度共生。同时，充分发挥杭州市卫生健康行政部门的统筹协调作用，根据医共体内总院和各分院的公共卫生职能划分和实际工作开展情况，建立健全财政补偿机制，根据公共卫生职能具体完成情况，确定补偿内容和方式，增强其整体开展慢性病防控的内生动力。①

2. 完善医防绩效考核体系，塑造积极正向共生环境

完善的绩效考核体系能够激发基层医务人员提供预防性服务的积极性，同时促进医防融合体系内部风险共担，推动医防融合持续向纵深发展。因此，我们建议形成以健康价值为导向的统一绩效评价体系，理顺医共体内部资金的分配拨付和绩效考核流程，对基层成员单位实行按标化工作当量法的绩效考核和资金分配模式。在此过程中，一方面要合理设置高血压等慢性病管理绩效考核体系中公共卫生考核与临床业务考核的比例，适当提高公共卫生服务考核比重，将考核结果作为医共体内部利益分配的重要依据；另一方面鼓励医共体内制订高血压等慢性病管理医防融合专项考核方案，侧重考核健康相关的各项指标，如当地居民健康素养水平、重点疾病规范管理率和控制率、重点人群健康管理率、重大疾病早筛率等指标，推进医务人员健康管理理念的转变及相关服务技能的提升。此外，医共体还需联动医保、人社、财政等相关部门，通过提高公共卫生服务的收益来调动医务人员为患者提供高质量的医防融合服务的积极性和主动性，这有利于医防融合绩效考核方案

① 刘力勇、安欣华、胡晓凤、孟佳、马兰艳：《医防融合模式给慢病防控工作带来的机遇与挑战》，《河南预防医学杂志》2022 年第 33 卷第 6 期，第 476~479 页。

的推进与执行，营造积极正向的共生环境。[①]

3. 加强家庭医生团队建设，提升医防融合服务质量

家庭医生团队建设是推进医防融合服务开展的关键要素。可参照深圳市的慢病管理首席专家制，提高专科医生在家庭医生团队中发挥的作用，以此来提升家庭医生团队建设水平。针对公共卫生人员短缺的问题可通过在辖区卫生人力资源编制总量内，合理调整公共卫生人员编制，来稳定现有基层公共卫生人员队伍。[②] 深化家庭医生团队在医防融合服务中的作用有如下三种举措。一是强化公共卫生人员在家庭医生团队中发挥的作用，推动公共卫生人员由单纯的公共卫生服务提供者转变为居民的健康管理者。[③] 公共卫生人员可进行社区诊断，掌握辖区内居民的健康问题和危险因素，并及时和家庭医生团队成员进行沟通和反馈。公共卫生人员可以为高血压患者提供专业的健康咨询、自我健康管理技能指导，开具运动处方和进行用药指导。二是倡导护士在家庭医生团队中协助家庭医生对高血压等慢性病患者提供用药指导服务，落实高血压患者的随访工作。三是落实专科医生对全科医生的带教、业务指导包括并发症的筛查、诊断以及健康评估等职责。

4. 加大医防资源配置前端力度，推进服务关口前移

统筹医共体内医疗和公共卫生资源，加大资源配置前端力度。积极开展高血压等重点疾病的筛查，加快推进慢性病（高血压）一体化门诊的建设，以患者为中心，由全科医生作为负责人和协调人，与专科医生、公共卫生专业人员及其他相关医护人员共同提供综合性、连续性、动态化的健康管理和临床治疗服务，切实发挥好慢性病（高血压）一体化门诊在医防融合中的推动作用。提高全专科联合门诊、慢性病联合病床等医疗资源配置前端的使

---

① 孟文奇、柳松艺、姜晓利、彭海波、李子鑫、于倩倩、李战胜、尹文强、孙葵、陈钟鸣：《某市基层医疗机构医防融合现状分析》，《中华医院管理杂志》2021年第37卷第9期，第713~717页。

② 丁烨、钟要红、范春红、沈堂彪、顾亚明、沈清：《浙江省基层医疗卫生机构公共卫生人才现状及需求》，《浙江医学教育》2017年第16卷第2期，第1~3页。

③ Milstein R，Blankart CR. The Health Care Strengthening Act：The Next Level of Integrated Care in Germany. *Health Policy*. 2016；120（5）：445-451.

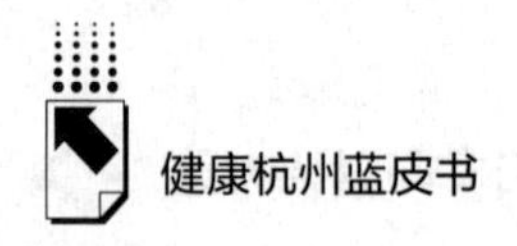

用率和效果。另外，需建立一整套筛查、诊断、疾病前期管理的流程，将医防融合服务关口前移。还可在基层分院开设健康指导门诊，由疾控中心公共卫生人员、分院公共卫生人员和临床医生联合组成，针对筛查出来的高危人群进行饮食、运动、减重、戒烟、限酒等方面内容的健康指导，同时定期进行健康干预和健康结局随访。①

5. 加快医防信息系统建设，加大健康数据挖掘利用力度

县域医共体应在县级层面进行统筹协调，整合各级公共卫生机构与医疗机构的信息数据系统，将公共健康信息数据和临床诊疗数据统一纳入区域的健康信息管理平台，加快医疗和公共卫生信息系统实现数据深度互联互通、数据同步共享。② 具体措施有如下几点。首先，通过对健康大数据的挖掘利用，绘制区域"疾病地图"，以供医共体针对不同区域高血压等慢性病分布情况精准防控，积极预测不同区域高血压等慢性病的危险因素，为居民提供基于大数据的精准健康管理服务，实现对重大疾病的监测与预警。其次，依托"互联网+"医疗服务信息平台，开发区域内通用的医疗健康门户 App，为辖区居民提供线上预约就诊、诊疗信息和检查结果查询以及健康咨询和健康随访等服务。另外，县域医共体以居民电子健康档案为信息载体，整合居民健康卡、社会保障卡等的服务和应用功能，从而实现电子健康档案的动态更新。加强家庭医生对签约居民电子健康档案的充分利用，对各层级医疗机构和医务人员依托电子健康档案开展的线上服务进行量化评价和考核，推动个人全生命周期的预防、诊断、干预、治疗、康复和健康管理信息的整合协同。最后，在保证信息安全和个人隐私的前提下，从向重点人群开放部分健康信息逐渐过渡到向全人群开放全部健康信息，满足居民的自我健康管理需求。

---

① 郭轩荧、杨帆：《我国基层慢性病医防融合的多种实践形式与推进障碍》，《南京医科大学学报》（社会科学版）2021 年第 21 卷第 3 期，第 201~206 页。

② 王良友、郭旻雯、谢红燕、柴文杰：《台州市县域医共体建设的做法与体会》，《中国农村卫生事业管理》2021 年第 41 卷第 5 期，第 346~349、363 页。

B.8

杭州市社区儿童中医药健康管理服务现状及对策分析

任建萍　王锦晶　邱先桃　吴亮锋*

摘　要： 儿童中医药健康管理服务是我国基本公共卫生服务重要的一部分内容。随着国家“全面三孩政策”的开放，国家大力支持并推动儿童中医药健康管理服务工作，各部门陆续出台相关文件要求进一步落实和完善儿童中医药健康管理服务。近年来，杭州市积极探索基层儿童中医药健康管理服务工作并且取得了显著成效，具有杭州特色的基层儿童中医药健康管理服务体系逐步形成。但目前仍存在一些问题和挑战，例如，基层儿童中医药健康管理服务利用率未达到理想水平、基层医疗机构缺乏权威的中医人才、服务内容和形式较为单一、儿童家长对儿童中医药健康管理服务认知情况欠佳等。未来，杭州市将积极培养基层中医人才、拓展儿童中医药适宜技术，增加服务内容，进一步加强儿童中医药健康管理服务宣传力度，综合提升基层中医药服务能力。

关键词： 基层医疗机构　0~6岁儿童　中医药健康管理服务

* 任建萍，杭州师范大学公共卫生学院健康管理系主任，博士，教授，博士生导师，主要研究方向为健康服务与评价、卫生经济与政策；王锦晶，杭州师范大学公共卫生学院硕士研究生；邱先桃，杭州师范大学公共卫生学院硕士研究生；吴亮锋，杭州师范大学公共卫生学院硕士研究生。

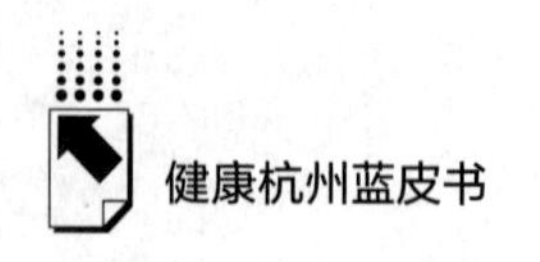

一　儿童中医药健康管理服务的背景和发展历程

（一）背景

儿童健康管理的概念进入我国的时间较晚，且尚未形成统一而权威的定义，但我国儿童保健早在20世纪50年代就已经起步，发展至今包括了新生儿筛查、儿童预防接种、儿童体检、儿童健康教育与干预等各种措施。从概念上来看，儿童保健属于儿童健康管理的范畴，因此，我国在儿童健康管理上已有一定经验。自2009年0~3岁儿童的健康管理被纳入基本公共卫生服务项目以来，我国先后出台一系列政策大力支持儿童健康管理的发展。2011年，国务院发布《中国儿童发展纲要（2011—2020年）》，提出强化儿童健康管理，建立完善的儿童健康服务信息平台，推进儿童健康动态管理建设等要求。2021年10月国家卫生健康委制定的《健康儿童行动提升计划（2021—2025年）》提出要积极实施0~6岁儿童健康管理项目，并明确了0~3岁儿童系统管理率要达到85%以上、0~7岁儿童健康管理率要达到90%以上的目标。根据第七次全国人口普查的数据，目前我国约有1.13亿0~6岁学前儿童。随着社会经济的发展和人民生活质量的提升，大众对儿童健康管理也有了更高层次、更多维度的需求。

国家卫生健康委于2021年8月发布的数据显示，2020年我国0~6岁儿童健康管理率达到94%，与中高收入国家相比，名列前茅。但目前我国儿童健康管理仍处于探索阶段，在顶层设计、制度安排、技术手段等方面都面临着挑战。当前我国对于儿童健康管理的研究还处在起步阶段，理论成果较少且大部分聚焦于临床技术层面，针对顶层设计和政策理念的研究较少；儿童健康管理在我国始终作为公共服务开展，其主要提供方为基层卫生服务机构。但由于基层卫生服务机构条件受限，难以满足群众日益增长的对儿童健康管理的需求。目前市场上有不少商业化的健康管理平台也提供儿童健康管理服务，但缺乏由政府主导的制度安排和管理，导致儿童健康管理服务质量参差不齐，政府、市场与社会三者在儿童健康管理中的角色定位尚未明确。[①] 此外，我国的儿童健康管理在信息平台建设方面发展滞后，不少地区面临着各医疗机构之间信息共享互通的难题。同时，城乡发展不平衡、人口流动等也为儿童保健带来挑战，随着“互联网+”等技术的应用和成熟，运用信息技术促进儿童健康管理是大势所趋。

中医药健康管理以中医“治未病”为核心思想，运用管理学以及医学的相关理论，通过对个人或群体进行健康相关信息的收集、监测、评估，以提高健康水平为目的，利用中医药的方法，提供中医药方面的指导以及对健康危险因素进行干预和管理的过程。儿童中医药健康管理服务是以儿童健康管理为主要内容开展的公共卫生服务，主要根据小儿的生理、病理特点和存在的健康问题，对养育者进行饮食起居指导、中医保健方法的普及和传授，以调节儿童机体经络，促进儿童的健康生长和发育。婴幼儿时期多发生佝偻病、营养不良、贫血等疾病，这与其先后天发育不足，脾胃功能失调等有关，中医治疗方法在儿童保健方面具有巨大优势和丰富经验，例如，中医捏脊能够调和阴阳，具有强健体魄的作用。捏脊与按揉足三里、按摩腹部、推三关等配合能够治疗儿童便秘、先后天发育不足等疾病。我国传统中医注重“治未病”“防大于治”，这些思想与儿童保健的要求相契合，且中医药具有服务潜力巨大、基层公众偏好使用等独特优势。基于此，近年来各级医疗机构在儿童保健管理中引入中医捏脊和穴位按摩等服务，具有中医特色的儿童保健管理模式基本形成。作为儿童健康管理的一部分，儿童中医药健康管理具有中医药“简、便、验、廉”的特点，且相较于综合性大医院，在基层医疗机构更容易体现其优势，这与上述我国儿童健康管理面临的现状相契合，将大大缓解基层医疗机构提供儿童健康管理的压力。

相关研究表明，儿童中医药健康管理不仅可增强儿童体质，提高免疫力，有效防治各种儿童常见疾病（如贫血、营养不良、腹泻和便秘等），而

① 陆文琪、黄泽成：《健康中国视角下儿童健康管理的前景、困境与对策》，《中国初级卫生保健》2021 年第 12 期，第 5~8 页。

且具有较强的安全性。儿童中医药健康管理还有助于儿童中医保健知识的传播和普及，增强养育者的保健意识，提高其对中医药健康服务的知晓率与利用率，调动和提高家长参与儿童健康管理的积极性，中医药健康管理在儿童家长群体中的影响力也能得到了进一步提升。此外，从经济学角度来看，儿童中医药健康管理具有提高公共卫生服务的巨大经济效益，以及效果显著、价格低廉、易于接受等优势。与此同时，目前国内儿童中医药健康管理仍存在一些问题，如公共卫生涉及面广，社区管理者难以全面顾及；基层医疗机构资源存在短板，中医药从业人员服务能力参差不齐，中医健康素养及中医技能水平较低；儿童家长虽有较强参与儿童中医健康管理的意愿，但缺乏执行力等。因此，促进儿童中医药健康管理的发展需要管理者、社区医生、儿童养育者等多方共同努力。

（二）发展历程

在国家层面，2013 年，0~3 岁儿童中医健康管理技术规范被纳入基本公共卫生服务内容。2017 年，第三版国家基本公共卫生服务规范明确提出对 0~3 岁儿童进行中医药健康管理。2021 年 10 月制定的《健康儿童行动提升计划（2021—2025 年）》提出要加强儿童中医药服务，基层医疗卫生机构要积极利用中医药开展儿童基本医疗和预防保健工作，大力普及相关知识，增强大众的中医药保健意识。2022 年 9 月，健康中国行动推进办等三部门印发《健康中国行动中医药健康促进专项活动实施方案》，提出要发挥中医药在儿童生长发育方面的重要作用和价值。鼓励有条件的医疗卫生机构规范开展小儿推拿行业，加大小儿推拿健康知识普及，传授推广便于儿童家长操作的中医保健方法。同时，该方案提出，到 2025 年儿童中医药健康管理率达到 85%的工作目标。

在省市层面，2015 年，杭州市中医药工作会议强调，要做好中医药健康管理服务项目工作，确保儿童目标人群覆盖率达到 30%以上。2022 年 1 月，浙江省卫健委等多部门发布的《浙江省儿童医疗服务发展行动计划（2021—2025 年）》明确提出要进一步强化儿童中医诊疗服务能力。2022 年 6

月，浙江省卫健委等多部门发布《浙江省提升中医药“一老一小”服务能力实施方案》，提出推进中医药医育结合，积极推进“国医养国娃”、儿童治未病照护理念，总结推广“中医护苗”经验。相关政策文件如表1所示。

表1　儿童中医药健康服务工作主要文件一览

序号	部门	主要文件	发文号
1	国家卫生计生委、国家中医药管理局	《关于印发中医药健康管理服务规范的通知》	国卫基层发(2013)7号
2	国家卫生计生委、国家发展改革委、教育部、财政部、人力资源和社会保障部、中医药管理局、	《关于加强儿童医疗卫生服务改革与发展的意见》	国卫医发(2016)21号
3	国家卫生计生委	《国家基本公共卫生服务规范(第三版)》	国卫基层发(2017)13号
4	国家卫生健康委	《健康儿童行动计划(2018—2020年)》	国卫妇幼发(2018)9号
5	国家卫生健康委	《健康儿童行动提升计划(2021—2025年)》	国卫妇幼发(2021)33号
6	健康中国行动推进办、国家卫生健康委办公厅、中医药局办公室	《关于开展健康中国行动中医药健康促进专项活动的通知》	国健推委办发(2022)5号
7	浙江省卫生健康委员会、浙江省发展和改革委员会、浙江省教育厅、浙江省财政厅、浙江省人力资源和社会保障厅、浙江省医疗保障局	《关于印发浙江省儿童医疗服务发展行动计划(2021—2025年)的通知》	浙卫发(2021)47号
8	浙江省卫生健康委员会、浙江省中医药管理局、浙江省人民政府妇女儿童工作委员会办公室、浙江省民政厅	《浙江省提升中医药“一老一小”服务能力实施方案》	浙卫发(2022)19号

二　国内外儿童健康管理现状

（一）国外儿童健康管理经验

美国、德国、日本和芬兰四国在儿童健康管理方面具有较丰富的经验，

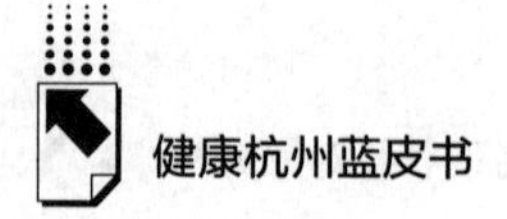

其政策措施对我国儿童健康管理工作的发展和完善具有一定参考价值。[①] 日本政府认为，儿童的身心健康不仅需要个人的努力，更受环境（如家庭、学校以及社会）的影响。政府要求学生在入学前完成体检，并负责学生健康档案的保管和在校期间的身心健康情况监督和管理。1963 年，日本发布了针对 6~9 岁小学中低年级学生关于运动能力测试的实施方案，每位学生都有各自的体质备忘录，包括身高和体重等个人基础信息以及可供参考的模型，以便学生及时调整运动计划。2000 年，厚生省发布“健康日本 21 世纪”计划。此计划从预防保健入手，针对青少年设置目标值。2007 年，“新健康开拓战略”开始在全国实施，旨在鼓励青少年从小养成运动的习惯，帮助国民实现健康生活方式。为了促使儿童运动习惯的养成，政府积极支持丰富运动课堂和课堂之外的各种体育活动，并运用各种手段加强宣传力度，号召对儿童身体素质的关注。德国则采取校医合作的形式来促进儿童健康管理。在德国，学校与医疗机构两者开展合作，将学生在校时期的运动锻炼、饮食以及生活方式等纳入管理和监测，学生的运动时间、方式、强度和适宜项目等具体方案则根据医疗诊断来确定，同时学校方面大力普及和传授关于体育锻炼和预防常见疾病方面的知识和方法。美国的儿童健康管理则由政府牵头，与地方政府、社区以及民间组织建立合作，旨在为学生提供健康管理经验和知识。美国青少年除享有统一的健康管理服务外，还可以作为在校生享有体质健康监测以及各种健康相关的服务。1965 年至今，美国几乎每隔十年进行一次全国范围内的青少年体质普查，1985 年修订完善的“最佳身体测验”要求父母每年都要带领儿童去诊所体检。医生会根据父母阐述的孩子的“生活习惯”，如睡眠、运动、饮食情况等，指明孩子的潜在健康问题并提出相应的干预建议和措施。芬兰是国际上公认的儿童健康服务领域先锋。在芬兰，妇幼保健服务在社区健康服务内容中占据着非常重要的地位。其中的儿童保健服务包括学龄前的健康状况评估，例如，生理、心理以及社

① 王洋、王旭光、宋岩、谭健、张丰刚：《国外青少年儿童体质健康管理概述与启示》，《教育教学论坛》2013 年第 3 期，第 187~188 页。

会适应等方面的状况，还为儿童照护者提供安全和家庭关系等方面的咨询、健康生活方式指导以及传授解决健康问题的适宜方法。值得强调的是，芬兰在儿童全程保健过程中非常重视对包括父亲角色在内的整个家庭的健康咨询和教育，关注家庭关系以及成员的心理状况，基于此为儿童的健康成长营造良好的氛围。① 除此之外，学校卫生服务也是社区健康服务中心的重要组成部分。②

（二）国内儿童中医药健康管理服务现况及典型实践

1. 国内儿童中医药健康管理服务现况

路鸣等③通过研究发现应用中医药健康管理的儿童发生贫血、营养不良、佝偻病等常见病的概率远小于接受常规健康管理服务的儿童。此外，采用中医药健康管理服务模式的儿童家长各方面的满意度均高于对照组儿童家长。樊莉莉④对中医药健康管理服务在儿童保健中的实施成效进行研究后发现，经过中医药健康管理服务后，儿童的体质显著增强，同时家长的满意度也有一定程度的提高。潘勇芳⑤通过对某社区儿童中医健康管理服务进行效果评价后发现，经过中医药健康管理服务后，家长对推拿保健的知晓度和使用率以及对社区医疗和公共服务的利用率均有显著提高。张炯英等⑥对浦东新区 6~12 个月龄儿童的中医药调养服务实施现状和效果进行调查，结果发现接

① Kujala, V. et al., "Let's Talk about Children Evaluation (LTCE) Study in Northern Finland: A Multiple Group Ecological Study of Children's Health Promotion Activities with a Municipal and Time-trend Design," *BMJ Open* 7 (2017): 11-19.

② 杨杪、吴向泳、高解春、黄国英：《芬兰儿童全程医疗保健服务管理经验和启示》，《上海预防医学》2021 年第 1 期，第 79~83 页。

③ 路鸣、邹胜男：《儿童中医药健康管理服务在社区的应用效果》，《中医药管理杂志》2022 年第 1 期，第 125~126 页。

④ 樊莉莉：《中医药健康管理服务在儿童保健中的实践效果》，《中医药管理杂志》2021 年第 16 期，第 182~183 页。

⑤ 潘勇芳：《社区 0~36 个月儿童中医健康管理服务效果评价》，《临床医药文献电子杂志》2018 年第 14 期，第 173 页。

⑥ 张炯英、张丽珊、许磊、王蒂：《上海市浦东新区 6~12 月龄儿童开展中医调养服务的效果》，《中医药管理杂志》2021 年第 5 期，第 33~35 页。

受中医药健康管理服务的儿童的腹泻和便秘发病率明显低于未接受中医药健康管理服务的儿童，同时儿童家长对医务人员的满意度也较高。杨超超[①]在探讨基于中医药健康管理模式的儿童保健服务的实践和效果后发现，接受中医药保健服务的儿童的常见病发生率显著低于对照组，同时其家长对中医药保健知识的知晓率与利用率显著高于对照组。肖怡等[②]对北京市西城区儿童进行穴位按摩保健效果的评价研究结果发现，接受中医保健的干预组儿童的生长发育水平高于对照组。

在儿童中医药健康管理实施和建设以及儿童保健医生中医药服务能力方面，丘先[③]通过对深圳市社区卫生服务中心工作长达1年以上的儿保科医生进行调查发现，深圳市儿童健康管理医生的中医保健技术及中医健康素养尚且处于较低水平，不同岗位和性别的医务人员养生保健理念及素养参差不齐。张丽娟等[④]分析医院儿童保健医生中医药服务能力发现，总体而言儿童保健医生中医药服务能力较强，未来应重点关注人员培训、技术推广、内容扩展、专科化建设。詹骅[⑤]对贵州开展儿童中医药健康管理项目的基层医院进行调查发现，医院的儿童中医药健康管理服务在数量上虽然已达到预期目标，但是在服务质量方面仍旧存在诸多问题。

2. 国内儿童中医药健康管理典型做法

（1）北京市。为促进儿童中医药事业的发展，2021年，北京市实施了“中医儿科内病外治321工程”，旨在为北京市社区卫生服务中心培养中医儿科内病外治的健康管理师，让北京的儿童们“足不出户”，在社区卫生服

① 杨超超：《基于中医药健康管理模式的儿童保健服务实践与效果》，《中医药管理杂志》2020年第24期，第142~144页。

② 肖怡、孙素涛：《北京市某社区0~36个月儿童中医健康管理服务效果评价》，《中国健康教育》2016年第4期，第349~351页。

③ 丘先：《深圳市社区儿童保健医生中医药服务能力现状分析》，《中国妇幼保健》2020年第8期，第1371~1373页。

④ 张丽娟、蒋式飞、毛江泽：《我院儿童保健医生中医药服务能力现状调查》，《中医药管理杂志》2022年第10期，第67~69页。

⑤ 詹骅：《边远山区中医药健康管理服务质量现状分析》，《临床医药文献电子杂志》2015年第33期，第6942~6943页。

务中心就能享受高质量的中医药健康服务。作为首批遴选出的试点——丰台区蒲黄榆社区卫生服务中心——始建于 1957 年，较早地将中医儿科引入社区，设有中医儿科门诊，开展多种中医外治手法，如小儿捏脊、推拿、艾灸、贴敷、耳穴压豆等，可治疗厌食症、鼻炎、消化不良等儿童常见病。

（2）上海市。2018 年，上海市“中医儿童慢性咳嗽专病联盟”通过开展中医药项目和信息互通共享，推动优质中医药资源下沉到基层，以提高基层医疗机构服务水平，并将中医资源输出到长三角周边地区。2021 年，上海市中医药三年行动计划——“互联网+儿联体”框架下的儿科中西医协作诊疗网络建设项目选取了上海各级医院，与相关中西医科室开展合作，遴选常见的儿科适宜病种，构建并推广中医和西医相结合的诊疗方案，提高儿科疾病的综合诊疗能力。2022 年，复旦大学附属儿科医院率先实现上海“中药云”服务。该服务基于区块链技术，整合医疗大数据，家长可追溯多种信息，如中药饮片处方、代煎企业、中药饮片代煎操作等信息，让广大患儿享受到方便、安心的儿童中医药服务。

（3）广州市。2022 年，广州中医药大学顺德医院与广东健苗有限公司合作的“护苗行动”正式启动。该行动主要内容为儿童中医药保健服务，在包含基础的 0~3 岁儿童中医药健康管理服务内容之外，还具有特色地加入了儿童中医健康档案的内容。此外，其通过各种形式向儿童养育者宣传相关中医保健知识，以此来推广传统的中医思想理念，推动儿童中医药健康管理的发展。

三 杭州市儿童中医药健康管理服务现状调查

为了解杭州市社区卫生服务机构儿童中医药健康管理服务提供现况，杭州师范大学儿童中医药健康管理服务调研小组协同杭州市健康办对杭州市现有 13 个行政区开展调研。其中，对儿童中医药健康管理服务的供方调查采用普查的形式，共调查 187 家社区卫生服务机构；对需方的调查采用抽样调查，共收集 524 份问卷。

（一）杭州市儿童中医药健康管理服务供方调查

根据《浙江省中医药发展“十四五”规划》，浙江全省有 55 个县级中医医院牵头成立了医共体，建有中医馆的基层医疗卫生机构达 92.07%，基层中医药服务可及性明显增强。[①]《杭州市儿童发展“十四五”规划》提出在儿童健康管理中推广中医儿科适宜技术，提高儿童中医药健康管理服务覆盖率。[②] 目前，杭州市已形成了以“中医药健康管理”和“儿童健康”为两个中心点，以家庭为基础、以社区为依托、以居民实际需求为出发点的一整套儿童中医药健康管理发展方案。

2022 年 8 月，儿童中医药健康管理服务调研小组采用普查的方法，协同杭州市健康办按照杭州市现有行政区划分，对各个行政区的社区卫生服务机构进行问卷调查，总共收集了 187 家社区卫生服务相关机构的问卷。问卷调查由机构是否提供儿童中医药健康管理服务以及所提供的项目、适宜技术、健康教育方式、机构人力资源和业务面积、开展儿童中医药健康教育方面的现存问题等内容组成。

1. 基本情况

调查结果显示，在 187 家社区卫生服务相关机构当中，提供儿童中医药健康服务的机构有 186 家，占比 99.5%：上城区 14 家，拱墅区 14 家，西湖区 12 家，滨江区 3 家，萧山区 24 家，余杭区 12 家，富阳区 25 家，临安区 19 家，临平区 8 家，钱塘区 8 家，桐庐县 9 家，淳安县 24 家，建德市 15 家；其中，临安区儿童中医药健康管理服务机构覆盖率达 94.7%，其余 12 个行政区儿童中医药健康管理服务覆盖率为 100%（见表 2）。

表 2　2022 年杭州市儿童中医药健康管理服务覆盖率情况

单位：个，%

行政区	机构数	提供中医药服务机构数	提供儿童中医药健康管理服务机构数	儿童中医药健康管理服务覆盖率
上城区	14	14	14	100
拱墅区	14	14	14	100

① 《浙江省中医药发展“十四五”规划》，https：//fzggw.zj.gov.cn/art/2021/6/30/art_1229123366_2307193.html，最后访问日期：2021 年 6 月 30 日。

② 《杭州市儿童发展“十四五”规划》，https：//www.hangzhou.gov.cn/art/2021/8/18/art_1229063387_1736269.html，最后访问日期：2021 年 8 月 18 日。

续表

行政区	机构数	提供中医药服务机构数	提供儿童中医药健康管理服务机构数	儿童中医药健康管理服务覆盖率
西湖区	12	12	12	100
滨江区	3	3	3	100
萧山区	24	24	24	100
余杭区	12	12	12	100
富阳区	25	25	25	100
临安区	19	19	18	94.7
临平区	8	8	8	100
钱塘区	8	8	8	100
桐庐县	9	9	9	100
淳安县	24	24	24	100
建德市	15	15	15	100

（1）杭州市社区卫生服务机构业务用房面积情况。调查结果显示，187 家社区卫生服务机构都提供中医药相关服务，其中单独划分出儿童中医药健康服务区域的社区卫生服务机构有 147 家，未单独划分出儿童中医药健康服务业务面积的为 40 家；在单独划分出儿童中医药健康服务业务面积的社区卫生服务机构当中，业务面积最大的为 450 平方米，最小的为 5 平方米，儿童中医药健康服务业务面积占中医药健康服务业务面积比最大为 60%，最小为 2.44%。

（2）杭州市社区卫生服务机构中医药人员配备情况。在提供儿童中医药健康服务的 186 家社区卫生服务机构中，有 172 家社区卫生服务机构配备了中医相关卫生技术人员，占比 92.5%。中医相关卫生技术人员占社区卫生技术人员比例最大的为 41.13%，最小的为 2.46%；有 62 家社区卫生服务机构有专门的儿童中医执业（助理）医师，拥有此卫生技术人员的机构平均每个机构有 1.4 名儿童中医执业（助理）医师。

2. 杭州市社区儿童中医药健康管理服务项目的开展情况

（1）杭州市 0~36 个月儿童中医药健康管理率情况。近年来，杭州市人民政府陆续发布相关政策文件，不断完善社区儿童中医药健康管理服务的具体服务内容和操作方式。0~36 个月儿童中医药健康管理服务率=年度辖区内按照月龄接受中医药健康管理服务的 0~36 个月儿童数/年度辖区内应管理的0~36个月儿童数×100%。从杭州市现有行政区划分来看，上城区、余杭区、富阳区、临安区、临平区、桐庐县、建德市的0~36个月儿童中医药健康管理服务率从2019年至2021年不断上升；滨江区在三年内则不断下降；杭州市整体服务率在2019年至2021年呈上升趋势，分别77.44%、80.26%、81.18%（见表3和图1）。

表3　杭州市各行政区2019~2021年0~36个月儿童中医药健康管理服务率（$\bar{x}\pm s$）

单位：%

行政区	2019年	2020年	2021年
上城区	69.29±17.71	76.67±16.25	76.82±16.31
拱墅区	77.15±8.41	80.26±7.51	80.03±9.24
西湖区	84.23±2.47	86.27±3.60	85.05±2.56
滨江区	79.68±2.09	74.33±7.43	71.35±2.35
萧山区	80.13±10.10	78.81±12.07	80.25±11.25
余杭区	73.64±11.56	79.59±7.59	80.83±2.89
富阳区	84.01±6.93	84.07±8.93	84.78±8.29
临安区	76.48±18.41	83.22±10.85	85.27±8.30
临平区	57.97±15.35	68.28±6.62	72.14±9.45
钱塘区	76.28±14.51	86.02±13.41	82.95±8.51
桐庐县	68.92±23.05	70.19±23.61	74.82±23.11
淳安县	80.29±4.02	80.88±4.26	80.24±7.52
建德市	81.16±8.28	82.32±8.59	85.01±9.24

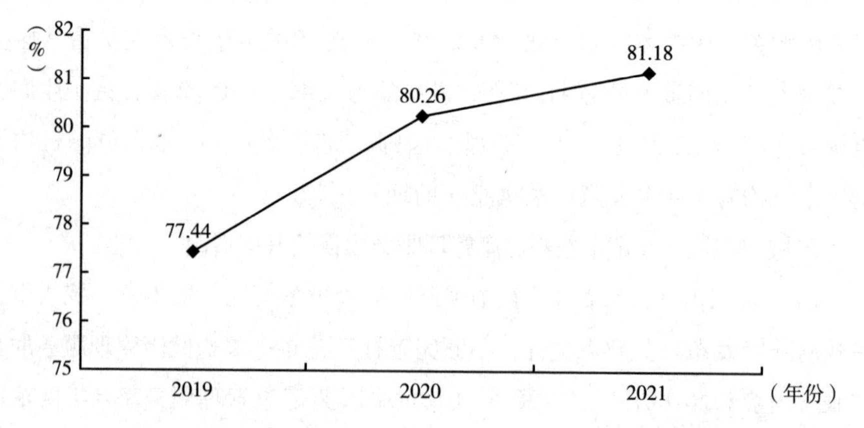

图1　杭州市2019~2021年0~36个月儿童中医药健康管理服务率

（2）杭州市儿童中医药健康管理服务提供情况。调查结果显示，杭州市社区卫生服务机构提供的儿童中医药健康管理服务包括中医饮食调养、起居活动指导、穴位按摩指导、中医体质辨识，其中提供最多的是穴位按摩指导服务，共有 166 家卫生服务机构提供此服务，占比 89.2%；提供较少的服务是中医体质辨识，共有 118 家卫生服务机构提供此服务，占比 63.4%（见表 4）。

表 4　儿童中医药健康管理服务提供情况

单位：个，%

条目	机构数	百分比	顺位
穴位按摩指导	166	89.2	1
起居活动指导	145	78.0	2
中医饮食调养	137	73.7	3
中医体质辨识	118	63.4	4
其他	29	15.6	5

（3）杭州市儿童中医药适宜技术开展情况。调查结果显示，杭州市社区卫生服务机构开展的儿童中医药适宜技术有灸法、拔罐、小儿推拿、穴位贴敷、刮痧、熏洗、药膳、热熨、耳穴、中药雾化。其中，开展最少的适宜技术为热熨，仅有 10 家社区卫生服务机构开展此适宜技术，占比 5.4%；开展最多的适宜技术是穴位贴敷，共有 134 家社区卫生服务机构开展此适宜技术，占比 72.0%（见表 5）。

表 5　儿童中医药适宜技术开展情况

单位：个，%

条目	机构数	百分比	顺位
穴位贴敷	134	72.0	1
小儿推拿	129	69.4	2
灸法	69	37.1	3
拔罐	58	31.2	4
耳穴	57	30.6	5
刮痧	37	19.9	6
药膳	23	12.4	7

续表

条目	机构数	百分比	顺位
中药雾化	21	11.3	8
熏洗	19	10.2	9
热熨	10	5.4	10

3. 杭州市儿童中医药健康管理服务健康教育宣传开展情况

在调查的187家杭州市社区卫生服务机构当中，开展儿童中医药健康教育的社区卫生服务机构数量为179家，占比95.7%，未开展的机构8家，占比4.3%。社区卫生服务机构偏好开展口头教育和咨询、发放纸质印刷资料、开展儿童中医药健康管理咨询、社区健康讲座、微信公众号推送形式的健康教育，分别占比为83.3%、71.5%、66.1%、64.5%、52.2%；社区义诊和其他健康教育形式开展较少（见表6）。

表6　社区开展的儿童中医药健康管理健康教育形式

单位：个，%

条目	机构数	百分比	顺位
口头教育和咨询	155	83.3	1
发放纸质印刷资料	133	71.5	2
开展儿童中医药健康管理咨询	123	66.1	3
社区健康讲座	120	64.5	4
微信公众号推送	97	52.2	5
海报宣传栏	96	51.6	6
线上建群宣传	77	41.4	7
播放音像资料	74	39.8	8
社区义诊	75	40.3	9
其他	4	2.2	10

4. 杭州市社区开展儿童中医药健康服务存在的问题与困难

我们对各社区卫生服务机构的调查结果显示，在开展儿童中医药健康服务过程中存在的问题与困难主要是机构内中医人力资源有限、居民对中医药健康管理服务认知偏差、缺乏个性化的中医药服务，占比分别为64.5%、64.5%、51.5%（见表7）。

表 7　社区开展的儿童中医药健康服务存在的问题与困难

单位：个，%

条目	机构数	百分比	顺位
机构内中医人力资源有限	120	64.5	1
居民对中医药健康管理服务认知偏差	120	64.5	2
缺乏个性化的中医药服务	95	51.5	3
资金匮乏	92	49.5	4
机构缺乏中医特色技术	85	45.7	5
相关中医医务人员动力和保障机制不健全	73	39.2	6
政府部门政策指导不够	46	24.7	7
与医保衔接不够	46	24.7	8
缺乏互联互通的健康管理信息平台	44	23.7	9
所属医疗机构不够重视	14	7.5	10
其他	4	2.2	11

（二）杭州市儿童中医药健康管理服务需方调查

2022 年 8 月，调研小组首先采用分层抽样的方法，按照杭州市各区、县经济发展水平抽取 A、B、C、D 4 个区；其次采用方便抽样方法抽取 A1 社区卫生服务中心、A2 社区卫生服务中心，B1 社区卫生服务中心、B2 社区卫生服务中心，C1 社区卫生服务中心、C2 社区卫生服务中心，D 社区卫生服务中心共 7 家社区卫生服务中心；最后采用随机拦截的方式对调查时间段内的 0~6 岁儿童家长进行问卷调查。总共发放问卷 550 份，回收 524 份，问卷回收率 95.3%。A1 社区卫生服务中心收取 73 份，A2 社区卫生服务中心收取 75 份；B1 社区卫生服务中心收取 81 份，B2 社区卫生服务中心收取 71 份；C1 社区卫生服务中心 67 份，C2 社区卫生服务中心收取 71 份；D 社区卫生服务中心收取 86 份。

1. 基本情况

调查结果显示，男孩 296 人，占比 56.5%，女孩 228 人，占比 43.5%。3 岁及以下儿童 297 人，占比 56.7%，3 岁以上儿童 227 人，占比 43.3%。儿童户籍以本地户籍为主，共 417 人，占比 79.6%。儿童医疗保险类型为城镇少儿医疗保险的共447人，占比85.3%。孩子父母年龄在31~35岁的超过50%；父母受教育程度以大学本科为主，占比超过50%；父母职业类型以企业或公司类型为主；家庭人均月收入在10000元以上的家庭占比为54.0%。孩子日常照护人以父母亲为主，占比53.6（见表8）。

表8 调查对象一般人口学特征

单位：%

变量	频数	频率	变量	频数	频率
社区			大专	75	14.3
A1	73	13.9	大学本科	296	56.5
A2	75	14.3	硕士及以上	91	17.4
B1	81	15.5	孩子母亲受教育程度		
B2	71	13.5	初中及以下	18	3.4
C1	67	12.8	高中或中专	46	8.8
C2	71	13.5	大专	76	14.5
D	86	16.4	大学本科	314	59.9
孩子性别			硕士及以上	70	13.4
男	296	56.5	孩子父亲职业		
女	228	43.5	机关/事业单位	99	18.9
年龄(岁)			企业/公司人员	318	60.7
≤3	297	56.7	个体工商户	57	10.9
>3	227	43.3	自由职业者	34	6.5
孩子户籍			全职在家	3	0.6
本地户籍	417	79.6	其他	13	2.5
常住人口	91	17.4	孩子母亲职业		
暂住人口	16	3.1	机关/事业单位	157	30.0
孩子医保			企业/公司人员	217	41.4
城镇少儿医疗保险	447	85.3	个体工商户	43	8.2
新型农村合作医疗保险	41	7.8	自由职业者	41	7.8
商业保险	7	1.3	全职在家	53	10.1
自费	29	5.5	其他	13	2.5
孩子父亲年龄(岁)			父母婚姻		
≤30	126	24.0	已婚	516	98.5
31~35	271	51.7	其他	8	1.5

续表

变量	频数	频率	变量	频数	频率
36~40	118	22.5	家庭结构		
>40	9	1.7	核心家庭	281	53.6
孩子母亲年龄(岁)			与祖/外父母生活	43	8.2
≤30	189	36.1	三代家庭	200	38.2
31~35	254	48.5	父母双方月收入(元)		
36~40	76	14.5	<3000	9	1.7
>40	5	1.0	3000~4999	32	6.1
孩子父亲文化程度			5000~7999	74	14.1
初中及以下	27	5.2	8000~10000	126	24.0
高中或中专	35	6.7	>10000	283	54.0

2. 家长的儿童中医药健康管理服务知晓情况

在调查回收的524份问卷中，知晓自己签约社区开展儿童中医药健康管理服务的有469人，知晓率为89.5%。其中A1社区卫生服务中心知晓人数73人，A2社区卫生服务中心知晓人数68人；B1社区卫生服务中心知晓人数69人，B2社区卫生服务中心知晓人数62人；C1社区卫生服务中心知晓人数62人，C2社区卫生服务中心知晓人数68人；D社区卫生服务中心知晓人数67人。A1社区卫生服务中心的知晓率最高，为100%，D社区卫生服务中心的知晓率最低，为77.9%（见表9）。

表9 儿童家长中医药健康管理服务知晓率和利用率

单位：人，%

城区	社区	总人数	知晓人数	知晓率
A	A1社区卫生服务中心	73	73	100
	A2社区卫生服务中心	75	68	90.7
B	B1社区卫生服务中心	81	69	92.5
	B2社区卫生服务中心	71	62	85.2
C	C1社区卫生服务中心	67	62	92.5
	C2社区卫生服务中心	71	68	95.8
D	D社区卫生服务中心	86	67	77.9

注：$\chi^2=26.575$，$P<0.000$。

3. 家长的儿童中医药健康管理服务利用情况

调查结果显示，利用过儿童中医药健康管理服务的家长为406人，利用率为77.5%。其中，A1社区卫生服务中心利用过的家长有63人，A2社区卫生服务中心利用过的家长有55人；B1社区卫生服务中心利用过的家长有62人，B2社区卫生服务中心利用过的家长有61人；C1社区卫生服务中心利用过的家长有56人，C2社区卫生服务中心利用过的家长有65人；D社区卫生服务中心利用过的家长有44人。利用率排在前三位的是C2社区卫生服务中心、A1社区卫生服务中心、B2社区卫生服务中心，分别为91.5%、86.3%、85.9%，D社区卫生服务中心的利用率最低，为51.2%（见图2）。

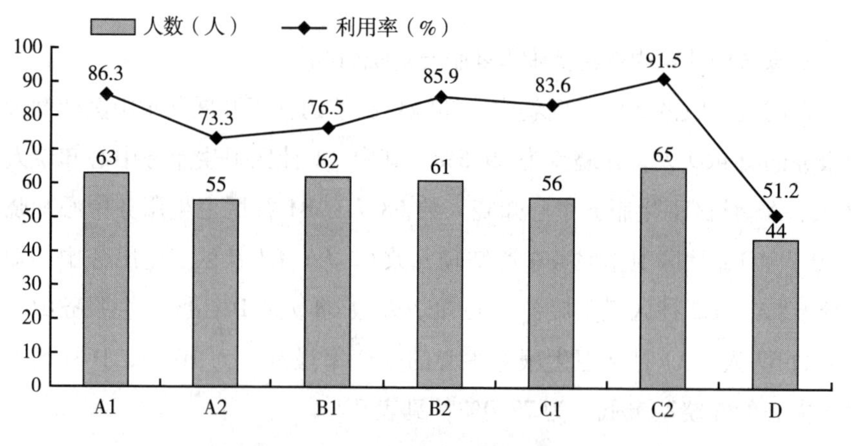

图2　家长对儿童中医药健康管理服务的利用情况

4. 家长对儿童中医药健康管理满意度

研究调查结果显示，在利用过儿童中医药健康管理服务的406人中，男孩231人，占比56.9%，女孩175人，占比43.1%。3岁及以下儿童222人，占比54.7%，3岁以上儿童184人，占比45.3%。儿童户籍以本地户籍为主，共337人，占比83.0%。儿童医疗保险类型为城镇少儿医疗保险的共349人，占比86.0%。孩子父母年龄在31~35岁的超过50%；父母受教育程度以大学本科为主，占比约58.5%；父母职业类型以企业或公司类型为主；家庭人均月收入在10000元以上的家庭占比54.4%。孩子日常照护人以父母亲为主，占比52.0%。

（1）家长对儿童中医药健康管理服务的总体满意度。本研究对杭州市儿童中医药健康管理服务进行满意度调查，将满意度调查表按照李克特五级评分法分为非常不同意、比较不同意、同意、比较同意、非常同意，进行满意度计算时将比较同意和非常同意合并作为满意。其中A1社区卫生服务中心的总体满意度为85.56%，A2社区卫生服务中心的总体满意度为73.77%；B1社区卫生服务中心的总体满意度为81.45%，B2社区卫生服务中心的总体满意度为74.10%；C1社区卫生服务中心的总体满意度为79.11%，C2社区卫生服务中心的总体满意度为80.14%；D社区卫生服务中心的总体满意度为73.86%。相比之下，家长对A1社区卫生服务中心的总体满意度最高，对A2社区卫生服务中心的总体满意度最低（见表10）。

表10　各社区儿童中医药健康管理服务总体满意度

单位：%

城区	社区	总体满意度	顺位
A	A1社区卫生服务中心	85.56	1
	A2社区卫生服务中心	73.77	7
B	B1社区卫生服务中心	81.45	2
	B2社区卫生服务中心	74.10	5
C	C1社区卫生服务中心	79.11	4
	C2社区卫生服务中心	80.14	3
D	D社区卫生服务中心	73.86	6

家长对儿童中医药健康管理服务环境及资源方面的满意度为78.1%，对儿童中医药健康管理服务安全性维度的满意度为79.7%，对儿童中医药健康管理服务医务人员的服务态度满意度为71.6%，对儿童中医药健康管理服务医务人员及社区的效率满意度为85.4%，对孩子接受过中医药健康管理服务后健康改善状况的满意度为79.4%。总体而言，家长对社区和提供儿童中医药健康管理服务的医务人员服务效率满意度最高，对医务人员的服务态度的满意度最低（见图3）。

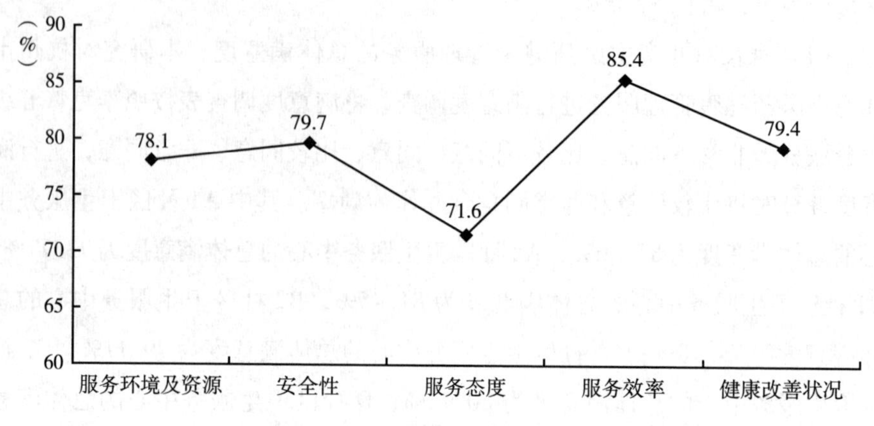

图 3　家长对儿童中医药健康管理服务的满意度

（2）家长对儿童中医药健康管理服务环境及资源情况的满意度。92.7%的家长对社区卫生服务中心环境舒适、整洁程度满意。87.1%的家长对卫生服务中心设施（如自助挂号机）便利程度满意。73.2%的家长认为社区儿童中医科室布局合理，位置突出好找。71%的家长认为社区卫生服务中心发放的儿童中医药健康管理宣传资料具体化，通俗易懂，摆放位置显眼。66.7%的家长认为社区卫生服务中心提供的儿童中医药健康管理服务收费项目和标准显示清楚（见表 11）。

表 11　家长对儿童中医药健康管理服务环境及资源情况的满意度

单位：人，%

条目	非常不同意		比较不同意		同意		比较同意		非常同意	
	人数	占比	人数	占比	人数	占比	人数	占比	人数	占比
社区卫生服务中心环境舒适、整洁（诊疗区域、候诊室、疫苗接种室）	1	0.2	5	1.1	26	5.9	195	44.2	214	48.5
社区卫生服务中心设施（如自助挂号机）便利	5	1.1	3	0.7	49	11.1	182	41.3	202	45.8
儿童中医科室布局合理，位置突出好找	3	0.7	7	1.6	108	24.5	184	41.7	139	31.5

续表

条目	非常不同意		比较不同意		同意		比较同意		非常同意	
	人数	占比	人数	占比	人数	占比	人数	占比	人数	占比
儿童中医药健康管理宣传资料具体化，通俗易懂；摆放位置显眼	1	0.2	11	2.5	116	26.3	201	45.6	112	25.4
儿童中医药健康管理服务收费项目和标准显示清楚	1	0.2	15	3.4	131	29.7	186	42.2	108	24.5

数据来源：抽样调查。

（3）家长对儿童中医药健康管理服务安全性的满意度。89.6%的家长满意社区卫生服务中心采取各项措施避免院内感染。66.6%的家长认为医生提供中医药健康管理服务时，技术操作专业熟练，很放心。83.0%的家长信任社区卫生服务中心提供的儿童中医药健康管理服务水平（见表12）。

表12 家长对儿童中医药健康管理服务安全性的满意度

单位：人，%

条目	非常不同意		比较不同意		同意		比较同意		非常同意	
	人数	占比	人数	占比	人数	占比	人数	占比	人数	占比
社区卫生服务中心采取各项措施避免院内感染	0	0	4	0.9	42	9.5	150	34.0	245	55.6
医生提供中医药健康管理服务时，技术操作专业熟练，很放心	4	0.9	7	1.6	136	30.8	181	41.0	113	25.6
信任社区卫生服务中心提供的儿童中医药健康管理服务水平	1	0.2	5	1.1	69	15.6	189	42.9	177	40.1

数据来源：抽样调查。

（4）家长对儿童中医药健康管理服务态度的满意度。66.6%的家长认为医生会考虑自身的家庭实际情况（如家庭收入、家庭情况、付费方式等）。78.4%

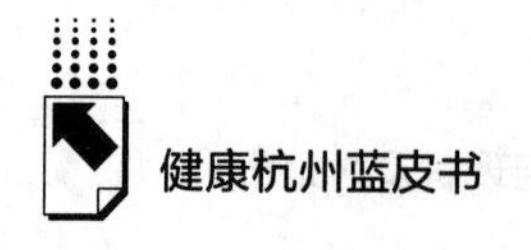

的家长认为医生对提供的中医药健康管理服务项目进行详细介绍和指导。69.9%的家长认为社区卫生服务中心会倾听自己反馈的意见和建议（见表13）。

表13 家长对儿童中医药健康管理服务态度的满意度

单位：人，%

条目	非常不同意		比较不同意		同意		比较同意		非常同意	
	人数	占比	人数	占比	人数	占比	人数	占比	人数	占比
医生会考虑您的家庭实际情况（如家庭收入、家庭情况、付费方式等）	4	0.9	7	1.6	136	30.8	181	41.0	113	25.6
医生对提供的中医药健康管理服务项目进行详细介绍和指导	0	0	5	1.1	90	20.4	204	46.2	142	32.2
社区卫生服务中心会倾听自己反馈的意见和建议	1	0.2	12	2.7	120	27.2	167	37.9	141	32.0

数据来源：抽样调查。

（5）家长对儿童中医药健康管理服务效率的满意度。84.8%的家长认为社区卫生服务中心就诊流程合理（如挂号、缴费、候诊等环节）。83.2%的家长认为社区卫生服务中心及时公开各医生的擅长领域、出诊时间等医疗服务信息。88.2%的家长认为医生尽力提供针对性的中医药健康管理服务（见表14）。

表14 家长对儿童中医药健康管理服务效率的满意度

单位：人，%

条目	非常不同意		比较不同意		同意		比较同意		非常同意	
	人数	占比	人数	占比	人数	占比	人数	占比	人数	占比
社区卫生服务中心就诊流程合理（如挂号、缴费、候诊等环节）	0	0	7	1.6	60	13.6	183	41.5	191	43.3
社区卫生服务中心及时公开各医生的擅长领域、出诊时间等医疗服务信息	0	0	6	1.4	68	15.4	192	43.5	175	39.7
医生尽力提供针对性的中医药健康管理服务	0	0	5	1.1	47	10.7	186	42.2	203	46.0

数据来源：抽样调查。

(6) 家长对健康改善状况的满意度。81.4%的家长认为接受中医药健康管理服务后孩子的疾病得到控制、健康状况得到改善。81.1%的家长认为医务人员有及时科普小儿常见病的预防、治疗和康复相关的知识。75.8%的家长认为社区卫生服务中心的回访/随访服务做得及时到位（见表15）。

表 15 家长对健康改善状况的满意度

单位：人，%

条目	非常不同意		比较不同意		同意		比较同意		非常同意	
	人数	占比	人数	占比	人数	占比	人数	占比	人数	占比
接受中医药健康管理服务后您孩子的疾病得到控制、健康状况得到改善	0	0	5	1.1	77	17.5	212	48.1	147	33.3
医务人员向您宣传小儿常见病的预防、治疗和康复相关的知识	0	0	4	0.9	79	18.0	211	47.8	147	33.3
社区卫生服务中心提供回访/随访服务（电话、短信、微信等）	1	0.2	10	2.3	96	21.8	182	41.3	152	34.5

数据来源：抽样调查。

四 杭州市儿童中医药健康管理服务实践、问题及展望

（一）杭州市儿童中医药健康管理服务实践

杭州作为浙江省中医药综合改革先行市，在中医药服务方面具有丰富的经验和实践。截至2021年10月，杭州市11家市属医院均已开设中医科，133家社区卫生服务中心和58家乡镇卫生院均设有中医药综合服务区或中医馆，所有妇幼健康服务机构均提供中医药服务。儿童中医药健康管理服务发展与社区中医药服务能力息息相关，以下为杭州市社区中医药服务工作的

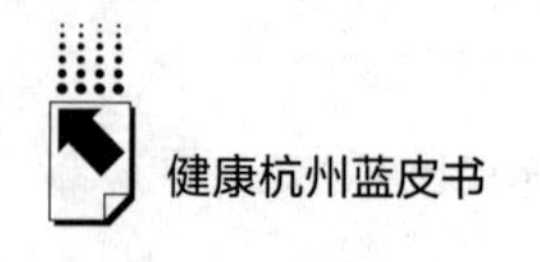

典型实践范例。

1. 上城区儿童中医药健康管理服务实践

截至 2021 年 1 月，上城区拥有 68 家中医类医疗机构和 181 名中医执业医师。此外，辖区内所有社区卫生服务中心都设立了“中医药综合服务区”，所有社区卫生服务站均设立中医科并配备中医执业医师、推广中医药适宜技术和提供送药上门等服务。在加强人才队伍建设方面，上城区省市医院开展紧密合作，建立起双向转诊型医联体，并通过定期邀请省市医院专家到基层坐诊、带教等方式提升基层医务人员的中医药服务技能水平。紫阳中心邱华平针推科团队、南星中心儿童中医针灸推拿项目和张能忠骨伤针灸科团队、清波中心余氏中医外科等中医特色专科，在群众中都享有很好的声誉。在“引进来”的同时，上城区也一直践行“送出去”的人才培养方针。据悉，上城区卫健局每年都选送毕业生和业务骨干参与培训，以提升专业知识和技能。

2. 拱墅区儿童中医药健康管理服务实践

拱墅区作为杭州市主城区首批全国基层中医药工作先进单位，以“看中医到拱墅”为目标，深化基层中医药改革。目前，拱墅区 14 家社区卫生服务中心均已建立社区中医馆，82 家社区卫生服务站点均提供中医适宜技术服务，实现了中医药服务社区全覆盖。在中医人才培养方面，拱墅区通过“师带徒”实现中医基层化。在儿童中医药健康领域技术创新方面，2018 年，米市巷中心引入新一代儿童督脉熏蒸床，传承古法熏蒸的同时创新给药技术，该项服务除可预防和治疗外感发热、咳嗽、哮喘、厌食等常见病之外，还能提高免疫力，促进儿童生长发育。2022 年，邵征洋名医工作室正式挂牌，联合拱墅区文晖社区卫生服务中心儿童保健科开展中医儿科门诊。邵征洋工作室以小儿呼吸系统疾病为重点研究方向，不断挖掘和创新儿童中医特色疗法，提供穴位贴敷、推拿、激光针灸、中药熏洗等儿童中医药健康管理服务，在临床上取得了良好且显著的疗效。这些举措有力缓解了群众“看病难”和“看病贵”的问题，提高了居民的获得感和满意度。

3. 滨江区儿童中医药健康管理服务实践

杭州市滨江区积极探索和创新儿童保健服务模式，聚焦儿童全周期全流程健康管理的难点和热点，与医惠科技开展合作来构建覆盖 0~6 岁儿童健康新服务“1234”框架，建设一个儿童三千天服务平台及儿童健康和儿童症状监测两个数据库，打造儿童保健、分级诊疗以及症状监测三个业务应用，为家长、医务人员、托幼托育机构以及管理人员四大人群提供相关服务。该平台自上线以来，区域内累计使用已超过 1.3 万人次。此外，滨江区为了儿童的健康成长，开发建设了 3 岁以下婴幼儿照护服务实训基地，大力发展和推进“医育结合”。

（二）杭州市儿童中医药健康管理服务现存问题

1. 社区儿童中医药健康管理人力资源缺乏

现有数据表明目前社区卫生服务中心中医人才匮乏且人才结构不均衡，未能最大限度地满足大众对儿童中医药预防保健及治疗的需求，反而阻碍了基层儿童中医药健康管理事业的发展进程。相关数据显示，在杭州市基层医疗机构中，儿童中医药服务量的占比明显低于总中医资源占比，这表明了儿童中医药资源与服务之间不匹配的现状。由于中医学科的特点，培养一个中医人才所投入的资源远远大于西医，且由于基层医疗机构在薪资待遇、工作环境、职业发展前景等方面落后于大医院，许多中医人才不愿到基层医疗机构从事中医药工作。目前，基层中医从业人员整体学历职称水平较低且人员结构不合理，中级职称以上人员所占比例较低，中医药从业人员缺乏进修的机会。再者，基层缺少高层次人才和学科带头人，这导致基层中医药发展滞后、缓慢，基层中医药服务能力和水平难以得到进一步的提升。

2. 杭州市儿童中医药健康管理服务内容单一，缺乏个性化

调查结果显示，杭州市社区卫生服务中心提供的儿童中医药健康管理服务利用率低，一方面在于一些家长带儿童前往社区卫生服务中心的就诊目的大都是接受西医治疗或者预防接种，另一方面在于一部分社区卫生服务中心提供的儿童中医药健康管理服务种类少、覆盖范围小，许多家长首诊意愿还

是前往大医院。主要原因包括社区卫生服务中心的儿童中医药服务内容较单一，针对0~6岁儿童的中医适宜技术开展项目不足，未形成集预防、保健、治疗、康复于一体的儿童中医药健康管理服务体系，更未形成独具特色的儿童中医药健康管理服务内容，[①] 导致群众对社区卫生服务中心所提供的儿童中医药服务满意度不佳。

3. 杭州市社区儿童中医药健康管理服务存在发展不平衡现象

总体而言，杭州市社区儿童中医药健康管理发展情况良好，各行政区儿童中医药健康管理服务覆盖率几乎达到100%。此外，2019~2021年，杭州市儿童中医药健康管理服务率呈逐步上升的趋势。但在具体方面，如儿童中医药健康服务业务面积占比、中医相关卫生技术人员占社区卫生技术人员比例等，各行政区水平相差较大。在服务提供和家长知晓率、利用率以及满意度方面，各辖区甚至同一辖区不同社区卫生服务中心都存在两极分化的现象，这不利于杭州市儿童中医药健康管理服务的协同发展。可能是因为某些社区卫生服务中心对儿童中医药服务重视程度不高，加之原有中医药基础薄弱，中医药人才短缺等情况，同时还缺乏有效的儿童中医药健康管理服务推进措施，导致其发展滞后。

4. 杭州市社区儿童中医药健康管理服务推广宣传不足

调查显示，杭州市社区儿童中医药健康管理服务家长知晓率普遍较高但存在认知偏差，且利用率在各辖区之间差异较大。一部分家长没有听说过儿童中医药健康管理服务，一部分家长并不知晓自己所在社区卫生服务中心是否提供儿童中医药健康管理服务，还有一小部分家长对儿童中医药的安全性持怀疑态度，对儿童中医药服务有错误认知，从而导致家长的儿童中医药服务知晓率和接受度较低。其原因可能在于儿童中医药宣传力度不够，家长对中医药在养生保健方面的优势及其治疗疾病的成效缺乏了解，尤其在儿童中医药这一优势领域——儿童养生保健的小儿推拿、捏脊以及其他针对儿童的

① 屈良平：《基层中医馆现状与发展的思考》，《中国农村卫生》2022年第4期，第43~44页。

中医药适宜技术的安全性和有效性——的认知度不高。儿童中医药知识推广宣传的缺失，导致家长对中医药服务的信任度不高，直接制约了儿童中医药的服务效力。此外，一部分社区卫生服务中心中医药文化氛围不浓厚，医师中医药宣传能力明显不足，这极大地影响了儿童中医药健康管理服务在基层的发展。

（三）杭州市儿童中医药健康管理服务工作展望

1.大力培养中医药人才，加强儿童中医药健康管理服务专业队伍建设

许多社区卫生服务中心要同时开展中医门诊和基本的公共卫生中医服务工作，但缺少人力资源，导致基层医疗机构无法提供儿童中医药健康管理服务，未能较好地满足大众对儿童中医药服务的需求。因此，相关部门要加强人才队伍建设，可以通过邀请名中医坐诊或增加招聘名额等方式适当增加基层医疗机构的中医人才，以缓解基层医疗机构的压力。同时，各基层医疗机构要注重人才的培养，分类实施中医人才培养项目，重视中医人才的相关中医药技能培训，规范儿童中医药服务培养内容，深化儿童中医临床技能培训，[①] 全方位提升中医人才队伍素质。要充分利用杭州市优质中医药资源，邀请名中医专家深入基层，开展传、帮、带工作，帮助基层医疗机构培养出高水平的中医药人才，促进区域内人力资源均衡发展，综合提升基层中医药服务能力。此外，缺乏标准和规范导致基层中医药服务人员能力参差不齐，因此，在培养中医药人才的同时要建立并完善与其相适应的中医药人才评价体系。

2.加大医保政策的支持力度，引导居民选择儿童中医药健康管理服务

居民的就医行为在一定程度上会受到医保政策的影响，因此，要加大儿童中医药服务价格项目医保准入政策倾斜力度，在原有基础上扩大儿童中医药健康管理服务的医保报销范围，将符合条件的儿童中医药适宜技术和中医

---

① 申思思、李佳月、黄俊楠、王松林、赵静：《中医医院中医药社会信任现状调查及对策分析》，《中国医院》2018 年第 4 期，第 34~37 页。

药方等纳入基本医疗保险支付范围。同时，医保报销比例适当向基层医疗机构倾斜，缓解患者的就医负担，同时也能促进分级诊疗和卫生资源的充分利用。遴选和发布儿童中医优势病种，鼓励实行中西医同病同效同价，更好地发挥中医简、便、验、廉的优势，从而促使公众选择儿童中医药健康管理服务。

3. 加大政府的扶持力度，推动社区儿童中医药健康管理服务

政府方面的支持和投入是促进社区儿童中医药服务发展的有力支撑，让社区卫生服务中心“有人干事”“有钱办事”，从而推动儿童中医药健康管理服务在社区卫生服务中心的进一步发展和推广。因此，政府应提供良好的政策环境，加大对杭州市社区儿童中医药服务发展滞后地区的政策扶持，在中医药基础设施建设、内部自身建设、人员培训、宣传等方面进一步加大投入力度，提升社区儿童中医药健康管理服务薄弱地区的服务能力，促进杭州市社区儿童中医药健康管理服务的平衡发展。

4. 拓展儿童中医适宜技术，发展个性化的儿童中医药健康管理服务

随着经济的迅速发展以及人民生活水平的提高，大众对保健与养生的需求逐渐增加，儿童中医药健康管理服务也不例外。调研发现，现阶段群众对儿童中医药健康管理服务的需求已不再局限于传统的儿童中医药健康管理服务内容，不少家长对于中医药科学喂养、儿童生长发育、青少年近视防治等个性化中医药健康管理服务有巨大需求。因此，要扩大儿童中医药健康管理服务范围，通过增加服务种类满足不断发展变化的儿童中医药健康管理服务需求。儿童中医适宜技术的推广应由政府主导，并搭建平台，例如，开展青少年近视、肥胖、脊柱侧弯中医药干预活动，推进中医适宜技术防控儿童青少年常见病的建设。

5. 建立和完善评审考核制度，规范基层儿童中医药服务

杭州市家长对中医药服务的安全性和有效性均较为认可，然而对于基层医疗机构所提供的儿童中医药健康管理服务的满意度并不高。这说明基层医疗机构的儿童中医药健康管理服务在质量上并不能满足群众需求。因此，有必要将儿童中医药健康管理服务整体工作纳入社区卫生服务中心绩效考核，

将儿童中医药科室建设、儿童中医药健康管理服务量占比以及儿童中医药健康管理服务专项培训等作为考核指标，从制度层面推动社区卫生服务中心儿童中医药健康管理服务体系建设。

6. 加大宣传力度，提高居民对儿童中医药服务的知晓率

社区卫生服务中心是中医药服务的理想场所也是主要阵地，中医药“简、便、验、廉”及“治未病”的特点，在基层医疗机构更容易得到充分发挥，凸显其优势。然而本次调研发现部分儿童家长对社区中医药开展的服务项目的知晓率低，甚至一部分家长不知道社区卫生服务中心有儿童中医药健康管理服务。因此，儿童中医药健康管理服务未能最大限度发挥作用，同时也制约了其在社区卫生服务中心的发展。由于儿童家长多为年轻父母，他们更趋向于接受基于互联网的传播方式，建议借助新媒体平台（如抖音、微信公众号等传播媒介），适当结合传统的线下宣传方式（如邀请名医义诊、举行儿童中医药保健讲座、分发宣传手册等），通过线上线下相结合不断加大宣传力度，让家长了解社区卫生服务中心的儿童中医药健康管理服务，以推进儿童中医药健康管理服务工作的开展。

B.9
杭州市培育健康人群分析报告

徐 珏 刘 冰 张 艳 秦 康 张铁威 王 勐
何晓燕 俞 锋 郑子聪 姜彩霞 乐燕娜 邓 旻*

摘 要： 近年来，杭州市居民粗死亡率较为稳定，主要死亡原因为慢性非传染性疾病，占三大类死因构成的86.06%，婴儿死亡率逐年降低，人均期望寿命不断增加，2021年达到83.63岁，高出同年全国平均水平7.29岁，这与杭州市的整体健康环境不断改善、慢病防控和管理水平不断提升、居民健康素养水平不断提高均有关系。但是，随着杭州市人口老龄化问题越发凸显，恶性肿瘤、慢性呼吸系统疾病、心脑血管疾病等慢性非传染性疾病对居民的死亡威胁也越来越大。杭州市居民健康素养水平也存在发展不平衡不充分的问题，不同人群、不同类型的健康问题、不同地区居民的健康素养水平均有较明显差异。为提高人群健康水平，本文

* 徐珏，杭州市疾病预防控制中心慢性病防治所所长，副主任医师，主要从事慢性病防控工作和研究；刘冰，杭州市疾病预防控制中心慢性病防治所副主任医师，博士，主要从事慢性病监测工作和研究；张艳，杭州市疾病预防控制中心慢性病防治所主管医师，主要从事死因监测工作和研究；秦康，杭州市疾病预防控制中心慢性病防治所医师，主要从事肿瘤和伤害监测工作和研究；张铁威，杭州市疾病预防控制中心慢性病防治所医师，主要从事死因监测工作和研究；王勐，杭州市疾病预防控制中心健康教育所所长，副主任医师，主要从事健康教育与健康促进研究；何晓燕，杭州市疾病预防控制中心健康教育所，副主任医师，主要从事健康教育与健康促进研究；俞锋，杭州市疾病预防控制中心副主任医师，主要从事健康传播与烟草控制的组织实施和研究工作；郑子聪，杭州市疾病预防控制中心，主要从事健康传播工作；姜彩霞，杭州市疾病预防控制中心副主任，主任医师，主要从事公共卫生监测研究；乐燕娜，杭州市医学学会服务中心副主任，高级政工师，主要从事医院管理研究；邓旻，杭州市医学学会服务中心主任，主任中医师，博士，主要从事中西医结合内科急危重症临床与科学研究。

建议今后要加强慢性病预防策略探索，重视三级预防，全面构筑针对慢性病的防控网络体系。政府部门要进一步推进慢性病早期筛查、早诊早治项目，促进由疾病治疗向健康管理转变，降低慢性病疾病负担，逐步提高居民健康期望寿命。同时，要持续推进健康城市建设，进一步落实将健康融入所有政策，加强多部门间协作；也要营造好社会的健康氛围，促进杭州市居民养成健康的生活习惯，提高健康素养水平，进而提高杭州市居民健康水平和生活质量。

关键词： 期望寿命　死因顺位　健康素养　健康促进

健康是促进人的全面发展的必然要求，是经济社会发展的基础，是民族昌盛和国家富强的重要标志，是广大人民群众的共同追求。[①] 通过开展居民死因监测并进行期望寿命的测算，我们可以了解人群死亡水平和模式，确定疾病控制优先权，计算疾病负担，指导资源配置，评估居民的基本健康状况，了解杭州市居民疾病谱的变化，发现危害群众健康的主要卫生问题，并通过对上述信息的分析与反馈，为杭州市政府制定社会经济和卫生事业发展规划、评价政策干预措施效果提供参考依据。加强健康教育，提升健康素养，是提高杭州市居民健康素质和健康水平的重要途径，也是杭州市构建社会主义和谐社会的重要任务。培育健康人群，切实提高广大群众的健康素养和健康水平，是杭州建成具有独特韵味、别样精彩的世界名城，以健康杭州建设助力高水平全面建成小康社会，全力打造“健康浙江新标杆”和“健康中国示范区”的重要举措。

① 《中共杭州市委 杭州市人民政府关于印发“健康杭州 2030”规划纲要的通知》，https：//www. hangzhou. gov. cn/art/2017/5/19/art_ 1345197_ 8361257. html，最后访问日期：2022 年 10 月 3 日。

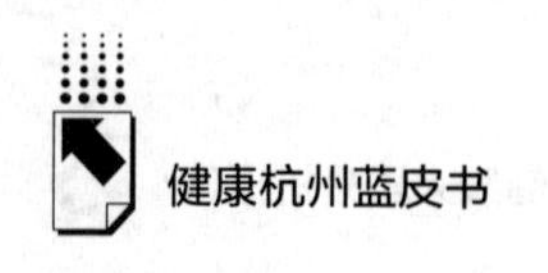

一　杭州市居民主要死因

（一）背景

居民病伤死亡统计是一门研究居民的死亡原因及其规律的学科，死亡具有比疾病的发生更明确、直接的意义，因此，国际上常用死亡资料来反映某个地区的居民健康和卫生水平，死亡资料也能间接地反映社会、经济、文化及生物物理等因素对居民健康状况的影响。死因监测是评估慢性病防治水平的重要依据，通过死因监测可以估算人群健康水平与死亡水平、分析居民的死亡原因和死亡顺位、测算预期寿命和了解死亡率变化趋势，为政府的公共卫生决策提供科学依据。

杭州市死因监测工作覆盖全市范围，目前监测网络已涵盖杭州市14个区县（上城区、拱墅区、西湖区、滨江区、萧山区、余杭区、临平区、富阳区、临安区、钱塘区、西湖风景名胜区、桐庐县、淳安县、建德市），死因报告率达到100%。各区县（市）均实现了死亡病例的网络直报，提升了数据报告及时性与审核及时性，提高了死因监测工作的效率与质量。

死亡登记的基本资料是具有法律效应的死亡医学证明书，由卫健委、民政局和公安部门共同负责杭州市的死因登记系统，进行死亡证明书的管理，其中，卫生系统是管理工作的主要承担者。在各级各类医疗机构发生经诊治的死亡病例［包括来院已死、院前急救过程中死亡（120）］，需由医疗机构出具公安、民政、卫生部门联合制发的死亡医学证明（诊断）书；在家中死亡的病例须由社区卫生服务中心/卫生院的医生对死者家属进行死因调查，做好死亡原因的登记并出具死亡医学证明（诊断）书。

为降低死亡病例的漏报率，各区县（市）疾控中心或卫生院的工作人员每月、每季度、每年年底会定期与公安户籍中心、殡葬部门以及妇幼保健机构进行死亡名单的核对与补漏，以提高死亡病例的完整性和及时性。各级疾病预防控制中心死因监测人员会对所有死亡个案进行审核，尤其是对死亡原因的准确性和完整性等进行审核，并对有问题的个案及时进行反馈、核实和修改，从而保证数据的准确性。

（二）目的

死因监测是疾病预防控制工作的重要内容之一。通过开展死因监测，我们可以了解人群死亡水平和模式，确定疾病控制优先权，计算疾病负担，指导资源配置，评估居民的基本健康状况，还可以了解居民死亡谱的变化情况，指出危害群众健康的主要卫生问题，从而为政府制定社会、经济和卫生事业发展规划，以及评价政策干预措施效果提供参考依据。

（三）杭州市户籍居民2018~2021年死亡状况分析

1. 总死亡率

2018~2021 年，杭州市户籍居民死亡率较为平稳，总死亡率从 597.44/10 万下降为 550.29/10 万，变化幅度较小。但男性的总死亡率均高于女性（见图 1）。

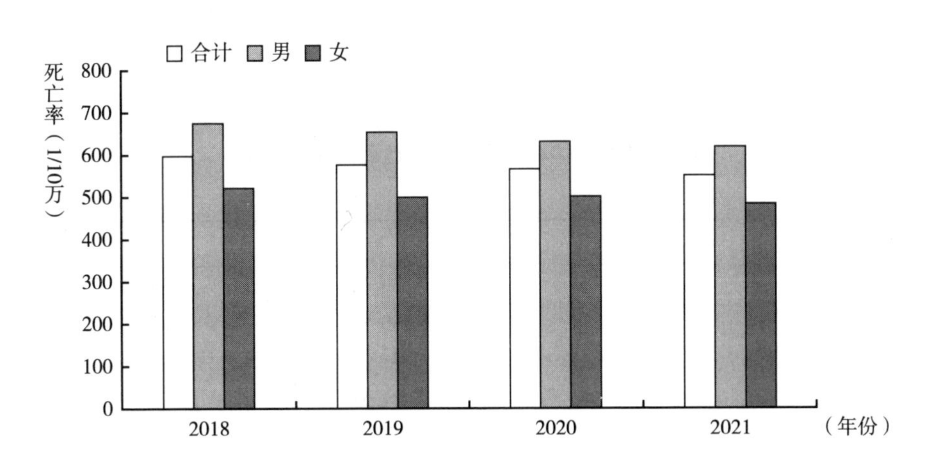

图 1　2018~2021 年杭州市户籍居民总死亡率

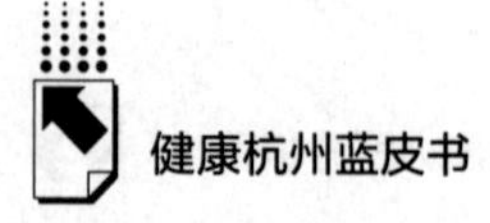

2. 婴儿死亡率

杭州市户籍居民婴儿死亡率呈显著下降趋势，从2018年的2.36‰下降到2021年的1.48‰（见图2）。

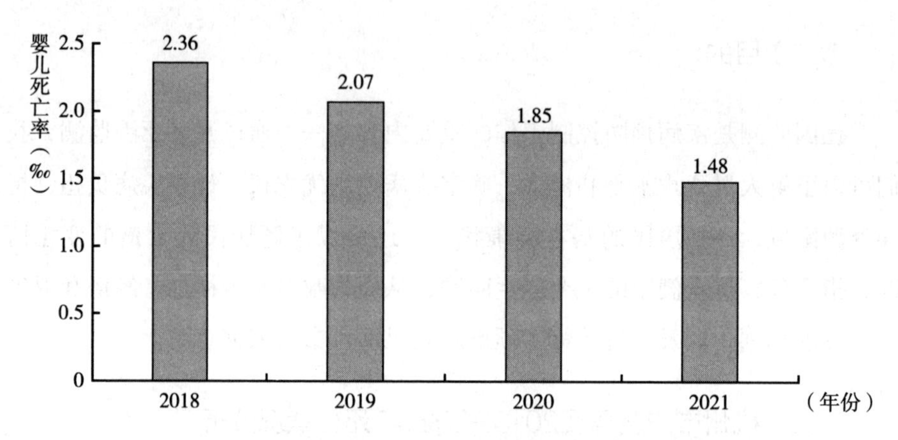

图2 2018~2021年杭州市户籍居民婴儿死亡率

3. 期望寿命

2021年杭州市户籍人口的期望寿命达到了83.63岁，相较于2018年的82.55岁，增长了1.08岁；分性别来看，2021年杭州市男性的期望寿命为81.57岁，女性为85.77岁，比2018年分别增加0.95岁和1.15岁。这四年间，男性的期望寿命均低于女性的期望寿命（见表1）。

表1 2018~2021年杭州市户籍居民期望寿命

单位：岁

年份	合计	男	女
2018	82.55	80.62	84.62
2019	82.95	80.87	85.16
2020	83.12	81.20	85.13
2021	83.63	81.57	85.77

4. 三大类死因

2018~2021年，传染病、母婴疾病和营养缺乏性疾病的报告死亡率约为 20.74/10 万，占三大类死因的比例为 3.73%；慢性非传染性疾病的报告死亡率为 478.75/10 万，占三大类死因的比例为 86.06%；损伤和中毒的报告死亡率为 56.79/10 万，占三大类死因的比例为 10.21%（见图 3）。2018~2021 年，传染病、母婴疾病和营养缺乏性疾病的死亡率由 26.32/10 万下降到了 17.00/10 万；损伤和中毒的死亡率从 60.54/10 万下降到 53.93/10 万；慢性非传染性疾病的死亡率由 494.04/10 万下降到 464.95/10 万（见图 4）。

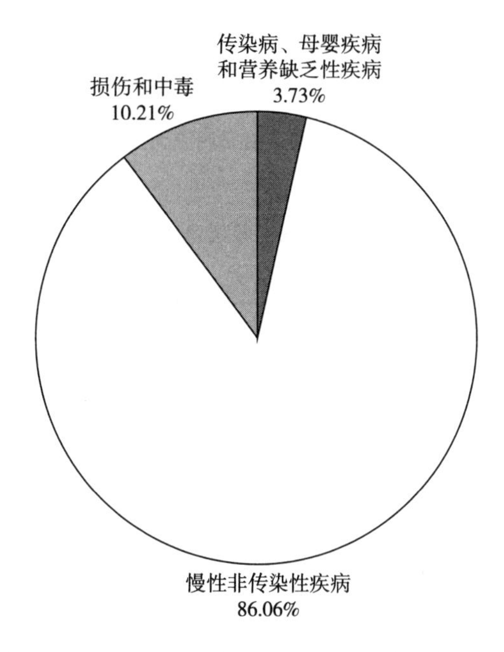

图 3　2018~2021 年杭州市户籍居民三大类死亡原因构成

5. 死因顺位

2018~2021 年，杭州市户籍居民的主要死因顺位基本不变，心脏病由 2018 年的 13.27%下降到 2021 年的 10.56%，其他死因构成比变化幅度较小。

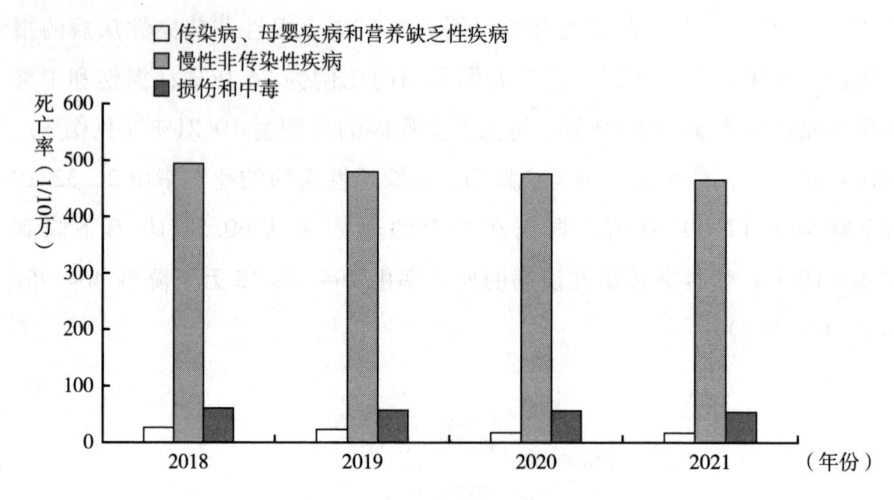

图 4　2018~2021 年杭州市户籍居民三大类死亡原因死亡率

表 2　2018~2021 年杭州市户籍居民主要死因顺位及构成

单位：%

顺位	2018 年死因（构成比）	2019 年死因（构成比）	2020 年死因（构成比）	2021 年死因（构成比）
1	恶性肿瘤（29.80）	恶性肿瘤（30.83）	恶性肿瘤（30.43）	恶性肿瘤（29.79）
2	脑血管病（16.82）	脑血管病（16.85）	脑血管病（17.19）	脑血管病（16.94）
3	呼吸系统疾病（15.28）	呼吸系统疾病（15.71）	呼吸系统疾病（16.63）	呼吸系统疾病（16.90）
4	心脏病（13.27）	心脏病（11.50）	心脏病（9.91）	心脏病（10.56）
5	损伤和中毒（10.13）	损伤和中毒（9.90）	损伤和中毒（9.90）	损伤和中毒（9.80）

6. 不同年龄组主要死因分析

2018~2021 年，在 0~14 岁组的主要死因中围生期疾病、先天畸形以及损伤中毒这三类疾病占该年龄段总死亡的 65%以上（见图 5）。

2018~2021 年，15~44 岁组的主要死因为损伤中毒、恶性肿瘤、心脏

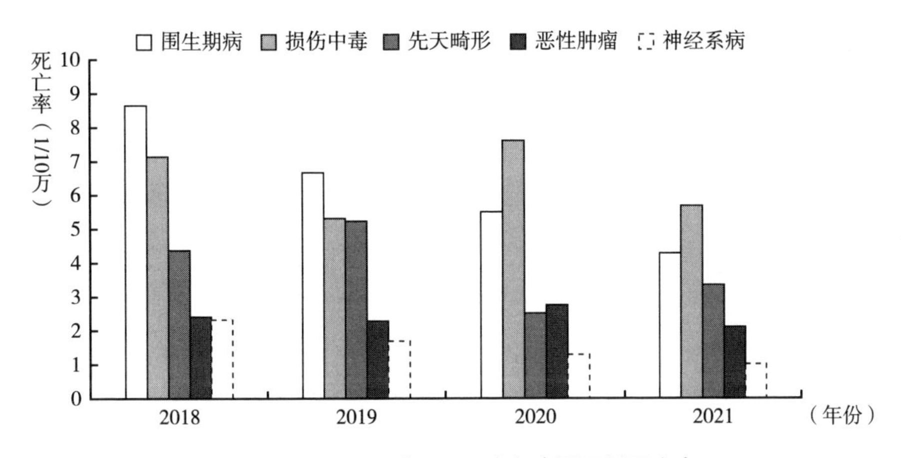

图 5　2018~2021 年 0~14 岁组主要死因死亡率

病、脑血管病及神经系统疾病这五类，其中损伤中毒和恶性肿瘤的死亡率又明显高于其他三类疾病（见图 6）。

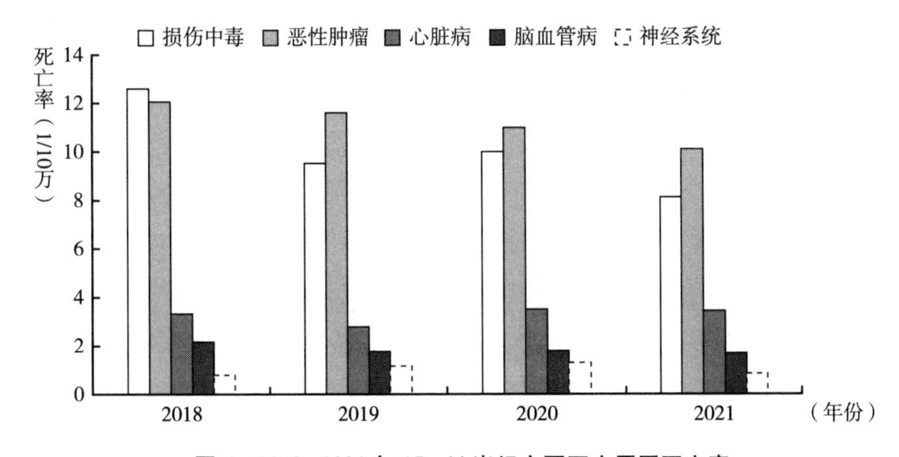

图 6　2018~2021 年 15~44 岁组主要死亡原因死亡率

2018~2021 年，45~64 岁中年组前五个死因顺位基本没有变化，恶性肿瘤为首要死亡原因，从该年龄段开始恶性肿瘤的死亡率大幅提高，4 年来始终占该年龄段死因的 50%以上（见图 7）。

2018~2021 年，65 岁及以上组的前五个死因分别为恶性肿瘤、脑血管

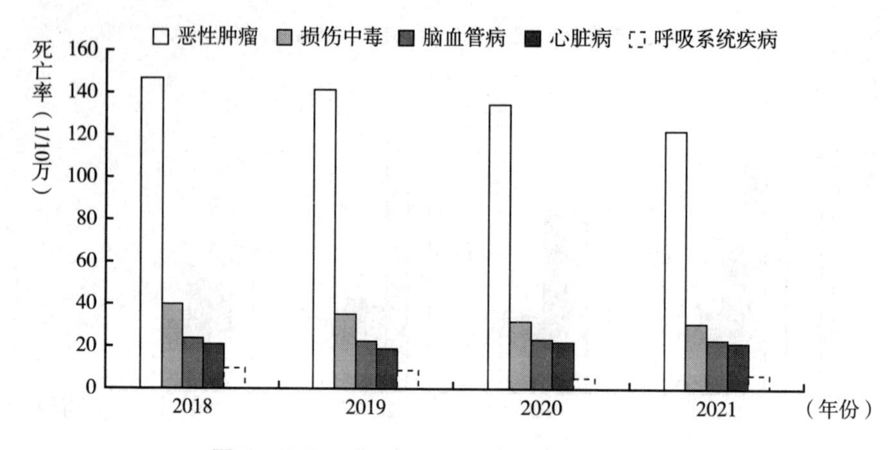

图7　2018~2021年45~64岁组主要死因死亡率

病、心脏病、呼吸系统疾病和损伤中毒。慢性非传染性疾病是本年龄段的主要死因，前四个死因的死亡率明显高于损伤中毒（见图8）。

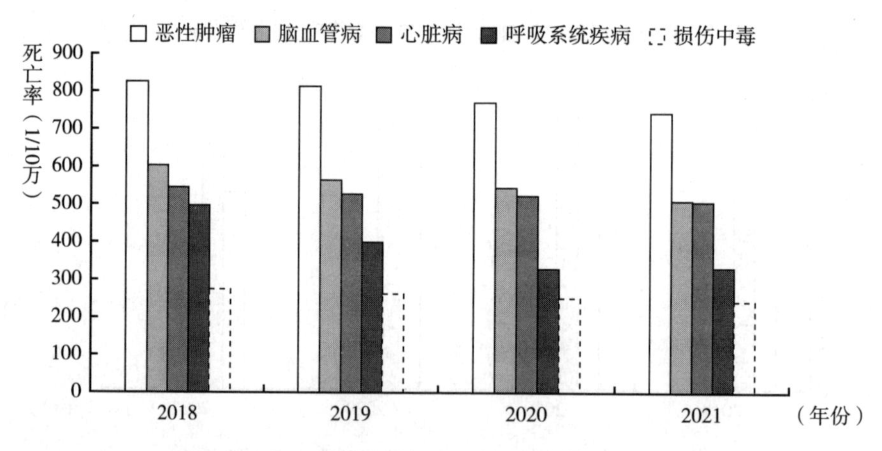

图8　2018~2021年65岁及以上组主要死因死亡率

（四）主要发现与建议

人群死亡水平及死亡特征是反映地区社会卫生状况和人群健康状况的重要指标，可为社会事业发展和卫生政策制定提供科学的依据。2018~2021年，杭州市户籍居民粗死亡率呈现比较稳定的态势，男性死亡率高于女性，平均为女性的1.29倍。男性在恶性肿瘤、交通事故、自杀等方面的死亡率水平均高于女性（提示：除男女性社会属性带来的疾病区别外），男性群体同样需要加强社会心理压力疏导，提倡男女平等，互相关爱，共创和谐社会。受国家“二胎政策”影响，以及出生人口的增加，医疗水平的不断提升，婴儿死亡率近年来呈现显著下降趋势，从2018年到2021年下降幅度达到37.29%。

期望寿命是衡量地区医疗保障体系的关键指标，与医疗卫生水平、经济水平、营养水平、不良生活习惯（如吸烟、过量饮酒等）、传染病的防控情况以及环境污染情况等密切相关。期望寿命同各年龄组的居民死亡率密切相关，尤其是婴儿死亡率。杭州市人均期望寿命逐年增长，2021年达83.63岁，高出同年全国平均水平7.29岁。发展经济水平、提高城镇化水平、降低农村人口比重，以及提高人群受教育水平、改善居民居住条件、健全医保制度、改善环境卫生条件等，都有助于提高人均期望寿命。然而，近年来人均期望寿命缓慢上升，用于反映人群健康状况变化的敏感性已降低。国务院印发的《中国防治慢性病中长期规划（2017—2025年）》、《健康中国行动（2019—2030年）》和浙江省颁布的《健康浙江2030行动纲要》均提出将健康期望寿命作为评价人群健康的一个重要指标。

三大类死因归类分析结果显示：传染病、母婴疾病和营养缺乏性疾病，慢性非传染性疾病，损伤和中毒占三大类疾病死因构成比分别为3.73%、86.06%和10.21%，可见杭州市人群的死亡模式仍以慢性病为主导，损伤和中毒是继慢性病后另一影响居民健康的主要原因，而感染性疾病尚未得到完全控制。国家工业化、城市化和人口老龄化进程的不断加快，都在一定程度上促进了慢性非传染性疾病的发病和死亡的快速攀升。

对死因顺位的分析提示，恶性肿瘤、循环系统疾病（心、脑血管疾病）和呼吸系统疾病三大类慢性病是导致杭州市居民死亡的主要原因，占了死亡总数的75%左右。由恶性肿瘤、循环系统疾病导致的死亡在2018~2021年较为平稳，无大幅波动，但是呼吸系统疾病死亡率明显下降，特别是死于慢性下呼吸道疾病和肺炎的人数显著减少。这可能与改善的工作、居住环境，

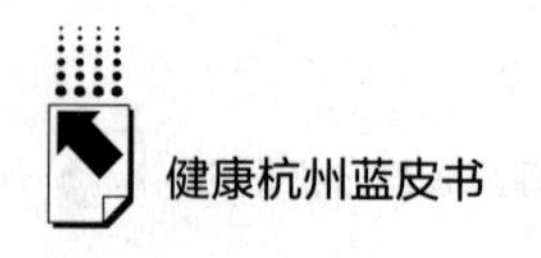

以及不断提升的居民生活质量及医疗水平密切相关。

不同年龄段主要死亡原因分析提示，婴幼儿期围生期疾病是导致儿童死亡的头号原因。第二位原因为损伤中毒。第三位原因为先天畸形。这三类主要死亡原因在近年都呈现下降趋势。除进一步提高对围生期儿童的护理外，加强对幼儿的看护和对适龄儿童的交通安全教育，避免由于监护人疏忽照料或儿童在马路上嬉戏追赶导致的机动车辆交通事故，也是降低儿童死亡的重要举措。

15~44 岁青年组人群主要死因为损伤中毒、恶性肿瘤、心脑血管疾病。损伤中毒在 2018~2021 年呈现降低趋势，但是恶性肿瘤的上升势头显著。15~44 岁组意外伤害主要原因是机动车交通事故，这可能与机动车数量增多，人口流动大，居民缺乏足够的安全意识等有关，因此，应建立健全的交通安全法规，加强交通管理；广泛开展道路交通安全的健康教育工作；加强道路工程建设，优化路况等干预措施。该年龄段由意外伤害引起的“早死”较其他疾病造成的负担更为严重，对我市青少年健康和生命造成了严重的威胁，因此，有关部门必须引起高度重视，积极开展青少年伤害的预防控制工作。恶性肿瘤近年呈现年轻化态势，导致癌症早发的原因除了空气污染、食品安全等问题，年轻人不良的生活行为方式（如吸烟、饮酒、饮食不健康、肥胖）也会导致癌症发病年龄提前。因此，加强对青少年的健康宣教，合理膳食，注重健康生活方式，提高健康水平，对于降低该人群死亡率有重要意义。

45~64 岁中年组死亡的最主要原因为恶性肿瘤。根据《2020 浙江省肿瘤登记年报》，恶性肿瘤发病率在 35~39 岁人群中的上升越势明显，在 45~49 岁人群中急剧上升。可见中年人群是肿瘤的高危人群，也是肿瘤预防的重点人群。世界卫生组织提出：1/3 的恶性肿瘤可以预防；1/3 的恶性肿瘤可以早期诊断并得到根治；1/3 的恶性肿瘤患者可以通过有效的治疗减轻痛苦延长生命，提高生活质量。因为在中年人群中除倡导健康生活方式外，规律的身体医学检查特别是癌症筛查，意义重大。癌症筛查不仅能筛查出早期患者，还能筛查出尚处于原位癌阶段肿瘤，通过简单的治疗可将癌症彻底根除。而且，通过对患者的早期干预与治疗，能够提高癌症的治愈率及癌症患者的生存质量。

随着人口老龄化态势的加剧，我国已经步入老龄社会。恶性肿瘤、心脏病、脑血管疾病和呼吸系统疾病等是影响老年人群寿命的主要原因。研究表明，老年人群存在众多慢性病危险因素，如高血压、高血脂、抽烟、喝酒、肥胖等，危险因素的大量蓄积，导致老年慢性病的致死、致残率高，给家庭和社会造成了巨大的负担。鉴于居家养老是我国养老的主要方式，这就需要子女加强对老人健康状况的关注。同时，在政府和社会层面，相应的医疗保障制度、养老体系也有待进一步完善。只有通过全社会发力，多手段防控，方能为老年人的健康保驾护航。

（五）总结

2018~2021 年，杭州市粗死亡率保持在较为稳定的水平，婴儿死亡率逐年降低，人均期望寿命不断增长。慢性非传染性疾病是当前造成杭州市居民死亡的主要原因，其中恶性肿瘤和心脑血管疾病的威胁尤其突出。慢性病的病因很复杂，除了受遗传因素影响，生活环境和个人的行为生活方式也同疾病的发生关联密切。因此，我们建议应将慢性病防控工作纳入政府的考核目标，尤其要将心脑血管疾病防控列为防控的重中之重，切实控制慢性病相关危险因素，开展全生命周期的健康管理，做好重点慢性病的早诊早治。国内外研究表明，合理膳食、适量运动、心理平衡、戒烟限酒、睡眠充足、空气良好等可控健康因素能有效预防慢性病的发生与发展，提高人群健康水平，延长人均寿命。

二　杭州居民健康素养现状及挑战

（一）健康素养概念及重要性

健康素养是指个体具有获取、理解和处理基本的健康信息和服务，并运

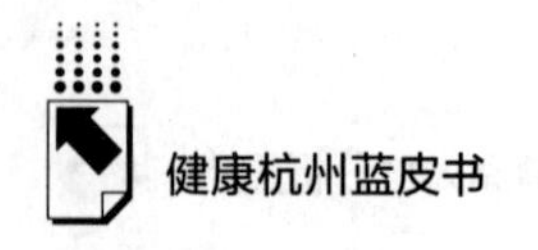

用这些信息和服务做出正确判断和决定，维持和促进自身健康的能力。[①] 有研究表明，健康素养与群体的发病率、死亡率、健康水平、平均期望寿命高度相关；反映一个国家或地区经济社会的发展水平、教育水平和医疗卫生发展水平；是健康的主要决定因素，是群体健康状况的一项较强的预测指标；提升健康素养是减少健康不公平和降低社会成本的重要策略。[②]

很多国家积极响应世界卫生组织（WHO）的倡导，大力开展公民健康素养促进行动，并把健康素养水平纳入国家卫生事业发展规划，将其作为一个与健康产出及卫生支出相关的变量来评价当地医疗卫生工作绩效。[③]

我国政府高度重视居民健康素养促进工作，将不断提高居民健康素养作为深化医药卫生体制改革的重要内容。习近平总书记在 2016 年全国卫生与健康大会上强调，要把人民健康放在优先发展的战略地位，以普及健康生活、优化健康服务、完善健康保障、建设健康环境、发展健康产业为重点，加快推进健康中国建设，努力全方位、全周期保障人民健康，为实现“两个一百年”奋斗目标、实现中华民族伟大复兴的中国梦打下坚实健康基础。[④]《“健康中国 2030”规划纲要》将不断提升城乡居民健康素养水平作为重要战略指标之一。党的二十大报告也指出，要把保障人民健康放在优先发展的战略位置，完善人民健康促进政策。

我国对一个地区或一个群体居民健康素养水平的判断，一般是通过评价具备健康素养的人在总人群中所占的比例来反映。此外，针对健康素养的不同方面及不同健康问题，又分为健康基本知识和理念、健康生活方式与行为、健康技能三个维度的素养水平，以及科学健康观素养、传染病防治素

① Don Nutbeam，“The Evolving Concept of Health Literacy”. *SocSci Med*，2008，67（12）：2072-2078.

② 李长宁、李英华：《健康素养促进工作现状及展望》，《中国健康教育》2015 年第 31 卷第 2 期，第 233~237 页。

③ U. S. American Medical Association. “Healthliteracy：Report of the Council on Scientific Affairs”. *Journal of the American MedicalAssociation*，1999，281（6）：552-557.

④《全国卫生与健康大会 19 日至 20 日在京召开》，http：//www. gov. cn/guowuyuan/2016-08/20/content_ 5101024. htm，最后访问日期：2022 年 9 月 20 日。

养、慢性病防治素养、安全与急救素养、基本医疗素养和健康信息素养六类健康问题素养水平。

（二）居民健康素养监测状况

2008 年 1 月，我国卫生部以公告形式发布了《中国公民健康素养—基本知识与技能（试行）》；同年首次在全国范围内开展居民健康素养监测工作，逐步建立起连续、稳定的健康素养监测系统。2012 年，中央转移地方“健康素养促进行动项目”正式立项，健康素养监测作为其中一项工作内容标志着规范化健康素养监测工作的开始。

全国居民健康素养监测以 31 个省（自治区、直辖市）非集体居住的 15~69 岁常住人口为监测对象，在全国 336 个监测点（区县级）开展，采用入户问卷调查的方式对调查对象的健康素养水平进行调查，对回收问卷进行数据统计分析。①

2021 年全国居民健康素养监测共回收 66676 份有效问卷。监测结果显示，2021 年我国居民健康素养水平为 25.40%，比 2020 年提高了 2.25 个百分点，继续呈现稳步提升趋势。城乡居民基本知识和理念、健康生活方式与行为、基本技能素养水平分别为 37.66%、28.05%、24.28%，比 2020 年分别提升 0.51 个百分点、1.61 个百分点和 1.16 个百分点。六类健康问题的素养水平由高到低依次为：安全与急救素养（56.41%）、科学健康观素养（50.01%）、健康信息素养（35.93%）、传染病防治素养（27.60%）、慢性病防治素养（26.67%）、基本医疗素养（26.05%）。② 总体来说，我国居民总体健康素养水平仍然较低，城乡、地区间发展不均衡，人民群众对各类健康问题的掌握情况不均衡，健康生活方式与行为素养水平提升较慢。

2021 年，浙江省在 27 个省级监测点回收有效问卷 17131 份。监测结果

---

① 聂雪琼、李英华、李莉：《2012 年中国居民健康素养监测数据统计分析方法》，《中国健康教育》2014 年第 30 卷第 2 期，第 178~181 页。

② 《2021 年全国居民健康素养水平达到 25.40%》，http://www.nhc.gov.cn/xcs/s3582/202206/5dc1de46b9a04e52951b21690d74cdb9.shtml，最后访问日期：2022 年 6 月 10 日。

显示，全省居民健康素养水平为36.11%，比2020年提高了3.03个百分点。健康基本知识和理念、健康生活方式与行为、健康技能三方面素养水平分别为49.77%、37.34%和33.69%。六类健康问题的健康素养由高到低分别为：安全与急救素养（67.99%）、科学健康观素养（61.84%）、健康信息素养（46.24%）、慢性病防治素养（40.62%）、传染病防治素养（33.09%）、基本医疗素养（29.58%）。①

（三）杭州居民健康素养促进政策及行动

每个人都是自己健康的第一责任人，影响健康的因素有很多，而健康素养则是其中最重要的因素。《"健康中国2030"规划纲要》将"提升居民健康素养水平"作为重要战略目标，当前健康素养促进已成为健康促进与教育工作的核心任务和主要抓手。

在2020年6月1日正式实施的《中华人民共和国基本医疗卫生与健康促进法》，明确了政府在这方面的法定职责，指出要将健康融入所有政策，把人民健康放在优先发展的战略地位，把健康教育送进乡村、社区、学校和家庭，建设群众身边的健康环境。

近年来为了达到预防疾病、促进健康、提高生活质量的目标，杭州市持续推动健康教育工作，帮助个人和群体树立健康观念，习得健康知识，养成健康行为。

1.完善顶层设计，构建健康科普知识发布和传播机制

早在2008年，杭州市就已经开始全面开展健康素养促进行动。尤其近年来，为了贯彻落实健康中国、健康浙江的战略部署，根据《健康中国行动（2019—2030年）》《国务院办公厅关于印发健康中国行动组织实施和考核方案的通知》，杭州重点实施"健康杭州健康知识普及行动"，并制定和发布《健康知识普及行动三年实施方案（2020—2022年）》。

① 《2021年浙江省居民健康素养水平达36.11%》，https://view.inews.qq.com/k/20220408A0BGXB00?web_channel=wap&openApp=false&pgv_ref=baidutw，最后访问日期为：2022年6月12日。

杭州市根据“健康杭州健康知识普及行动”，建立了健康科普领导小组，以及包括市委宣传部、市卫生健康委、市文化广电旅游局、市体育局、市科技局、市红十字会、市科协、市总工会、团市委、市妇联、杭州文广集团、杭报集团等十余个部门为成员单位的健康杭州健康知识普及行动工作组，并召开健康杭州健康知识普及行动工作组会议，拱墅区卫健局作为浙江省健康知识普及行动试点做了经验汇报，并明确工作组各成员单位的工作目标和任务，确定工作组工作机制，建立杭州市健康知识普及行动联络员制度和备案制度，加强各成员单位之间的互动和合作，形成合力共同推进行动的开展。

建立健全全媒体健康科普知识发布和传播机制，推动杭州市健康科普工作科学、规范、有效地开展，从而全面提升市民健康素养水平，推进健康杭州建设。杭州市根据《健康中国行动（2019—2030 年）》《国务院办公厅关于印发健康中国行动组织实施和考核方案的通知》《健康科普信息生成与传播技术指南（试行）》等文件的要求，坚持问题和需求导向，深化供给侧结构性改革，制定了杭州市健康科普知识发布传播机制并加以实施。该机制阐明了健康科普知识发布、传播与监管的主体和职责，强调部门联动与合作，为健康科普知识发布和传播制定规范机制，以期可以丰富健康科普知识的内涵，提升健康科普作品的质量，增加优质健康科普作品的数量。

2. 完善人才储备，打造健康科普专家库和金牌健康讲师团

遴选各专业领域有关专家，组建健康杭州健康科普专家库。通过相关专业机构推荐，对专家的专业性、科普工作能力等进行评估，经过沟通协作、重点投入、聚焦培养，并通过“孵化器”，促成相关人才的体系化队伍建设。

其中，通过数智学会平台数据，杭州市医学会从全市 27000 余名会员中精选市级医疗机构优质专家，一方面组建多元化科普宣教专家团队，另一方面也不断挖掘潜力后备队伍，邀请媒体人对其成员开展定期专题直播实务培训，对创作过程中的痛点难点问题展开剖析和讨论，提升青年医师后备队伍科普专业化能力，培训惠及医务人员 200 余人。

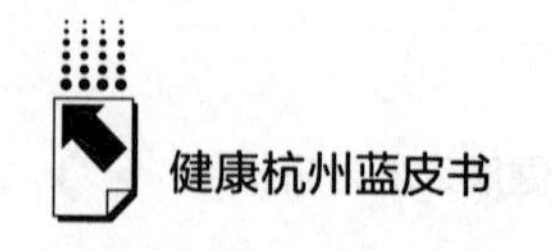

自2017年以来，杭州市卫健委持续组织开展杭州市金牌健康讲师大赛等活动，以赛选拔、以能胜任、以民评价，加强健康科普队伍建设，通过在全市范围内打造一支愿讲、能讲、善讲的高水平的金牌健康讲师团队伍，积极推进"健康杭州健康知识普及行动"。

杭州市不断提高健康讲师专业技能、加强健康讲师团队管理，采用封闭式集训模式，举办杭州市金牌健康讲师技能提升培训，通过专业教师的专题授课与实操练习，以及系统且针对性的培训，提高健康讲师的综合技能。在2020年、2021年市科协等多部门联合举行的杭州市科普职业技能竞赛中，杭州市金牌讲师团表现优异，屡获殊荣，第一届囊括前三名；第二届勇夺2名一等奖、2名二等奖和6名三等奖，以及2个优秀奖和1个优秀组织奖。

在健康中国行动知行大赛医疗卫生机构专场竞赛中，杭州市代表队获得全省第一，并代表浙江省在北京举办的以"健康中国　医者先行"为主题的健康中国行动知行大赛医疗卫生机构专场竞赛中获得季军。

杭州市坚持"需求导向、公益服务、务实高效"原则，为不同需求的群众定制健康科普内容，结合新媒体语境下的健康传播需求，创新拓展健康巡讲方式，对金牌健康讲师团巡讲活动进行总结和优化调整，盘活资源，提升巡讲效果，充分发挥杭州市金牌健康讲师团的传播力和影响力。在注重成效和传播影响力的前提下，2022年，杭州对市级金牌健康讲师团进行制度改革和成员优化，将"首席金牌健康讲师""金牌健康讲师""健康好讲师"统一为"杭州市金牌健康讲师"，设置统一的课件模板和标识，采用统一点课预约平台，并对历届健康讲师进行了意向征询、业绩考核，并重新统一聘任。截至目前在册市级金牌健康讲师有77名，持续开展公益巡讲1300余场，深受广大市民欢迎。

3. 完善科普资源库，推动健康科普作品创作和传播

搭建和完善杭州市健康科普资源库。健康科普资料内容以健康素养66条为主，包括疾病防治、合理营养等内容，通过文字、海报、视频等形式，覆盖全市，旨在提供健康科普资源的社会共享服务，实现全市健康科普资源的共建共享与互联互通。目前，资源库已建立传染病、预防接种等19个分

类，上传各类资源千余个。

2022年，杭州市疾控中心对杭州市健康科普资源库前期开发和使用情况进行了调研，并根据调研结果，结合用户需求和区县（市）健康教育机构的工作实际，对资源库功能和UI等进行二次开发，以市级为统筹、区县及区县下属单位为矩阵，资源库分层独立且扁平化协同，同时对资源利用情况进行可视化评价，提升了资源库的可利用性和操作可及性。

创新传播模式，杭州市疾控中心设计了“杭医生”IP，并以此为核心创新图文、漫画、视频等多媒体健康科普形式，以健康问题的具象化为切入点，通过拟人手法和漫画等多种形式，阐述健康原理，明确健康行为建议，从而增强市民践行健康行为的内生动力，达到长期稳定发展的目标。

4. 整合传播渠道，建立全媒体健康科普知识传播机制

在健康融入所有政策的同时，健康科普知识发布和传播主体也要覆盖多传播渠道、全媒体范畴，涵盖互联网和移动互联网信息服务单位、电视台、广播电台、通讯社、报刊音像出版单位等。其中，卫生健康部门、高校院所要提供与健康相关的核心信息并及时发布，可以以卫生主题宣传日、科普宣传周、重大热点事件、重大研究发现、重大调查结果、节气气候变化等为契机，通过官网、官微、记者发布会、蓝皮书、电视、电台等受众可及的途径，及时向社会公众和目标人群发布信息。

各部门、各单位则应根据目标人群的需要及时传播信息。依托本部门、本单位的传播资源和阵地，如电视、电台、报纸杂志、宣传栏、电子屏、海报折页、健康处方、讲座咨询等传统媒介和手段，以及微信、微博、抖音、快手、腾讯视频、移动客户端等新媒体传播方式，选择受众方便可及、喜闻乐见的途径进行传播。

仅2021年统计信息显示，健康知识普及相关宣传、节目电视台播出超过10000分钟，广播播出相关内容超过3400分钟，新媒体推送相关信息超过400条，播出爱国卫生、健康杭州知识的普及等相关节目近500期，获得了广泛关注。杭州首档群众体育科学指导栏目《全民健身共享亚运》，共计播出304期，同时段全国收视率排名第二位。播出公益广告762次，总时长

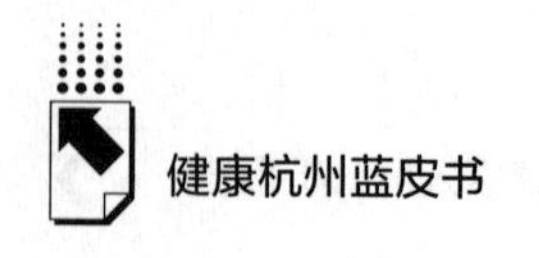

4 小时 14 分。

2021 年，杭州市控烟办和杭州市文明办联合开展“全面无烟迎亚运”全媒体宣贯活动。通过微信、抖音、视频号等新媒体平台，电视、广播、报纸等传统媒体，地铁、公交、站点、户外媒体、城市电视，以及各系统、各单位自有的公共宣传平台等，采用线上线下相结合的方式，全面投放控烟公益广告，广泛宣传杭州市控烟相关规定。

开展“科学+战疫”应急科普专项行动，科学宣传疫情防护知识，加强健康宣教，着力民情引导，进一步增强民众安全防护、疫苗接种和顾全大局等意识，提高公众自我保护能力。通过省市媒体以及“健康杭州”“杭州疾控”等官方微信公众号、官方抖音号等新媒体途径，以及 LED 屏等线下宣传阵地，开展全方位、多角度的健康传播。尤其是 2022 年，在仁和疫情防控中，杭州疾控中心围绕市民关心的话题策划了 6 个选题，包括《人防和物防两手都要抓》《抗原检测来了！你会选择吗?》《3+11、2+14、14+7 等是啥意思?》《什么是“五同”人员？如何做好个人防护?》《新冠疫苗加强接种权威解答来了》《114：1！杭州疾控复盘两起奥密克戎，只因不同“开端”》，得到浙江新闻、天目新闻、《杭州日报》等 40 多家省、市、区各级媒体的广泛宣传报道，在微信公众号、网页、报纸、新闻客户端、微博均有出现，报道量为 100 余篇，总阅读量达到 160 多万人次，其中有 5 篇报道阅读量达到 10 万余人次。而在拱墅疫情防控中，一篇《一分钟吵架什么后果》被新华社、《环球时报》等多家媒体大量转载，并上了微博热搜，阅读量超过 5400 万人次，超过预期传播效果。

依托新媒体平台，杭州积极探索数字化新技术的应用，打造健康科普新媒体阵地，建立全媒体健康科普知识发布和传播机制。市级开展健康传播新媒体矩阵的建设，区县建立联动发布机制，实现最优化传播效应，充分利用新媒体的及时性、互动性等优势，形成立体多元的传播体系，建立更符合公众需求的健康教育模式。杭州市卫健委官方微信号“健康杭州”于 2021 年粉丝突破百万，其抖音号多次晋级全国健康政务新媒体前十，短视频单条最高点击量 1708 万次。

5. 创新科普形式，优化传播效果

杭州市医学会打造了“钱塘名医荟”品牌科普活动中心，通过自媒体、直播等健康知识科普新媒体矩阵，充分发挥卫生健康学会作用，将健康知识带给大众。“钱塘名医荟”直播间致力于向市民宣传特色医疗专科，推荐市级优质医疗资源，从大众关心的热点出发，传递权威、专业、有趣的常识，拉近百姓与“名医”之间的距离。直播间创建至今，共开展 82 场活动，时长达 5910 分钟，共有 60 多万人在线学习，取得了良好效果，收获了广泛好评。依托“钱塘名医荟”平台，杭州市医学会汇编了首本实体系列丛书《健康科普百问百答》，目前已更新至第二册。丛书内容来源于杭州市医学会官方科普平台中高热度的医学类科普短视频，工作人员将其整理成文字，总结杭州市百位专家的健康科普知识，并编写成册。该丛书打破线上线下界限，以二维码链接相应的短视频，利用了新媒体的交互性、共享性、个性化和社群化等特点，兼具科学性、普及性与趣味性，发出科学正确的权威声音，正本清源。

杭州市疾控中心开设“杭医生科普”直播频道通过疾控专家+临床专家共话健康的模式，围绕健康日主题开展科普直播，如开展了 324 结核日、415 肿瘤防治周、425 预防接种日、520 营养周、531 世界无烟日等多场直播，每场在线人数都超过了 10 万人，听众广泛参与，积极互动，取得了超预期的效果。

在浙江省委省政府、健康浙江建设领导小组办公室、浙江省卫生健康委员会、浙江省科学技术协会发起的 2022 年浙江省宫颈癌预防大学生微视频创意大赛中，由杭州市卫健委组织参加的高校学生表现突出，取得了 2 名一等奖、3 名二等奖和 10 名三等奖的优异成绩。

2021 年，在浙江省健康科普大赛中有百余件作品参赛，其中杭州地区获得 1 个一等奖、1 个二等奖、2 个三等奖、4 个优秀奖。

杭州市卫生健康委、市医学会、市预防医学会开展 2021 年健康科普优秀短视频作品评选活动，各级医疗卫生单位、区县（市）卫健局积极响应，50 余家单位上报 273 件作品参加。经过形式审查和作品初筛，以及特邀专家科学性评价，并邀请中华医学会、中国健康教育中心、浙江省科学传播中心、浙江传媒学院、浙江省疾控中心等多家单位的健康教育和媒体传播专

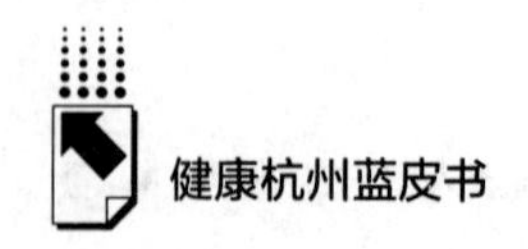

家，召开科普短视频现场评审会，最终评选出一、二、三等奖，报评选领导小组审议和公布。通过举办本次大赛，众多优秀的、符合大众需求的健康科普短视频作品得到展现，起到了较好的示范引领作用，推动优秀作品走向公众，拓宽公众获取健康知识渠道。

杭州市疾控中心发起创建杭州市“无烟家庭”倡议书，开展“无烟杭州 无烟亚运”短视频、绘画作品征集活动，推动“三减三健·全民健康生活方式日”活动，并获得2021全国健康促进优秀案例视频类优秀作品荣誉。杭州市疾控中心还着手开发健康科普系列漫画，参与2021年浙江省健康科普大赛，并获得1个一等奖，1个二等奖，2个三等奖，4个优秀奖，杭州获得了“最佳贡献奖”。

6. 优化健康传播效果，深入基层一线，开展精准化健康教育

杭州市疾控中心以广泛传播健康知识和实用技能为目的，采用“点餐配送式”的方式，开展系列健康讲座。重点围绕疾病预防、合理膳食、应急救护、科学锻炼、控烟限酒、心理健康等主题，制订年度健康素养普及要点、宣讲工作计划和宣传内容菜单。建立覆盖市、县（区、市）两级的健康教育（老龄保健、妇幼保健、优生优育和生殖健康等）讲师团、体育健身指导团、急救技能讲师团，有条件的乡镇自行组建宣讲专业队伍，根据各自专业优势，深入各地礼堂开展系列讲座。由镇、村依据宣传内容菜单负责健康讲座“点餐”，市、县（区、市）负责协调提供师资“配送”，建立供需结合的“点餐配送”模式。

7. 结合健康细胞建设，着力提升居民健康素养

在各级各类健康细胞建设中，注重场所健康元素融入，以场所健康问题为导向，注重场所内个人健康素养的积累与培养，强化家庭和高危健康生活方式的干预与指导，全力推进全民健康生活方式行动。

政府数字化转型是浙江省委、省政府的重要决策部署，随着杭州市落实各项举措，如完善健康影响评价和健康杭州考核制度、提升数据应用水平、在健康科普中完善“互联网+”医疗健康新生态，基本形成了具有杭州特色的大健康现代化治理体系。未来，杭州市数字健康治理水平也将走向新高度。

（四）杭州近年居民健康素养水平现状

1. 总体健康素养水平呈现上升趋势

近年来杭州市居民的健康素养监测抽样程序相同，样本数量略有不同。首先，按照概率比例规模抽样方法，逐级抽取区（县）、街道（乡镇）、社区（村）；其次，按照完全随机抽样选择家庭户；最后，根据KISH表法在每个家庭户中随机选择1名符合条件的调查对象进行调查。2013~2020年的数据是根据杭州市第六次全国人口普查的年龄结构进行标化处理而来的；2021年的数据是根据杭州市第七次全国人口普查的年龄结构进行标化处理而来的。

2013年，下城区、拱墅区、富阳市、滨江区、余杭区、临安市、建德市7个区、县（市）开展了素养监测，共调查15~69岁常住人口1891人，结果显示杭州市居民健康素养水平为13.77%。

2015年，下城区、拱墅区、富阳区、滨江区、余杭区、临安市、建德市、上城区、江干区、萧山区10个区、县（市）开展了素养监测，共调查15~69岁常住人口7209人，结果显示杭州市居民健康素养水平为16.95%。

2016年，江干区、余杭区、下城区、富阳区、淳安县等区县继续开展素养监测，共调查15~69岁常住人口1680人，结果显示居民健康素养水平为26.88%。

2017年，下城区、富阳区、临安区、淳安县和萧山区开展素养监测，共调查15~69岁常住人口1841人，结果显示居民健康素养水平为30.15%。

2018年，下城区、西湖区、富阳区、临安区、建德市和淳安县6个区、县（市）作为市级监测样本采集点，共调查15~69岁常住人口3854人，结果显示居民标化健康素养水平为33.94%。

2019年，下城区、拱墅区、富阳区、临安区、桐庐县和淳安县6个区、县（市）作为市级监测样本采集点，共调查15~69岁常住人口3845人，结果显示居民健康素养水平为34.90%。

2020 年，下城区、拱墅区、富阳区、临安区、建德市和淳安县 6 个区、县（市）作为市级监测样本采集点，共调查 15~69 岁常住人口 3863 人，结果显示居民健康素养水平为 38.54%。

2021 年，杭州市居民健康素养监测在所有区县（市）开展，最终回收有效问卷 9480 份，结果显示居民健康素养水平为 40.24%。

从历年结果来看，杭州市居民健康素养水平呈现持续上升趋势（见图 9）。

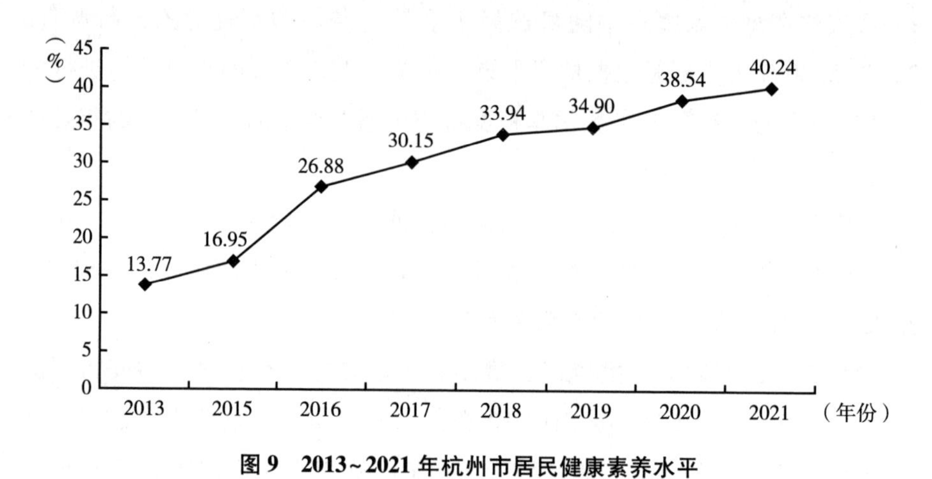

图 9　2013~2021 年杭州市居民健康素养水平

2. “三个维度”健康素养水平的比较

2021 年，杭州市居民健康知识和理念、健康生活方式与行为、健康技能三个维度的素养水平分别为 52.71%、40.48%、34.04%。与 2013 年相比，“三个方面”的素养水平都有了大幅上升，但不同年份“三个方面”素养水平呈波动趋势（见图 10）。

3. 六类健康问题素养水平的比较

2013~2021 年居民六类健康问题素养水平，如图 11 所示。2021 年六类健康问题素养水平由高到低依次为安全与急救 68.90%、科学健康观 62.34%、健康信息 49.35%、慢性病防治 42.80%、传染病防治 36.69%、基本医疗 31.09%，均较 2013 年有了大幅提升，但不同年份间呈波动趋势。安全与急救、科学健康观两类健康问题的素养水平多年来一直远远高于其他四

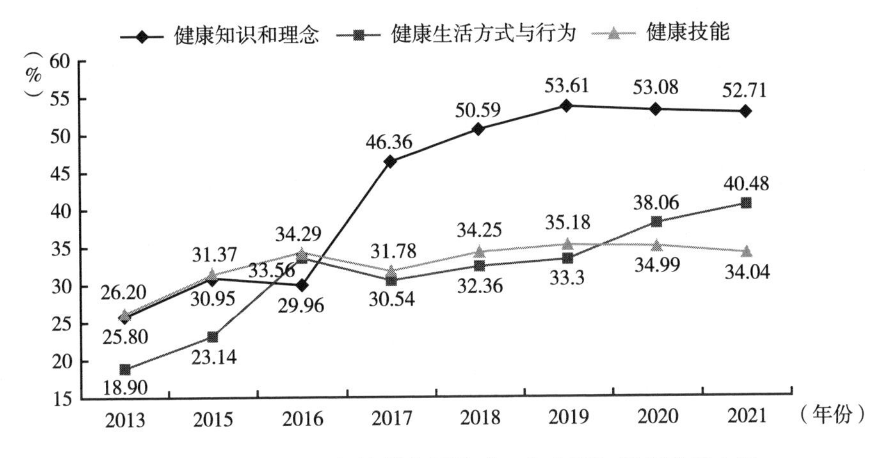

图 10　2013~2021 年杭州市居民“三个方面”健康素养水平

类健康问题；慢性病防治、传染病防治和基本医疗三类健康问题的素养水平相对较低。

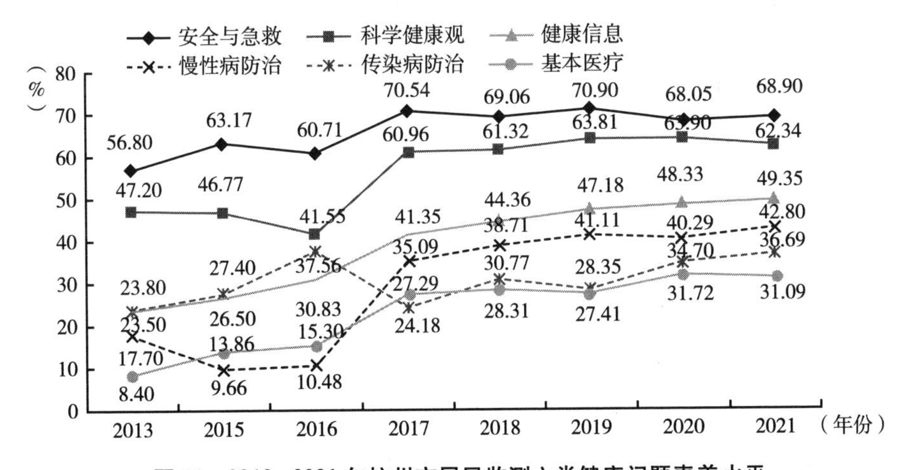

图 11　2013~2021 年杭州市居民监测六类健康问题素养水平

4. 不同社会人口学特征人群健康素养水平比较（以2021年未标化结果为例）

（1）性别特征

男性健康素养水平为 36.15%，女性健康素养水平为 36.60%，女性略高于男性，此差异没有统计学意义（$\chi^2=0.207$，$P=0.649$）。

（2）年龄特征

25～34 岁年龄组健康素养水平最高，为 61.01%；35～44 岁组次之，为 54.66%；45 岁以后随着年龄增长，健康素养水平逐渐降低，65～69 岁组仅为 8.83%。各年龄组健康素养水平的差异具有统计学意义（χ^2 = 1524.500，P<0.01）（见图 12）。

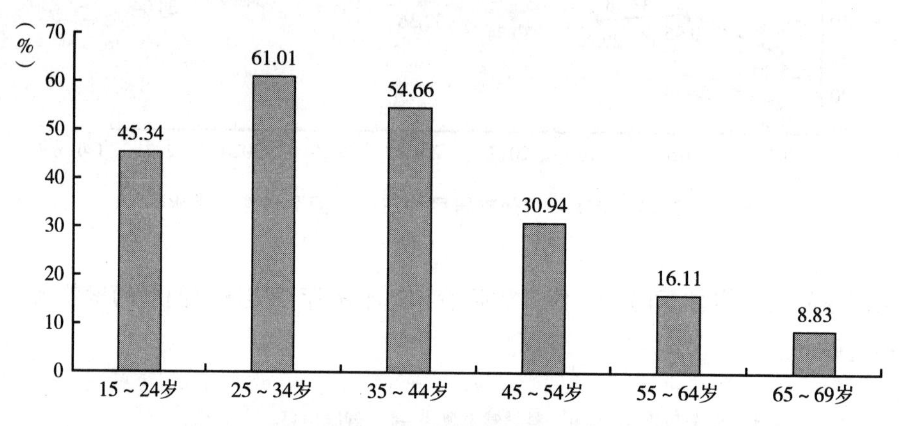

图 12　2021 年杭州市居民健康素养水平年龄分布

（3）受教育程度特征

健康素养水平呈现随受教育程度的增高而不断升高的特点，不识字或识字很少组的健康素养水平仅为 3.53%，大专/本科/硕士及以上受教育程度组的健康素养水平高达 64.95%，不同受教育程度组的健康素养水平差异有统计学意义（χ^2 = 2262.658，P<0.01）（见图 13）。

（4）职业特征

不同职业类型的居民健康素养水平存在较大差异。其他企业人员组居民的健康素养水平高达 54.67%；其次为机关事业单位人员组，健康素养水平为 51.60%。农民组健康素养水平最低，仅为 13.11%。不同职业人群健康素养水平的差异有统计学意义（χ^2 = 1249.984，P<0.01）（见图 14）。

5. 各区县居民健康素养水平比较

从 2018 年起，浙江省在全省所有区县（市）同步开展健康素养监测，

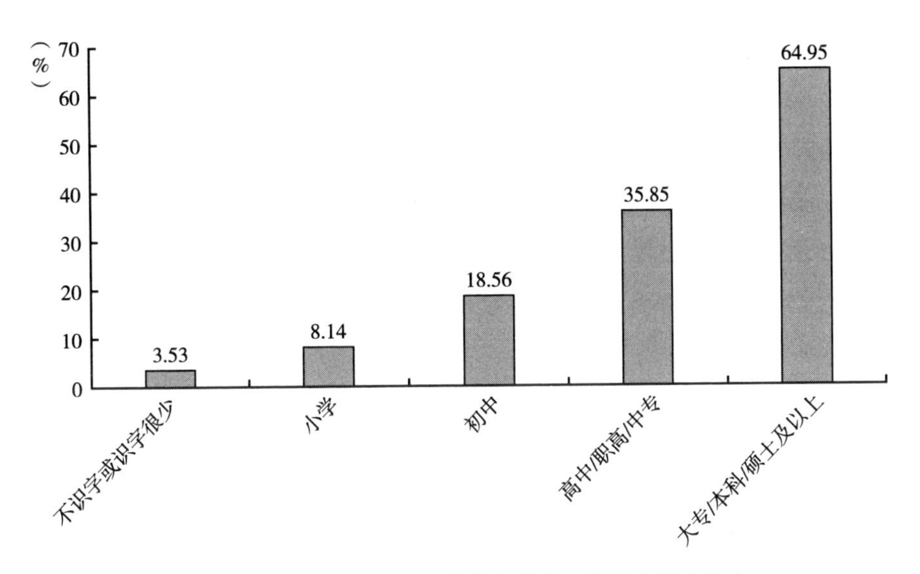

图 13　2021 年杭州市居民健康素养水平受教育程度分布

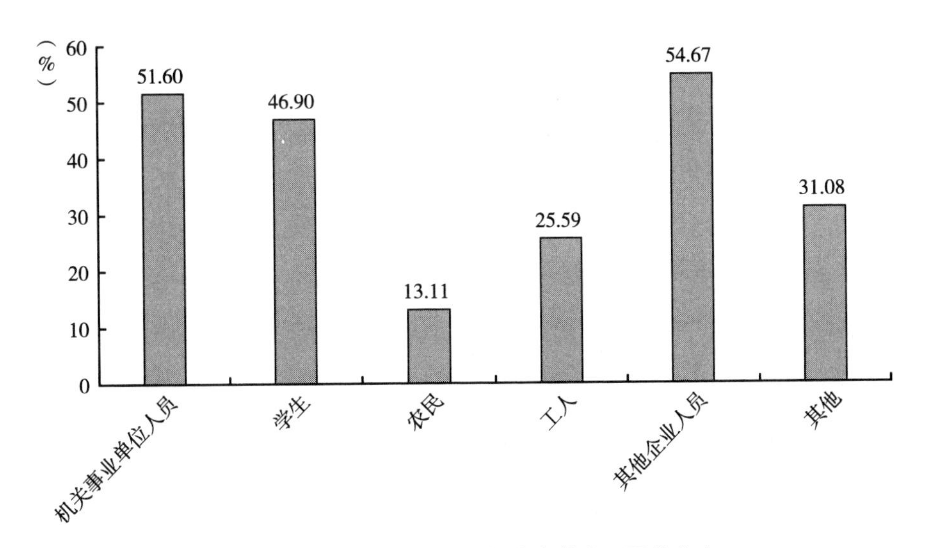

图 14　2021 年杭州市居民健康素养水平职业分布

杭州市各区县（市）居民健康素养水平如表 3 所示。可见，各区县（市）居民健康素养水平均呈现不断增长的趋势。

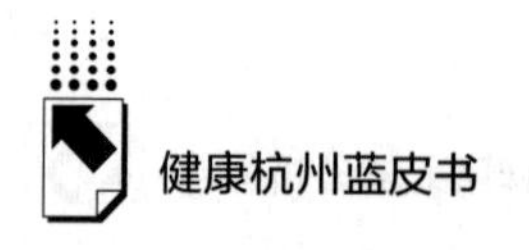

表 3　2018~2021 年杭州市各区县居民健康素养水平

单位：%

区县	2018 年	2019 年	2020 年	2021 年
上城区	29.53	38.94	40.64	41.86
江干区	33.91	37.42	39.06	
下城区	33.91	36.25	37.50	42.50
拱墅区	25.00	37.50	41.30	
西湖区（含名胜）	38.59	39.06	39.69	44.02
滨江区	39.10	42.78	44.50	45.94
萧山区	25.59	32.03	32.81	37.10
余杭区	29.10	35.10	37.95	39.19
富阳区	25.73	27.14	35.66	36.23
临安区	28.10	29.10	34.40	35.20
钱塘区	—	26.70	29.90	39.88
建德市	16.20	24.75	28.49	31.88
桐庐县	17.50	27.37	28.59	32.73
淳安县	18.89	22.80	30.07	31.05
临平区	—	—	—	41.47

注：因行政区划调整，部分区县数据不完整。

（五）杭州居民健康素养存在的主要问题

1. 不同社会人口学特征人群的健康素养水平存在较大差异

杭州市居民健康素养水平的年龄、受教育程度和职业差异明显。2021 年的调查结果显示 45 岁以上年龄组人群的健康素养水平显著下降，最低的 65~69 岁组与最高的 25~34 岁组差距达到 52.18 个百分点；受教育程度最低组与最高组的差距达到 61.42 个百分点；农民组与健康素养水平最高的其他企业人员组差距达到 41.56 个百分点。这可能是因为健康素养是一种知识关联性能力，受教育程度越高的居民获取健康知识以及卫生服务的途径越多，对健康知识的阅读理解和运用能力也越强；而我国当前年龄高的群体及农民群体的受教育程度相对较低。

2. 六类健康问题的素养水平差异明显

安全与急救、科学健康观两类健康问题的素养水平多年来一直远远高于其他四类健康问题的素养水平；慢性病防治、传染病防治和基本医疗三类健康问题的素养水平相对较低。这与公众对健康问题重要性的认识有关。一方面，这与六类健康问题本身的显现特征有关。例如，慢性病起病隐匿，病因复杂，病程长，对健康的危害在日积月累中逐步显现，不易引起重视。另一方面，六类健康问题素养水平也为各级健康教育机构今后有针对性、有侧重地开展工作提供了依据。

3. 不同地区居民健康素养水平的差异明显

从 2018~2021 年各区县（市）的结果来看，杭州市居民健康素养地区分布呈现主城区高于新城区，新城区高于县（市）（桐庐县、建德市、淳安县）的特点。这可能与农村地区居民整体社会经济地位（受教育程度、经济状况、职业）与城市居民有一定差距，以及农村面临着基础设施落后、健康教育形式单一、卫生教育资源匮乏等现实问题有关。健康素养水平的地区差异也说明当前健康教育工作质量和效果区域差异明显。

（六）杭州居民健康素养发展策略

1. 继续推进具有人群针对性的健康素养促进行动

最近几年调查的结果均显示，45 岁以上、受教育程度低和农民群体的健康素养水平相对其他人群较低。这一结果提示健康素养促进行动应更具有人群针对性，通过健康中国行、健康素养进农村文化礼堂、市民健康知识大赛等活动深入开展健康素养提升工作；并积极探索新思路和新方法，提高健康传播的有效性。

2. 应针对不同维度、不同类别的健康问题有侧重地进行宣传引导

居民“三个维度”的健康素养水平存在“认知不协调”现象，六类健康问题素养水平的差距也较大。基本医疗、传染病防治、慢性病防治的素养水平相对来说处于较低水平，而安全与急救和科学健康观两类健康问题的素养水平相对来说较高。这一结果提示：一方面应大力加强对科学就医等基本

医疗行为及慢性病防治知识和技能的健康教育；另一方面也不能忽视传染性疾病防治知识和技能的持续宣传引导。同时，除了关注健康知识和理念的宣传普及，更要从影响健康行为形成的多维度因素去干预，最终促使居民养成健康的生活方式与行为。

3. 加强不同地区健康教育与健康促进工作交流学习

居民健康素养水平在不同区县（市）、特别是城区和农村县（市）之间差异明显，这提示市级层面在开展工作的过程中，应组织不同区县（市），尤其是偏远县与主城区健康教育工作者相互交流学习，以便取长补短。

近年来杭州市居民健康素养水平的稳步提升反映了全市健康促进与健康教育工作的阶段性成效，但我们仍然要清醒地看到不同群体、不同地区之间健康素养水平的发展不平衡。因此，有关部门应持续推进健康城市建设，进一步落实将健康融入所有政策，加强多部门间协作；倡导“居民是自己健康第一责任人”理念，有针对性地开展健康促进与健康教育工作，切实提高居民健康素养水平，进而提高居民健康水平和生活质量。

B.10
2016～2021年杭州市民体质发展报告

华宇飞　陈乐姗　张林翎*

摘　要：《杭州市人民政府关于推进健康杭州三年行动（2020—2022年）的实施意见》明确提出，“积极开展群众性体育活动，大力发展具有民族和杭州地方特色的体育活动。到2022年，国民体质监测合格率达到94.0%”。国民体质监测不仅可以反映居民体质状况，也是指导科学健身的重要依据。本报告基于2016～2021年（分为两个时间节点：2016～2020年“十三五”期间；2021年“十四五”开局之年）杭州市国民体质监测数据，研究分析其变化规律，为长期动态掌握杭州市城乡居民体质状况奠定基础，推动杭州市群众体育事业健康发展，进一步加快健康杭州建设，在“两个先行”中展现健康杭州头雁风采。

关键词：国民体质监测　体质健康　科学健身　健康杭州

为落实《国务院关于实施健康中国行动的意见》（国发〔2019〕13号）和《浙江省人民政府关于推进健康浙江行动的实施意见》（浙政发〔2019〕29号）等文件精神，以及全力建设健康杭州，2020年底杭州市人民政府以

---

* 华宇飞，杭州市国民体质监测中心社体科负责人，体育硕士，主要研究方向为全民健身、体质健康、运动促进健康；陈乐姗，杭州市国民体质监测中心，运动人体科学硕士，主要研究方向为国民体质监测与评价；张林翎，杭州市国民体质监测中心，教育学学士，主要研究方向为体卫融合。

“健康浙江新标杆”和“健康中国示范区”为目标，立足杭州实际，提出了推进健康杭州三年行动（2020—2022 年）的实施意见。健康是幸福之基，随着人民生活水平的逐渐提高，群众对运动与健康的关注不断提升。自“三年行动”开展以来，杭州市深入贯彻健康中国、健康浙江行动部署，开展系列健康杭州运动与健康知识普及行动，扩大体育场地设施建设，优化公共体育场馆开放制度，提升群众参与运动的积极性，带动全民共建健康杭州。

《“健康中国 2030”规划纲要》中明确指出：“开展国民体质测试，完善体质健康监测体系，开发应用国民体质健康监测大数据，开展运动风险评估。”群众通过体质监测可全面、直观地了解自身体质状况和健康水平以及疾病发生发展倾向；国民体质监测相关专业人员则可根据体质监测结果给出科学合理的运动处方、营养处方，以保持和提高群众体质健康水平；政府也可以通过国民体质监测结果所反映的社会健康问题，有针对性地动员群众参加体育锻炼、增加公共体育场地设施，促进“体卫融合”，提升全民健康水平。

依照国家体育总局颁发的《国民体质测定标准》，在杭州市体育局的统一部署下，2016~2021 年杭州市国民体质监测中心会同有关区县（市）体育部门每年对各区县（市）按人口比例进行体质抽样监测。具体由上城区、拱墅区（原下城区）、西湖区、萧山区、余杭区这 5 个国家国民体质监测点组织受测对象，杭州市国民体质监测中心组建专业队伍开展测试。测试内容主要包含身体形态、身体机能和身体素质三个方面，测试对象为 3~69 周岁的杭州市健康国民，按年龄分为幼儿（3~6 周岁）、中青年人（20~59 周岁）和老年人（60~69 周岁）三个年龄段。

一　2016~2020年“十三五”期间杭州市国民体质发展趋势

（一）基本情况

2016~2020 年杭州市逐步扩大体质监测样本量，实现常住人口 3‰常态化测试目标。采集人群涵盖幼儿、中青年人和老年人，参与国民体质监测的人数整体呈增长趋势。2016~2020 年杭州市国民体质监测样本量如图 1 所示。

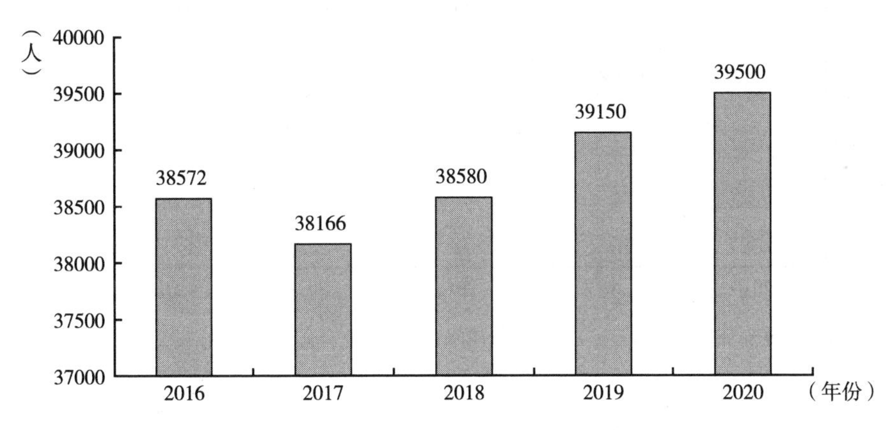

图 1　2016~2020 年杭州市国民体质监测样本量

（二）2016~2020年“十三五”期间杭州市国民体质变化情况

1. 2016~2020年“十三五”期间杭州市幼儿体质变化情况

（1）男幼儿体质变化情况

2016~2020 年“十三五”期间，3~6 周岁男幼儿身高测试结果在 2018 年有明显下降后趋于平稳，而体重未有明显变化。3~6 周岁男幼儿坐位体前屈成绩略有上升，而立定跳远、走平衡木时间、双脚连续跳、10 米折返跑成绩的成绩在 2017 年突出，但整体成绩随之呈小幅下滑趋势，网球掷远平均值呈现“两头低、中间高”的形态。“十三五”期间，男幼儿体质监测数据整体变化说明，2017 年是男幼儿体质水平变化的拐点，也是身体素质水平最高的一年，下肢力量素质、速度、灵敏素质和平衡能力均高于其他年份。然而，在 2018 年后，男幼儿的下肢力量素质、速度、灵敏素质和平衡能力均有一定程度的下降（见图 2）。

（2）女幼儿体质变化情况

2016~2020 年，3~6 周岁女幼儿身高、体重和坐位体前屈测试结果没有

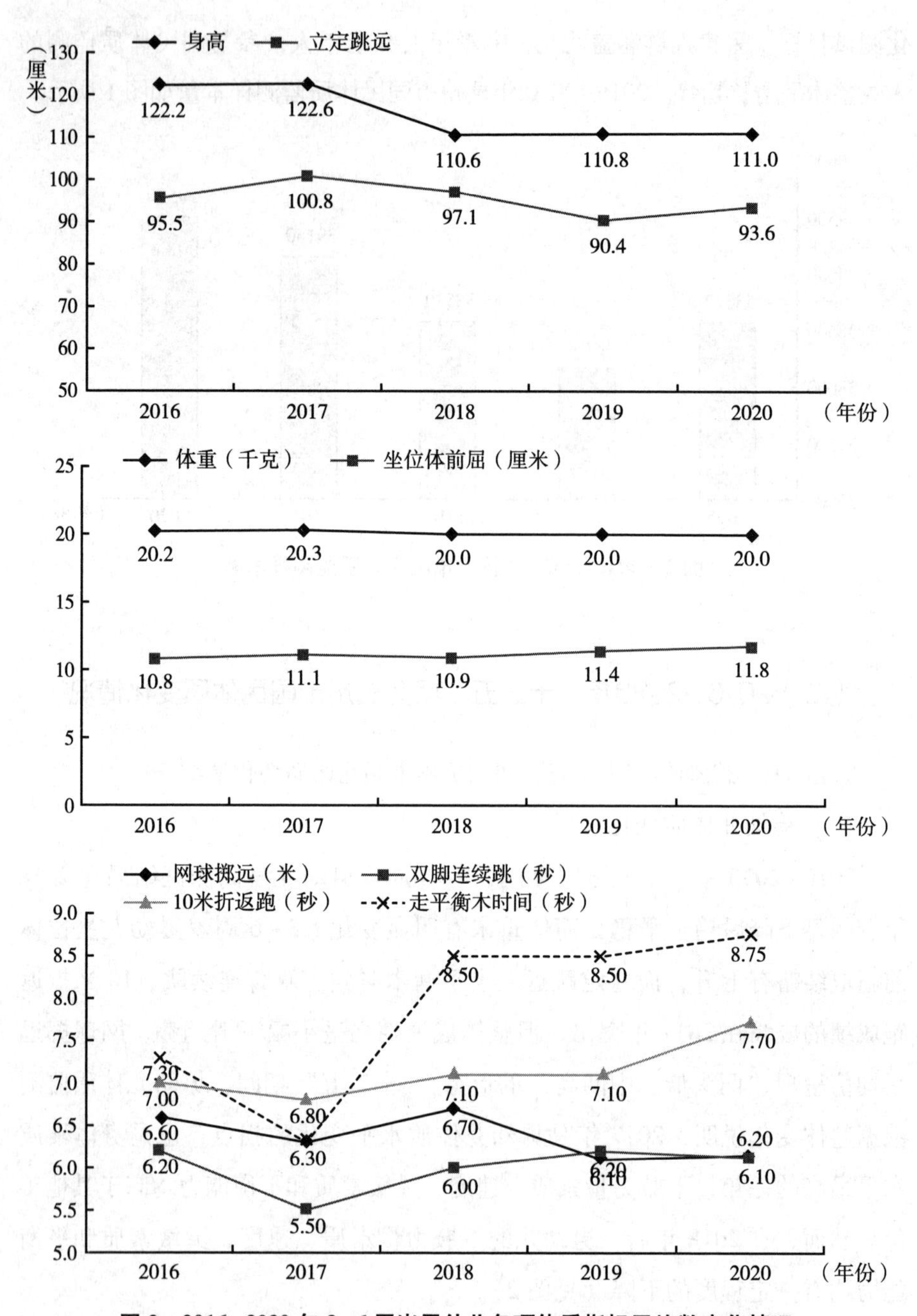

图 2　2016~2020 年 3~6 周岁男幼儿各项体质指标平均数变化情况

明显变化，均在小幅范围内波动。3~6 周岁女幼儿的立定跳远在 2017 年达到峰值后整体呈下降趋势，走平衡木时间、10 米折返跑和双脚连续跳的成绩在 2017 年较突出，但整体成绩随之呈小幅下滑趋势，网球掷远在五年内呈波动变化趋势。“十三五”期间，女幼儿体质监测数据整体变化说明，2017 年是女幼儿身体素质表现较好的一年，但整体来看，女幼儿的下肢力量素质、速度、灵敏素质和平衡能力均呈波动下降趋势（见图 3）。

2. 2016~2020年杭州市中青年人和老年人体质变化情况

（1）身高指标变化情况

身高反映人体骨骼纵向生长水平。2016~2020 年男性各年龄组身高平均数整体呈小幅波动上升趋势（见图 4）。

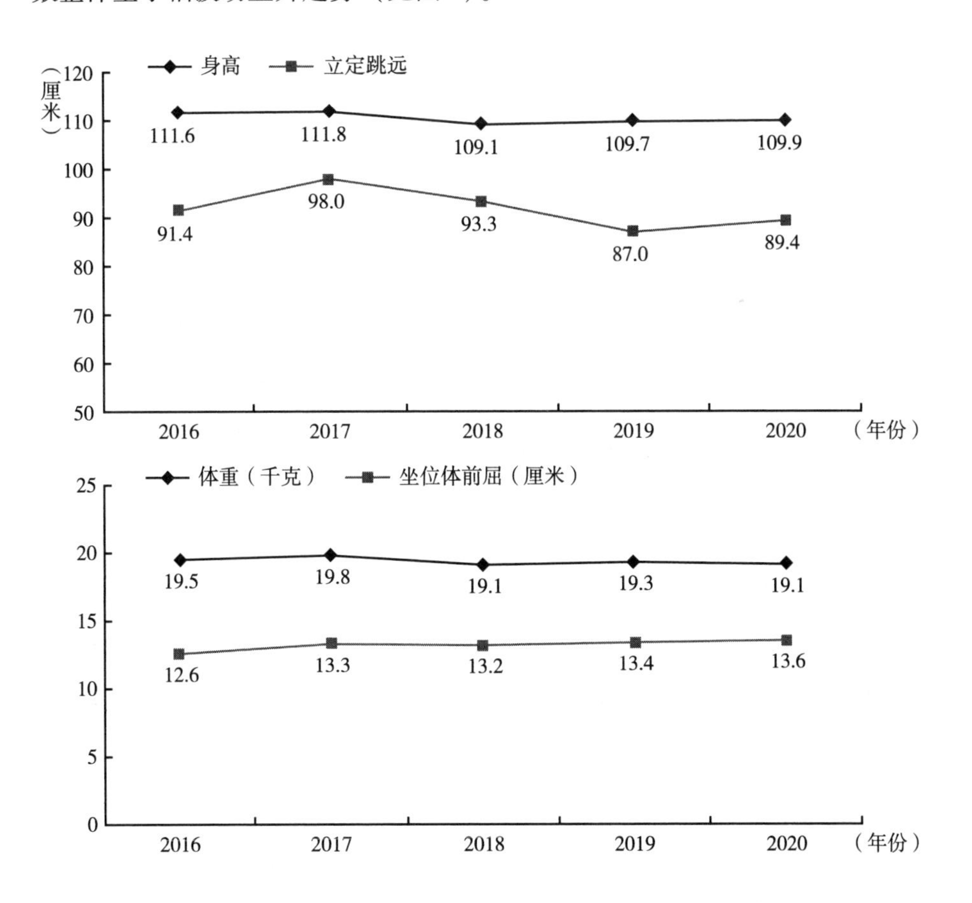

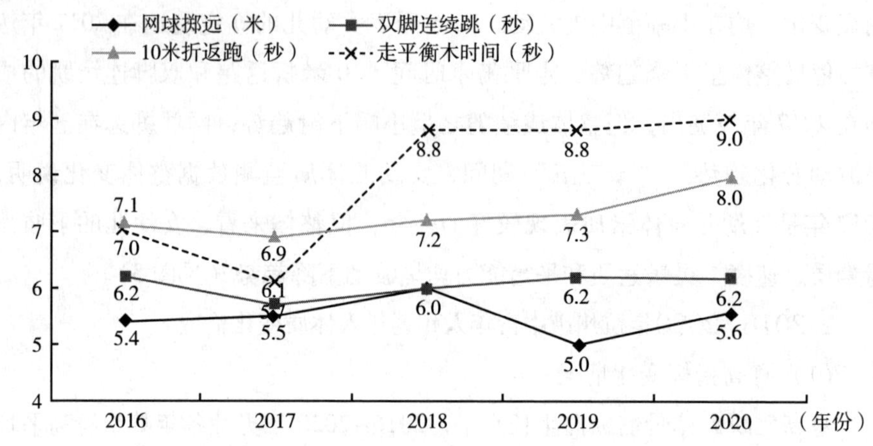

图 3　2016~2020 年 3~6 周岁女幼儿各项体质指标平均数变化情况

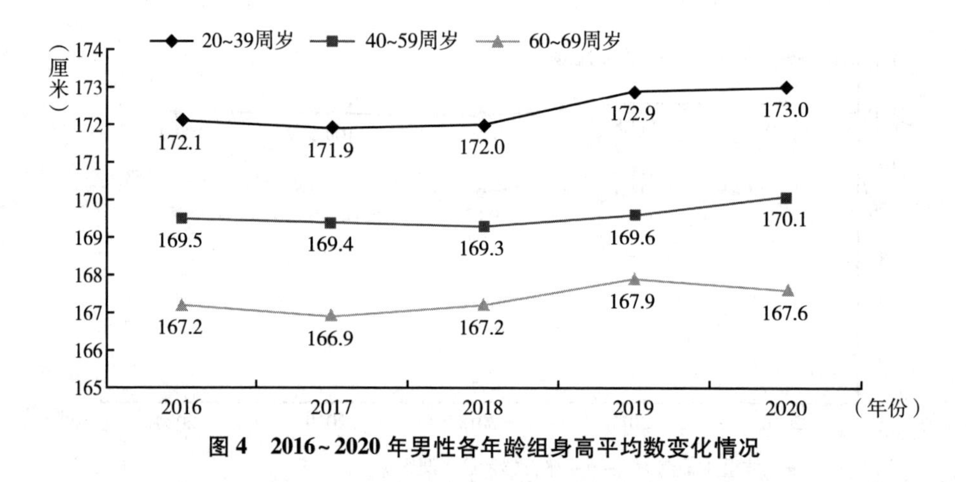

图 4　2016~2020 年男性各年龄组身高平均数变化情况

2016~2020 年女性各年龄组身高平均数整体无明显变化（见图 5）。

（2）体重指标变化情况

体重反映人体发育程度和营养状况。2016~2020 年男性各年龄组（除 40~59 周岁以外）体重平均数整体呈上升趋势。40~59 周岁男性在 2017 年和 2020 年有小幅下降，整体变化不大（见图 6）。

2016~2020 年女性各年龄组体重平均数整体无明显变化。“十三五”期间，20~39 周岁女性体重平均数均明显低于其他两组，40~59 周岁及 60~69 周岁年龄组女性五年内变化水平较为接近（见图 7）。

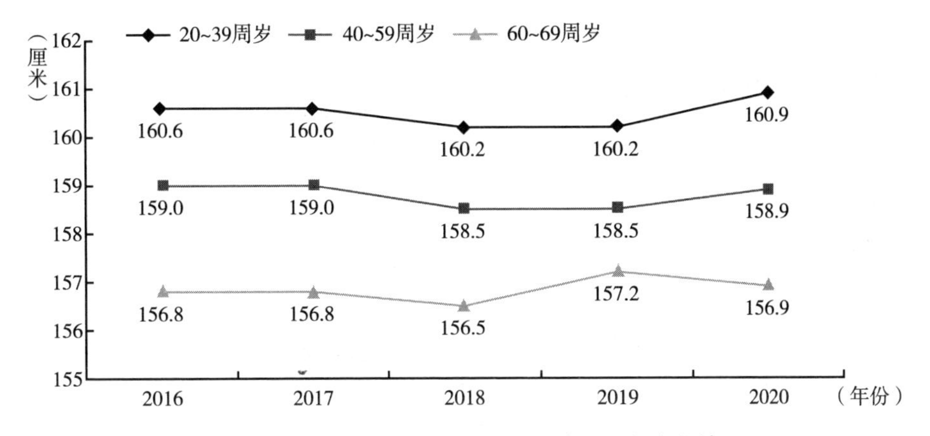

图 5　2016~2020 年女性各年龄组身高平均数变化情况

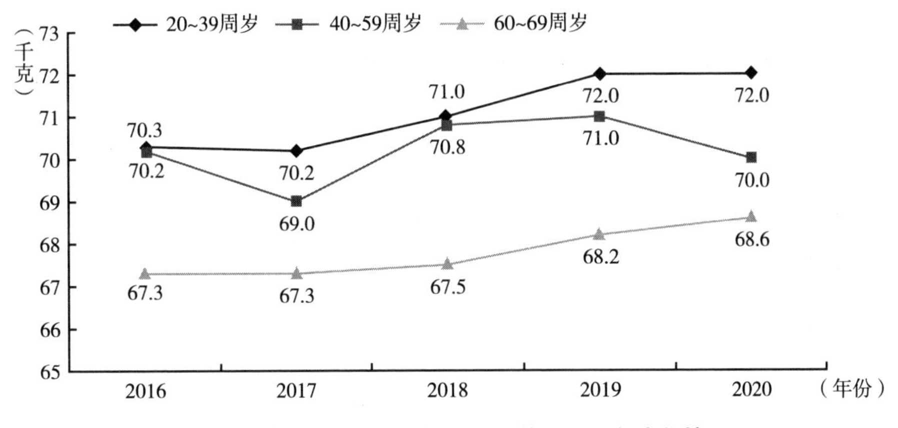

图 6　2016~2020 年男性各年龄组体重平均数变化情况

（3）肺活量指标变化情况

肺活量反映人体肺的容积和扩张能力。2016~2020 年男性肺活量平均数整体呈小幅波动变化。20~39 周岁及 40~59 周岁男性肺活量略微下降，60~69 周岁男性肺活量平均数在 2019 年增长较为明显，2020 年略有下降，但整体呈上升趋势（见图 8）。

2016~2020 年女性肺活量平均数整体呈波动上升趋势。60~69 周岁、40~59 周岁女性以 2018 年为拐点，先下降后上升，20~39 周岁女性肺活量整体呈小幅上升趋势（见图 9）。

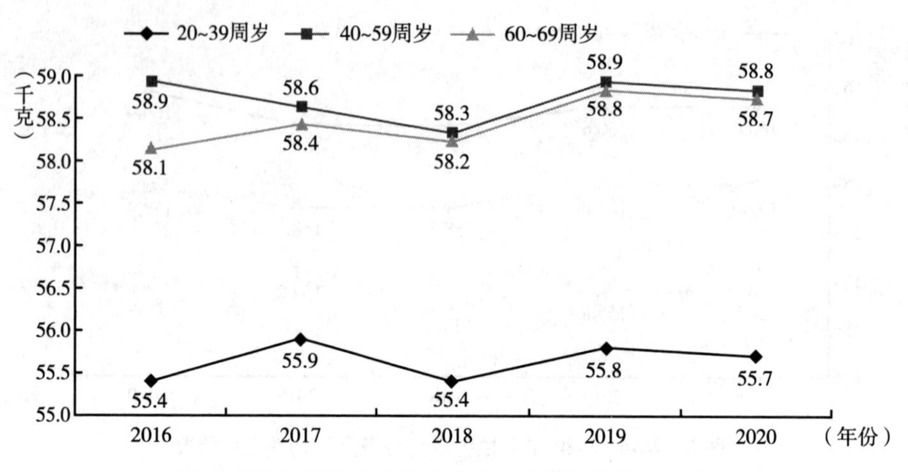

图7　2016~2020年女性各年龄组体重平均数变化情况

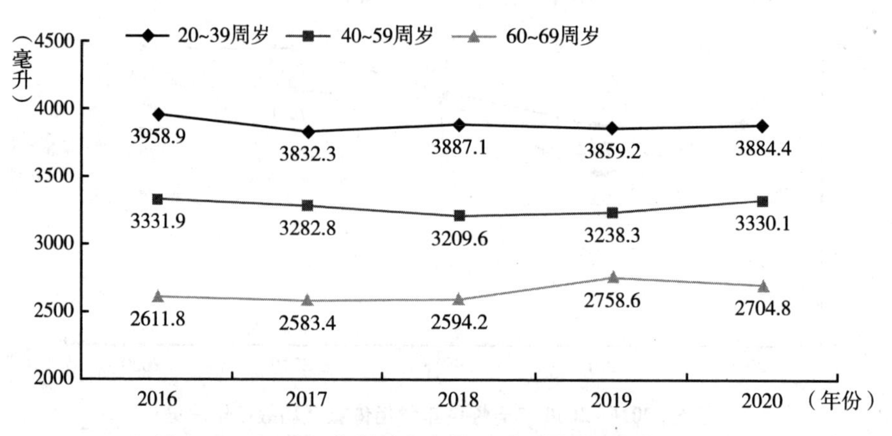

图8　2016~2020年男性各年龄组肺活量平均数变化情况

（4）台阶试验指标变化情况

台阶负荷测试，是目前测量和评价心血管耐力最有效的方法之一。“十三五”期间，20~39周岁男性台阶试验平均数逐年增长，在2019年达到峰值，2020年略有下降，整体呈上升趋势；40~59周岁男性五年间的平均数虽然有波动，但整体呈上升趋势（见图10）。

2016~2020年女性各年龄组台阶试验平均数逐年增长，在2019年达到峰值，2020年明显下降，基本与2016年平均值持平（见图11）。

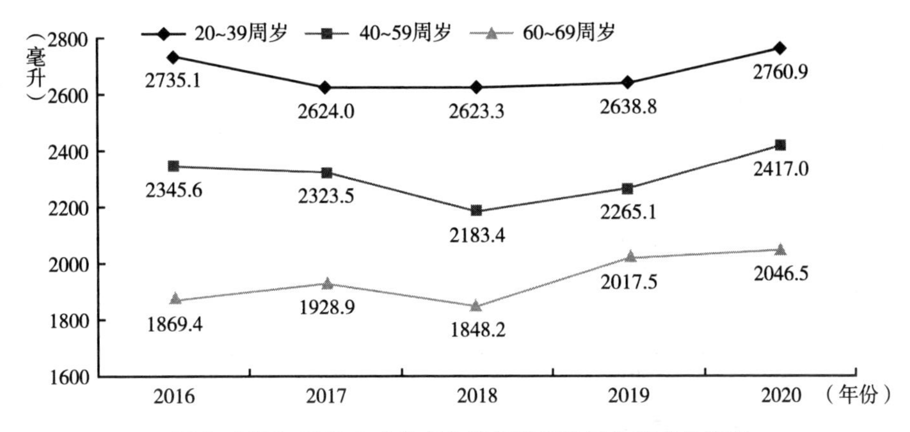

图 9　2016~2020 年女性各年龄组肺活量平均数变化情况

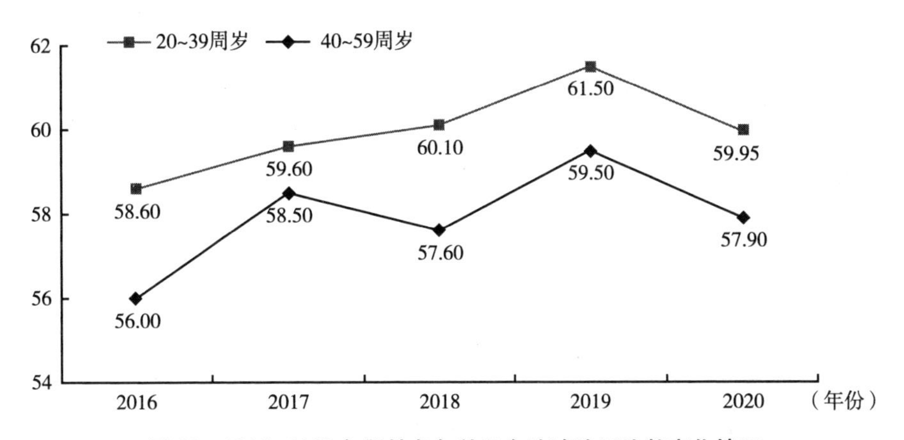

图 10　2016~2020 年男性各年龄组台阶试验平均数变化情况

（5）握力指标变化情况

握力是一项反映人体上肢肌肉力量简单有效的指标。2016~2020 年男性各年龄组握力平均数在 2018 年前有小幅上升，随后呈下降趋势，但变化幅度较小（见图 12）。

2016~2020 年女性各年龄组握力平均数整体呈波动变化趋势。20~39 周岁及 40~59 周岁女性握力平均数在 2019 年有所下降，在 2020 年又有明显提升，60~69 周岁女性握力平均数在五年时间内小幅度波动，无明显变化（见图 13）。

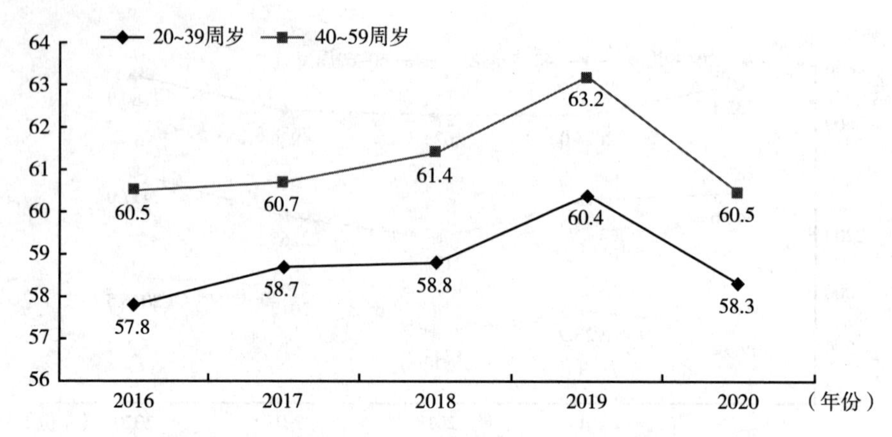

图 11　2016~2020 年女性各年龄组台阶试验平均数变化情况

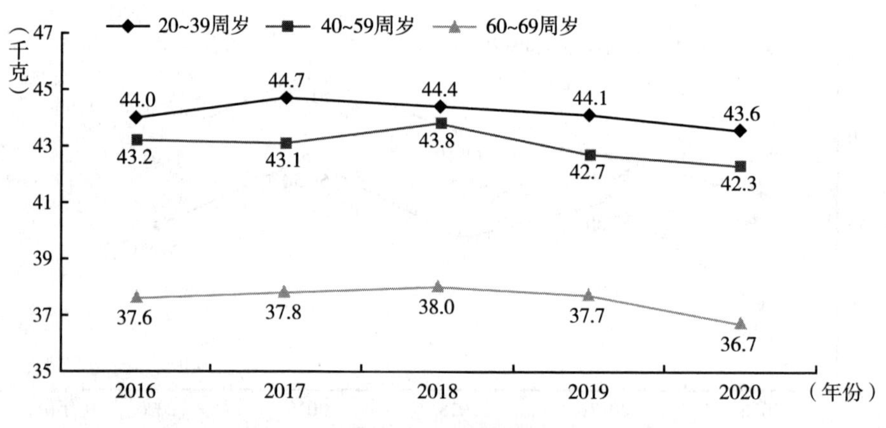

图 12　2016~2020 年男性各年龄组握力平均数变化情况

（6）纵跳指标变化情况

纵跳是一项反映人体下肢肌肉力量简单有效的指标。2016~2020 年男性（20~39 周岁）纵跳平均数呈先上升后下降的趋势，在 2018 年达到峰值，女性（20~39 周岁）纵跳平均数整体变化不显著，2020 年略有下降。男性（20~39 周岁）的纵跳平均数明显高于女性（20~39 周岁）（见图 14）。

（7）俯卧撑（男）/1 分钟仰卧起坐（女）指标变化情况

男性俯卧撑测试和女性 1 分钟仰卧起坐测试主要用来反映肌肉耐力。男

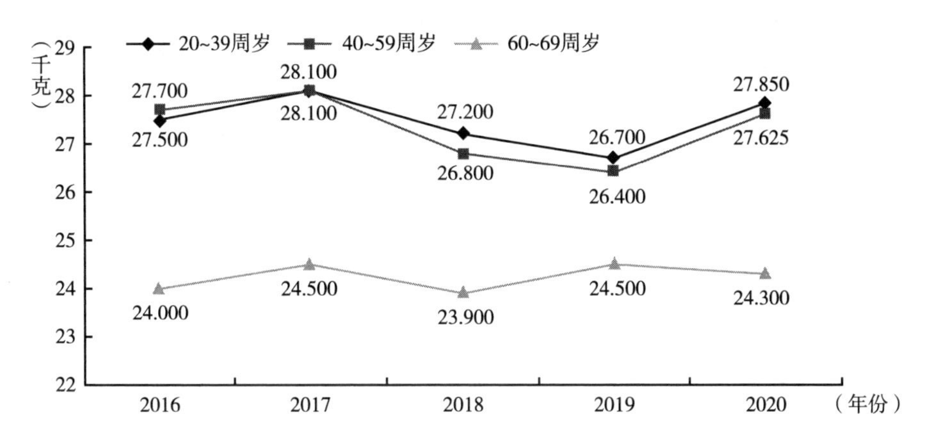

图 13　2016~2020 年女性各年龄组握力平均数变化情况

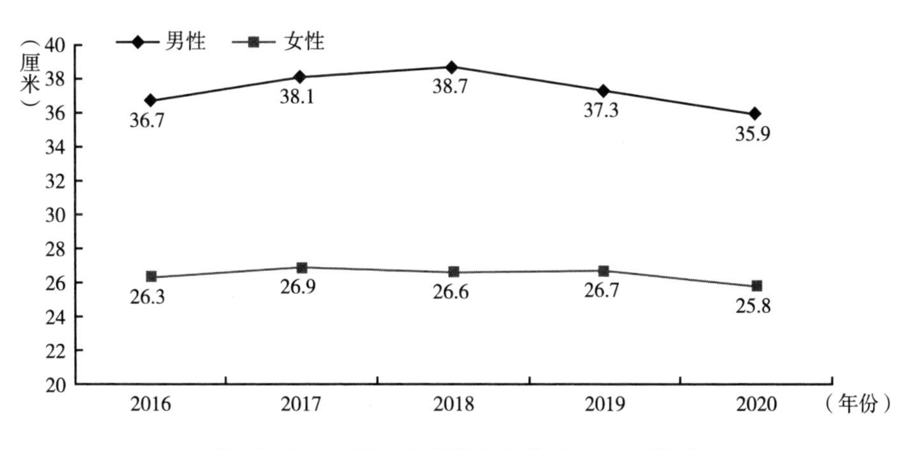

图 14　2016~2020 年男性和女性（20~39 周岁）纵跳平均数变化情况

性（20~39 周岁）俯卧撑平均数无明显变化，但在 2020 年增长明显，女性（20 ~ 39 周岁）仰卧起坐平均数五年内整体呈小幅波动下降的趋势（见图 15）。

（8）坐位体前屈指标变化情况

坐位体前屈是反映身体柔韧素质的主要指标。2016~2020 年男性各年龄组的坐位体前屈平均数整体呈波动上升的趋势。在 20~39 周岁及 40~59 周

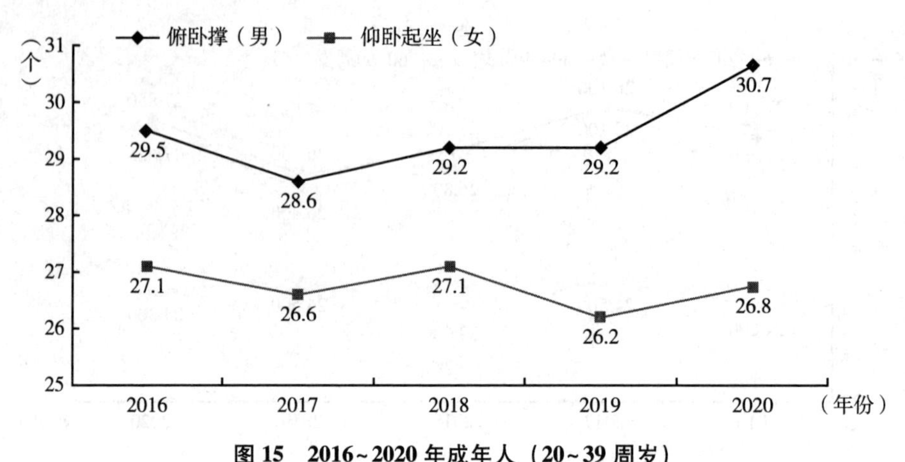

图 15　2016~2020 年成年人（20~39 周岁）俯卧撑（男）/1 分钟仰卧起坐（女）平均数变化情况

岁男性中呈先下降后上升的变化趋势，而 60~69 周岁男性呈明显上升趋势（见图 16）。

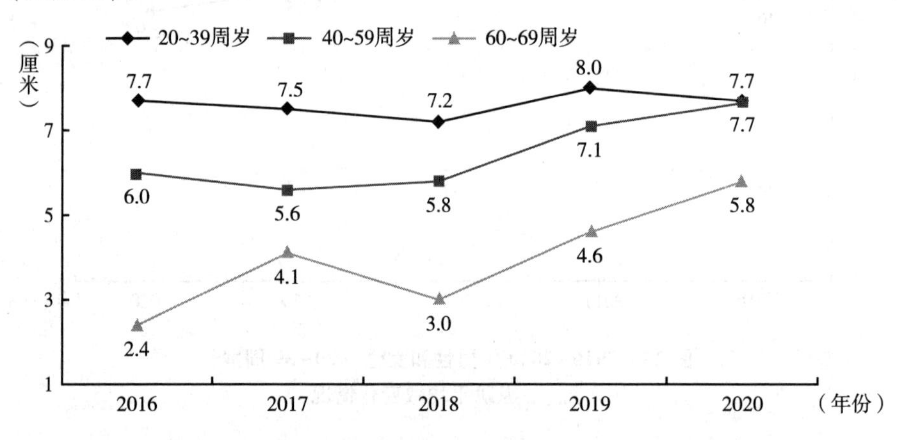

图 16　2016~2020 年男性各年龄组坐位体前屈平均数变化情况

2016~2020 年女性各年龄组坐位体前屈平均数整体均呈上升趋势（见图 17）。

（9）闭眼单脚站立指标变化情况

闭眼单脚站立是反映身体平衡能力的主要指标。2016~2020 年男性各年龄组的闭眼单脚站立时间平均数整体呈上升趋势。闭眼单脚站立时间在 20~

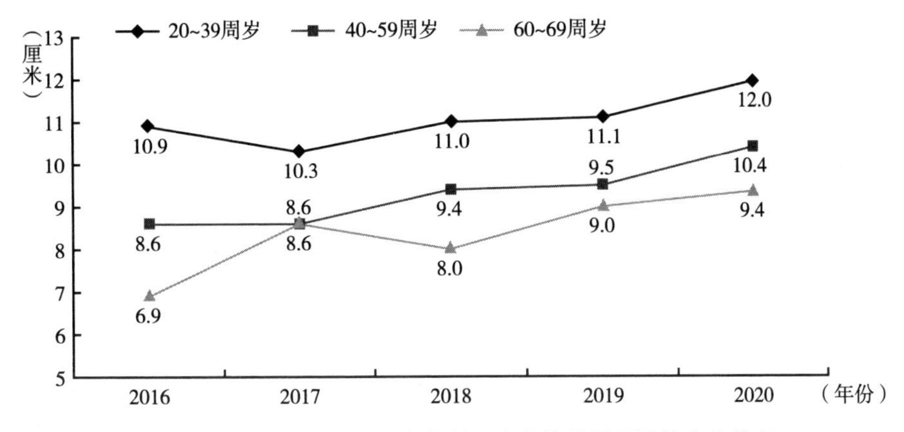

图 17　2016~2020 年女性各年龄组坐位体前屈平均数变化情况

39 周岁男性中 2019 年为低点，其他年份呈现围绕 40 秒左右平均值波动的特点。而 40~59 周岁及 60~69 周岁男性闭眼单脚站立平均数五年内呈稳步增长趋势（见图 18）。

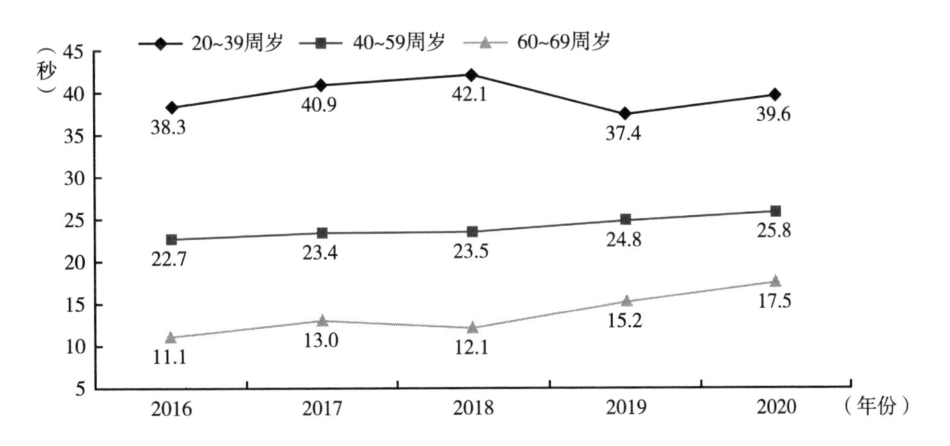

图 18　2016~2020 年男性各年龄组闭眼单脚站立平均数变化情况

2016~2020 年女性各年龄组闭眼单脚站立平均数整体呈波动上升趋势。20~39 周岁女性呈波动增长趋势，但在 2019 年到达低谷。40~59 周岁及 60~69 周岁女性在五年内整体呈上升趋势（见图 19）。

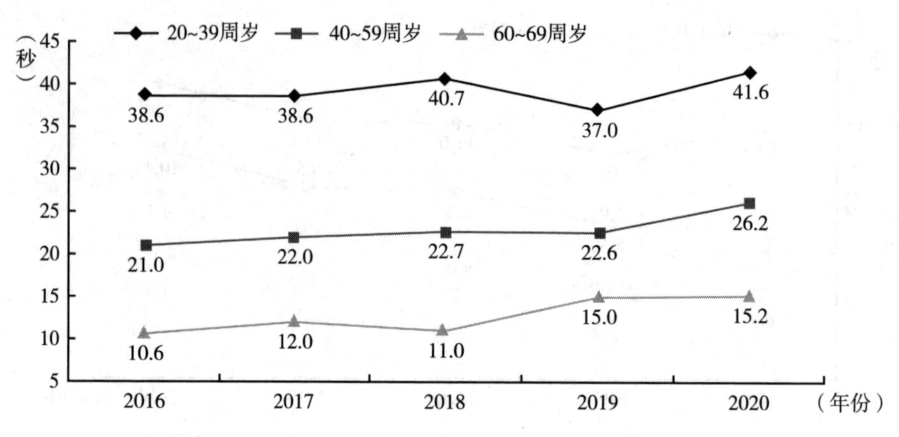

图 19　2016~2020 年女性各年龄组闭眼单脚站立平均数变化情况

（10）选择反应时指标变化情况

选择反应时是反映人体的反应能力的主要指标，反应时数值越大，表示反应越慢。2016~2020 年男性各年龄组的反应时整体呈波动上升趋势，其中 2018 年反应时最长（见图 20）。

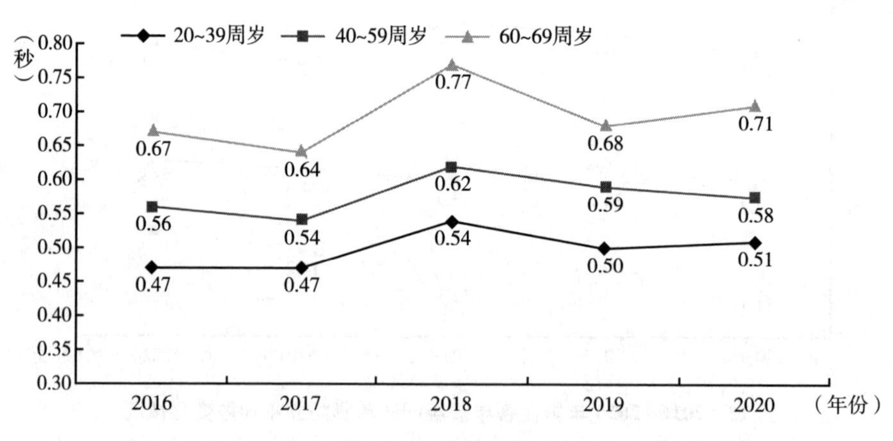

图 20　2016~2020 年男性各年龄组选择反应时平均数变化情况

2016~2020 年女性各年龄组的选择反应时整体呈上升趋势，即反应能力呈下降趋势，同样反应能力于 2018 年到达低谷（见图 21）。

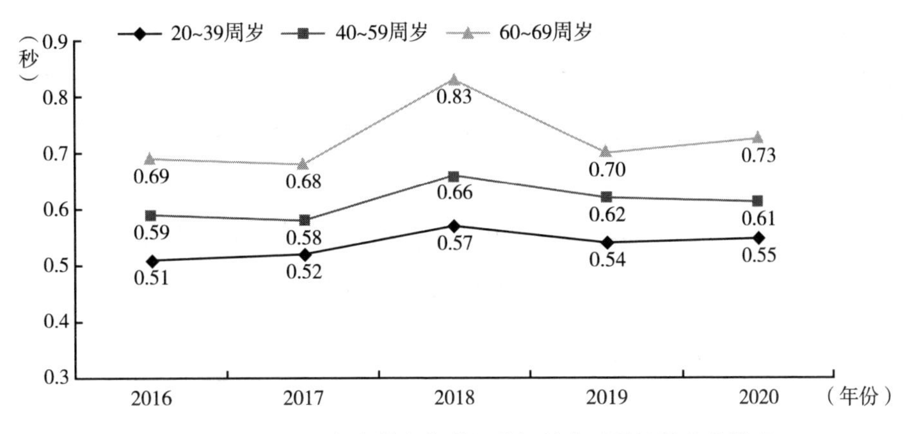

图 21　2016~2020 年女性各年龄组选择反应时平均数变化情况

（三）变化趋势特点

1. 体质总体水平稳中有升

2016~2020 年杭州市国民体质总体合格率呈波动上升趋势，从 2016 年的 93.5%增长至 2020 年的 95.1%，这反映杭州市达到体质测定标准“合格”等级以上的人口数相对稳定，并逐步增长。五年间男性和女性合格率均有一定的增幅，女性历年的合格率均高于男性。

2. 各年龄组人群体质变化各有特点

3~6 周岁幼儿体质水平，在 2017 年达到峰值，身高平均数有明显增长，下肢力量、速度、灵敏素质和平衡能力均高于其他年份，在 2018 年之后出现小幅下降波动，但总体呈上升趋势，女幼儿虽有下降但幅度较小，基本保持稳定。

20~39 周岁人群男性的身高、体重有所提高，心肺功能、力量素质和反应能力有所下降，平衡性、肌肉耐力和柔韧性保持稳定；女性各项目指标基本保持稳定，柔韧性和平衡能力略有提升，反应能力稍有下降。

40~59 周岁人群男性的体质指标基本保持稳定，柔韧性和平衡能力略有提升，力量素质和反应能力稍有下降。女性的身高、体重和握力变化较小，肺活量、柔韧素质和平衡能力有所提高，肌肉耐力和反应能力有所下降。

60~69周岁人群男性的体质指标身高保持稳定，体重、肺活量、柔韧性和平衡能力有所提高，力量和灵敏性有所下降；女性身高、体重、上肢力量保持稳定，肺活量、柔韧性及平衡性有所提高，灵敏性有所下降。

二 “三年行动”期间（2021年）杭州市国民体质情况

（一）2021年杭州市中青年人、老年人国民体质监测结果

1. 成年人各项体质指标平均数

2021年杭州市20~59周岁中青年人身高平均数均随年龄增加而减小，变化范围男性为168.9~173.5厘米，女性为158.4~161.5厘米。男性各年龄组身高平均数均大于同龄女性。中青年男性各年龄组体重平均数呈随年龄增加而下降的趋势，变化范围为69.1~74.4千克；中青年女性体重则在56.7~59.5千克范围内波动（见表1）。

在身体素质指标中，2021年中青年人男女性肺活量和台阶指数平均数均呈现随年龄增加而下降的趋势，即运动心肺功能随年龄增长逐渐降低。男性各年龄组肺活量和台阶指数平均数均大于同龄女性。握力主要反映上肢力量，2021年中青年人男女性各年龄组握力平均数呈先增长后下降的趋势，且男性各年龄组握力平均数均大于同龄女性。纵跳反映下肢力量，结果显示男女性成年人的纵跳平均数均随年龄增长而降低，且男性各年龄组纵跳平均数均大于同龄女性。俯卧撑（男）和1分钟仰卧起坐（女）分别反映男性和女性的肌肉耐力，各年龄组之间没有明显变化。坐位体前屈反映人体柔韧性，男性中青成年人35~39周岁年龄组的水平最高，女性中青年人各年龄组的坐位体前屈水平均随年龄增长而下降，且女性各年龄组的坐位体前屈平均数均大于同龄男性。闭眼单脚站立反映平衡能力，男性各年龄组闭眼单脚站立的时间差距较大，呈现波动变化的特点，且普遍小于同龄女性。选择反应时代表反应能力，即反应时间越短，反应速度越快。2021年男女性中青年人各年龄组的选择反应能力随年龄增长均呈现下降趋势，但同龄组内性别差异较小（见表1）。

表 1　2021 年杭州市 20~59 周岁中青年人各项体质指标平均数

性别	年龄组（周岁）	身高（厘米）	体重（千克）	肺活量（毫升）	台阶指数	握力（千克）	纵跳（厘米）	男俯卧撑（次）	女 1 分钟仰卧起坐（次）	坐位体前屈（厘米）	闭眼单脚站立（秒）	选择反应时（秒）
男	20~24	173.5	74.4	4137.8	61.8	44.1	32.1	27.0	—	5.8	17.3	0.57
	25~29	173.9	73.5	4210.4	61.0	44.6	33.3	26.3	—	6.2	22.1	0.55
	30~34	172.1	72.3	4069.3	60.2	44.6	32.7	27.6	—	6.4	17.9	0.56
	35~39	171.7	72.5	3911.8	59.4	43.8	31.3	25.0	—	7.6	25.1	0.58
	40~44	169.8	72.3	3673.1	58.3	58.3	—	—	—	6.4	20.6	0.60
	45~49	170.6	72.8	3436.3	58.5	41.9	—	—	—	6.2	11.8	0.63
	50~54	169.5	70.5	3354.1	57.2	41.7	—	—	—	4.8	24.8	0.64
	55~59	168.9	69.1	3082.6	56.1	41.0	—	—	—	5.6	13.3	0.66
女	20~24	161.5	57.8	2889.3	56.5	25.5	22.6	—	23.1	11.3	23.3	0.57
	25~29	160.8	59.1	2864.7	57.2	25.3	22.3	—	22.6	11.3	23.7	0.58
	30~34	160.2	56.7	2738.0	56.5	25.2	22.1	—	22.9	10.5	22.9	0.57
	35~39	160.2	58.4	2684.1	55.4	25.7	22.4	—	23.4	10.9	24.3	0.61
	40~44	159.0	59.5	2567.6	54.2	25.7	—	—	—	10.9	26.3	0.61
	45~49	159.5	59.1	2485.4	55.5	26.3	—	—	—	10.8	24.4	0.63
	50~54	158.7	58.8	2379.6	55.6	25.6	—	—	—	10.8	18.3	0.65
	55~59	158.4	57.8	2312.3	54.8	24.6	—	—	—	9.9	16.5	0.65

2. 老年人各项体质指标平均数

2021 年杭州市老年人的身高和体重平均数呈随年龄增长而小幅下降的趋势，且男性各年龄组身高和体重平均数均大于同龄女性。男性各年龄组的运动心肺功能和上肢力量均优于同龄女性，但在柔韧性方面女性优于男性。男性老年人的闭眼单脚站立时间随年龄增长而减小，而女性老年人的闭眼单脚站立时间随年龄增长而增加，60~64 周岁男性老年人的平衡能力优于同龄女性，而 65~69 周岁男性老年人的平衡能力则不如同年段女性。男性老年人的选择反应时平均数随年龄增长而增加，女性老年人则基本保持稳定。

表 2　2021 年杭州市 60~69 周岁老年人各项体质指标平均数

性别	年龄组（周岁）	身高（厘米）	体重（千克）	肺活量（毫升）	握力（千克）	坐位体前屈（厘米）	闭眼单脚站立（秒）	选择反应时（秒）
男	60~64	169.2	69.6	2801.3	39.3	3.8	17.6	0.71
	65~69	168.4	69.4	2807.9	32.2	4.3	10.5	0.74
女	60~64	157.6	58.5	2136.1	23.5	9.3	12.4	0.73
	65~69	156.7	56.9	2012.3	23.9	9.5	17.3	0.73

（二）2020~2021年中青年人、老年人体质各项指标变化情况

1. 中青年人20~39周岁组

与 2020 年相比，2021 年 20~39 周岁中青年人男性的身高变化较小，体重、握力、台阶指数和肺活量平均数略有提高，说明该组男性上肢力量和运动心肺功能有所增强。但选择反应时明显延长，说明其反应能力有所下降。同时，坐位体前屈、俯卧撑、纵跳和闭眼单脚站立明显下降，表明该组男性柔韧性、肌肉耐力、下肢力量和平衡能力有所降低（见图 22）。

与 2020 年相比，2021 年 20~39 周岁中青年人女性的身高变化较小，体重和肺活量指标略有提高，说明该组女性运动心肺功能有所增强。但选择反应时明显延长，说明其反应能力有所下降。坐位体前屈、仰卧起坐、纵跳、

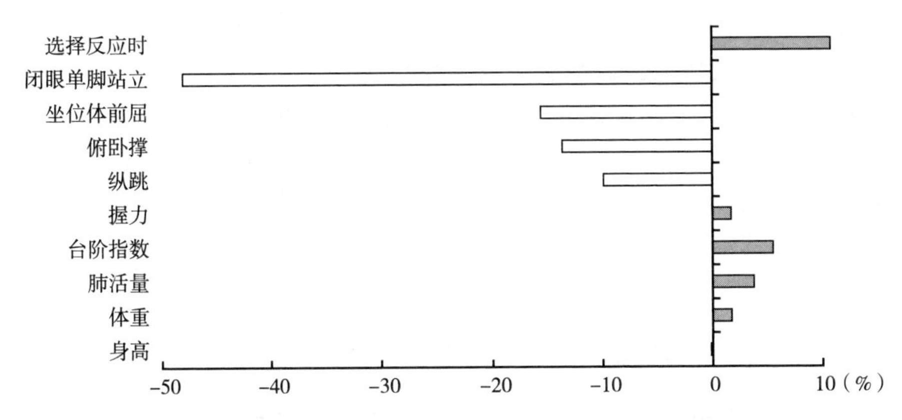

图 22　2020~2021 年中青年人男性 20~39 周岁各项体质指标变化百分比

握力和闭眼单脚站立时间明显下降，表明该组女性柔韧性、肌肉耐力、肌肉力量和平衡能力有所降低（见图 23）。

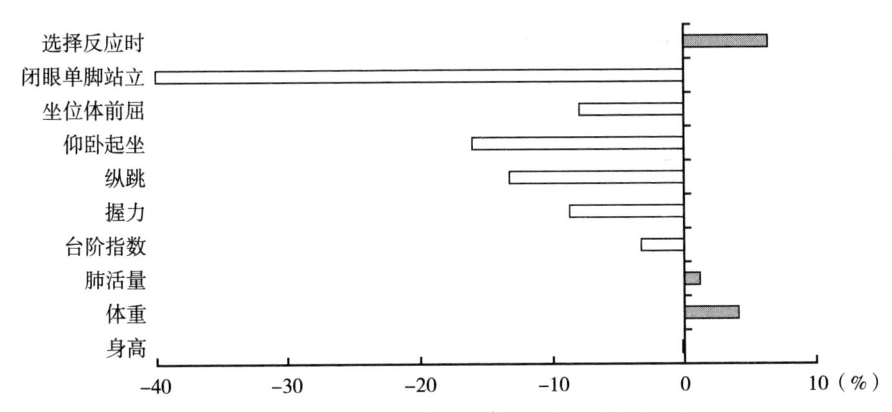

图 23　2020~2021 年中青年人女性 20~39 周岁各项体质指标变化百分比

2. 中青年人40~59周岁组

与 2020 年相比，2021 年 40~59 周岁中青年人男性的身高、体重和肺活量指标变化较小，握力指标略有提高，说明该组男性上肢力量有所增强。但选择反应时明显延长，说明其反应能力有所下降。坐位体前屈、闭眼单脚站立和台阶指数明显下降，表明该组男性柔韧性和平衡能力有所降低（见图 24）。

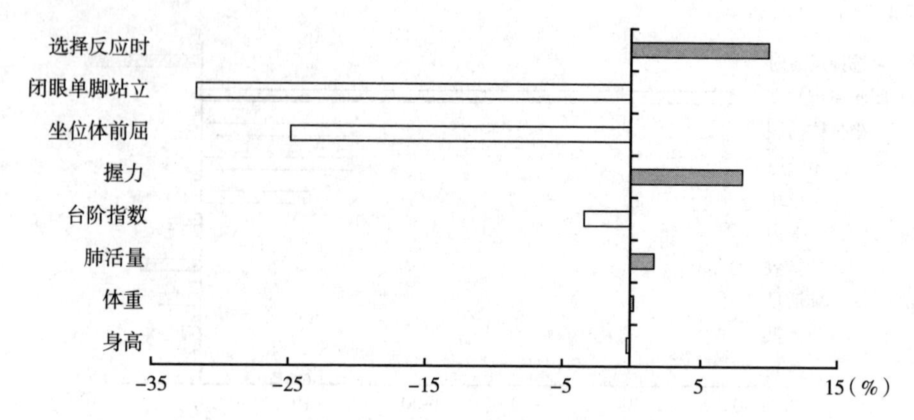

图 24　2020~2021 年中青年人男性 40~59 周岁各项体质指标变化百分比

与 2020 年相比，2021 年 40~59 周岁中青年人女性的身高、体重几乎无变化，坐位体前屈、肺活量和选择反应时虽然有所增加，但幅度较小。相反，闭眼单脚站立、握力和台阶指数出现了一定的下降，说明该组女性的平衡能力、上肢力量和心肺耐力明显降低（见图 25）。

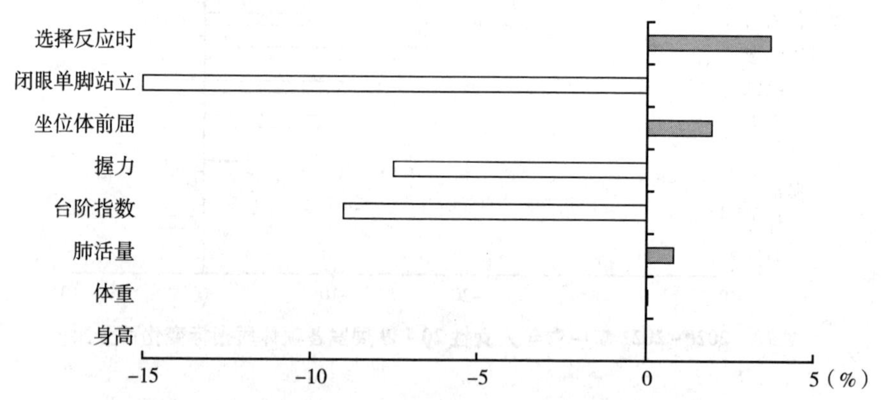

图 25　2020~2021 年中青年人女性 40~59 周岁各项体质指标变化百分比

3. 老年人60~69周岁组

与 2020 年相比，2021 年 60~69 周岁男性老年人的身高、体重、肺活量和选择反应时略有上升，握力略有下降。然而，闭眼单脚站立和坐位体前屈大幅下降，说明该组男性老年人的平衡能力和柔韧性明显降低（见图 26）。

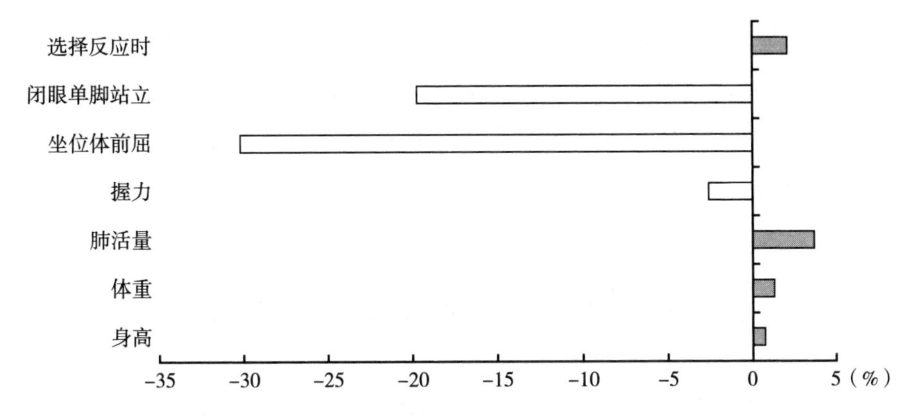

图 26　2020~2021 年老年人男性 60~69 周岁各项体质指标变化百分比

与 2020 年相比，2021 年 60~69 周岁女性老年人的各项指标整体变化较小。身高、肺活量、坐位体前屈和选择反应时略有增加。体重、闭眼单脚站立和握力略有降低（见图 27）。

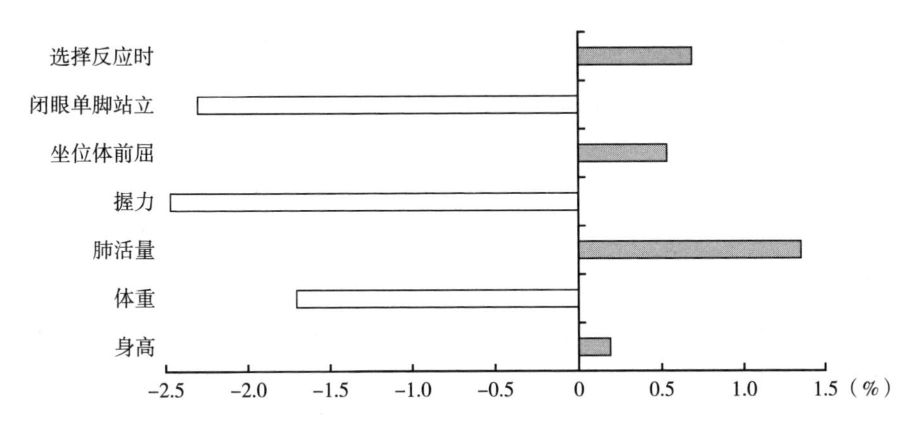

图 27　2020~2021 年老年人女性 60~69 周岁各项体质指标变化百分比

（三）“三年行动”实施情况

自“三年行动”实施以来，杭州市国民体质变化与 2020 年相比总体稳中有升，圆满完成《杭州市人民政府关于推进健康杭州三年行动（2020—2022 年）的实施意见》提出的国民体质监测合格率达到 94.0%的任务。各年龄组人群单项指标数据变化各有特点：身体形态指标普遍小幅增加，肺活量也有不同程度的增强。身体素质指标中男性的握力水平和女性的柔韧性在各年龄组中均有不同程度的提高。然而，肌肉耐力、平衡能力和反应能力在男性和女性各个年龄组均普遍有所下降。

三　杭州市国民体质发展对策与建议

（一）加强运动促进健康知识普及和公共体育场地设施建设

政府通过“全民健身 共享亚运”等口号，搭建运动促进健康知识普及宣传载体，加深城乡居民运动促进健康科普知识的学习，提高民众参与运动的积极性。在强调运动重要性的同时，重点宣传科学健身指导内容，让群众了解应该练什么、练多少、怎么练，形成更具个性化的运动方案。除此之外，还要加大公共体育场地设施建设力度，深化体育场馆惠民开放。

（二）广泛开展全民健身活动

遵循“因地制宜、业余自愿、小型多样、就近就便”的原则，组织开展各种传统体育项目和民间体育活动。调动社会体育指导员的积极性，鼓励社会体育指导员开展全民健身活动的组织和指导工作。大力发展社区体育，以城市街道和居住社区公共体育设施建设为重点，不断改善社区居民体育健身环境和条件，提供基本公共服务。营造全民健身的氛围，推动和吸引大众积极参加体育锻炼，特别是提高全市成年人经常参加体育锻炼人数的比例。

（三）建立和完善科学健身指导服务体系

一方面，持续推进“体卫融合”，培养更多医务人员开具运动处方。另一方面，在现有的国民体质监测工作网络的基础上，探索体质测定与运动健身指导站、社区医院等与社会资源相结合的运行模式，探索“互联网+健康”的有效实现形式，建立居民个人健康档案。同时，进一步完善国民体质测试常态化机制，倡导居民定期体质测试，并依托体质测试数据库，研究不同体育锻炼方式对各年龄段、性别、职业、体力活动状况、身体健康状况等各类别人群身体形态、机能的影响，建立智能运动处方系统，为每个参与体质测试的居民提供个性化健身方案。

（四）鼓励各单位组织各类体育活动

依据《全民健身条例》的规定和要求，各部门和单位应根据不同情况组织多种多样的体育健身活动，机关和事业单位继续做好工间身体活动；公司企业要保证员工，特别是外来务工人员的健身需求和健身权利，并在时间和制度上给予保证。

（五）针对不同人群的体质发展建议

1. 幼儿

3~6 周岁幼儿正处于身体快速生长发育时期，是形成良好体质的基础阶段。家长、老师应因地制宜地开展幼儿全方位的身体素质锻炼，如参加提高平衡能力的走平衡木以及提高下肢力量和灵敏性的双脚连续跳等项目，寓教于乐，通过游戏调动幼儿的运动积极性，促进幼儿奠定良好的体质基础。

2. 中青年人

男性中青年人应注重柔韧性及有氧耐力的锻炼。运动前应进行身体动态拉伸，改善关节活动度，加强肌肉和韧带的弹性，预防运动损伤；锻炼后应进行静态拉伸，将大腿内侧、大腿外侧、腹部、肩部、背部和手臂分别进行拉伸。有氧运动以强度低且富有韵律性的运动为主，其运动时间较长（30 分钟或以上），运动强度达到中等或中上的程度（最大心率值的 60% 至 80%）。有氧运动应以循序渐进为原则，依据锻炼者的自身情况，确定运动项目和运动强度。例如，以慢跑控重减脂为目标的锻炼者，在起初阶段宜从快走开始，然后慢慢穿插短距离的慢跑，待体能储备充足，再逐步增加运动量。但对于大体重或下肢关节有损伤的锻炼者来说，高负荷

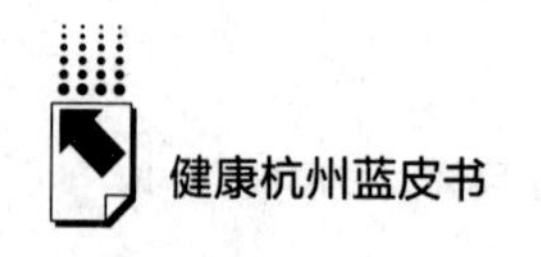

的跑步锻炼会对下肢关节带来运动损伤风险，可选择游泳、太极拳、自行车等有氧运动。40~59周岁中青年人男性应注重自身的身高标准体重指标，如该指标不达标可进行体成分检测，评定是否由于体脂过多而导致超重或肥胖。目前许多身高标准体重指标不合格者普遍因营养摄入过多而运动较少，导致体内脂肪堆积。这类人需严格控制饮食摄入量，减少高盐高糖食物的摄入，同时应加强有氧耐力运动，搭配适当的力量训练促进身体塑性，以达到正常的体重和体脂率。

女性成年人应加强力量的锻炼。力量训练应以小重量、多次数为主，根据年龄、体力和健康状况选择适合锻炼者自身的重量，以每组锻炼能完成10~15次的重量为宜，组间休息1分钟，每次力量训练可选择4~5个部位，每个部位进行3~5组锻炼。如果需要增肌，那么力量训练和有氧训练通常要分开进行，最好间隔6个小时以上；如果是为了减脂，那么可以选择先进行力量训练再进行有氧耐力锻炼的方式。

3. 老年人

老年人在保持适当的有氧耐力运动和力量锻炼的同时，应着重加强柔韧性、灵敏性和平衡能力的训练。柔韧性的提高需加大人体关节活动幅度及韧带、肌肉的弹性和伸展能力的锻炼，以静态拉伸为主，通过体前侧屈、弓步、背弓、向后伸拉肩等方法进行锻炼；平衡性的提高与柔韧性、肌肉力量息息相关，可通过传统养生功法（如太极拳、八段锦、易筋经、五禽戏等）进行针对性练习；灵敏性练习则与大脑的反应能力和肌肉控制能力相关，可通过乒乓球、柔力球等项目，提高手、脑、眼的反应速度和控制能力。

（六）国民体质监测工作开展的建议

1. 加强体测数据的质量控制

除做好理论学习及前期准备工作外，还要及时了解各区县（市）国民体质监测点体测工作开展的重点难点，提前协调好受测人群的组织工作，确保各年龄组各性别人群分布的科学合理性。在完成全市监测任务的前提下，加强技术指导、督导，督促抽样区、县（市）按时上报测试计划，确保各区、县（市）顺利完成每一年度监测及测试服务工作任务，进一步提升全市国民监测工作质量和工作成效。

2. 加强科学健身指导，推进体测数据成果转化

体测工作是科学健身的基础，体测工作的开展也是为了更好地进行科学健身指导。相关部门应充分运用各种宣传媒体，重点宣传科学健身的重要性，增强城乡居民的健身意识，加强健身知识的普及和锻炼方法指导。同时鼓励各区、县（市）开展形式多样的体育赛事活动，积极组织社会体育指导员开展运动技术指导以及养生保健等知识讲座，充分调动城乡居民参加体育锻炼的积极性。

在广泛开展体质监测和测试服务的基础上，我们要积极探索体测大数据应用，拓展体测工作成果转化的领域，通过加强数据管理和整理分析，适时研究总结杭州市国民体质的状况和趋势，提出普适性的运动建议。同时，我们要积极研究特定人群的体质薄弱点，尝试为细分人群提供相应的运动建议，使城乡居民能利用身边的体育场地设施，有效开展科学健身活动，以提高城乡居民身体素质和健康水平。

B.11
新媒体传播引领健康文化潮流

姜丹 刘婷婕*

摘要： 随着互联网信息技术的发展，以微博、微信、短视频平台等为代表的新媒体已成为大众获取信息的新途径，这对健康传播而言既是机遇也是挑战。本文分析梳理了目前新媒体在健康传播体系中的发展现状与研究热点，探讨杭州市利用新媒体进行健康传播的途径与效果。新媒体的出现，促使健康知识精准传播，提高居民的健康素养，推动杭州市健康场所建设，使健康文化繁荣发展。在智能化的健康传播环境下，政府部门还应重视健康传播主体的专业与多元、健康内容的多面与拓展、健康传播机制的聚合与创新等，以推进杭州健康文化发展。

关键词： 新媒体 健康文化 健康传播

杭州市作为全国健康城市试点，全市卫生健康系统紧紧围绕“健康中国示范区”的目标，认真践行“共治、共融、共行、共富”的原则，深化推进“全程、全面、全域、全民”的健康杭州行动。杭州市在2018~2020年健康浙江建设中荣获先进市称号，自2018年以来在健康浙江建设考核中获得三次全省第一，2020年荣获全国健康城市建设样板市，获评健康中国

* 姜丹，杭州师范大学公共卫生学院讲师，主要研究方向为健康教育；刘婷婕，杭州师范大学公共卫生学院副教授，主要研究方向为健康教育。

年度标志城市等，连续6年入围中国社科院发布的《中国城市发展报告》城市健康发展前十强。2022年8月，第五届数字中国建设峰会发布了2022年全国卫生健康信息化发展指数，该指数从3个水平、8个维度对全国337个地级及以上城市进行评价。从总指数来看，杭州位列直辖市省会及副省级城市第七名。这些荣誉的取得，是对杭州市健康城市建设工作的肯定。在健康文化传播与探索的道路上，杭州市力争勇当"健康共同富裕"和"现代化"两个先行时代先锋，推动全媒体融合发展，聚焦大健康、立足全方位、保障全人群健康。

一 新媒体时代下健康传播概况

（一）基本情况

新媒体这个词已广为所知，然而在学术界并没有一个统一、严格的定义和概括。目前，所谓的新媒体是以互联网为背景，以网络技术、数字技术和AI技术为手段而呈现的媒体新形式，包括数字杂志、移动电视、网络平台、手机终端软件等。[①] 相较于传统意义上的媒体，新媒体因其信息量大、交互性强、个性化、虚拟化、时效性、经济性等特点，被冠以"第五媒体"的称号。

中国互联网和5G信息技术的飞速发展，改变了信息传播的方式和途径，深刻影响着社会经济生活。从最初的报纸、宣传栏等纸质媒体到微博、微信等网络平台再到抖音、B站等短视频平台，媒体信息百花齐放。根据第49次《中国互联网络发展状况统计报告》，截至2021年12月，我国网民规模有10.32亿人，互联网普及率达到73%。其中，手机媒介因其可随身携带的便捷性、交互性、信息的融合性、对碎片化时间的可利用性，已经成为其他产品不可替代的媒介。研究报告显示，手机上网的比例高达99.7%，特

① 黄伟：《浅析新媒体的现状及未来发展趋势》，《新闻传播》2019年第18期，第75~76页。

别是在网络视频、短视频和在线医疗等模块的用户使用率增长较快。另外，根据老年人网络使用的分析可知，有31.3%的老年新网民第一次使用网络是因为观看短视频。毫无疑问，在互联网技术不断升级与完善的同时，如何利用和发挥互联网技术在健康知识传播和健康文化建设中的作用，将是未来城市建设的重要产业。

（二）时代发展需求

近年来，健康教育成为热点话题，而在国内，早期健康传播研究仅仅是顺应公共卫生危机事件管理而生的，强调对公众卫生知识的宣传和教育，缺乏传播元素的融入。[①] 直到1987年，在北京召开的首届全国健康教育理论学习研讨会首次提出了在健康教育中运用传播学。[②] 由此也可以看出，健康传播的发展与研究具有明显的跨学科特点。我们通过对知网上收录的健康传播研究文献进行统计分析发现，2002年之前相关的论文非常少，最早关于健康传播的论文见于1993年朱锡莹发表的两篇文章——《健康传播学初探》和《一门正在形成的“健康传播学”》。在2003年非典型肺炎之后，国内关于健康传播的研究逐渐增多，2022年预计可以达到300篇以上（见图1）。李岩泽对2016~2021年发表的中文文献进行分析发现，在健康传播研究中有8大主题：健康传播、新媒体、健康信息、信息传播、传播效果、新冠肺炎、健康信念和媒介化，其中，媒介中心视角、风险信息传播、健康教育与信息传播、公共卫生事件等成为近几年主要的研究视角。[③] 我们通过对知网2017~2022年发表的健康传播相关中文文献进行分析后也得到相同的结果，特别是健康信息、健康素养和健康相关影响因素的研究成为研究的热点问题（见图2）。借助数字赋能、智慧医疗等多渠道以及多部门融合发

---

① 陈虹、梁俊民：《风险社会背景下中国大陆健康传播研究的历史、现状与发展趋势》，《第八届中国健康传播大会优秀论文集》，华东师范大学传播学院，2013。

② 孙少晶、陈怡蓓：《学科轨迹和议题谱系：中国健康传播研究三十年》，《新闻大学》2018年第3期，第84~97、150页。

③ 李岩泽：《新传播格局下我国健康传播研究的主题分布与热点取向——基于2016~2021年CNKI文献的CiteSpace可视化分析》，《新媒体研究》2022年第11期，第5~10页。

展，健康传播也从最开始面对公众个体的方式逐渐转向面对社会和国家的健康状况。卢昕玥等发现当前利用新媒体进行健康传播时，其传播内容不仅包括日常的健康知识传播与交流、网上医疗与问诊、最新健康理念科普与推广等，而且在健康促进与健康共治中优势也逐渐显现。①

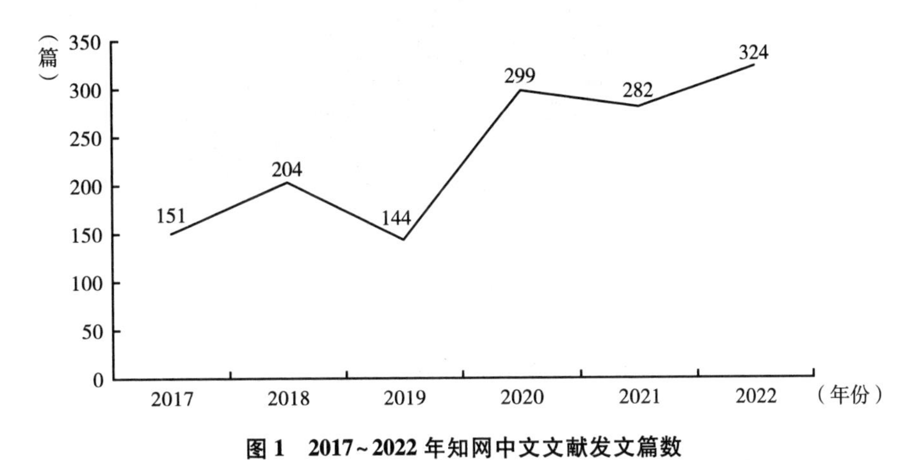

图 1　2017～2022 年知网中文文献发文篇数

说明：数据文献来源全取自中国知网（CNKI），文献检索采用多重检索方式，检索主题词包括“健康传播、健康新闻、健康信息”，时间范围选为 2017 年 1 月至 2022 年 8 月，文献来源选择为 SCI 来源、北大核心、CSSCI、EI 来源期刊。剔除硕士论文、会议摘要和综述性文献。其中，2022 年为预测值。

随着互联网技术的不断更新迭代，新媒体在不同的时代也被赋予了不同的定义和内容。1987～2005 年，健康传播主要以“人际传播”为主，2003 年非典型肺炎引发了大家对媒体危机报道的大量思考，在 2013 年之后，“新媒体”“微博”“网络媒体”“微信”“知乎”“今日头条”“人民日报”“短视频平台”成为高频关键词，但同时也可以看到当前专业研究数量与信息技术发展的现状有较大差距。比如，2011 年“微信”作为一个社交媒体出现并广泛在人群中传播使用时，关于健康传播的主要新媒体依旧以微博为主，缺乏对微信的相关研究。近年来，社会经济的发展、生

① 卢昕玥、徐坤、孔军辉、郭凤英、翟兴、韩爱庆、王若佳、黄友良：《新媒体视域下我国健康传播体系现状及优化》，《医学与哲学》2021 年第 3 期，第 28～31、72 页。

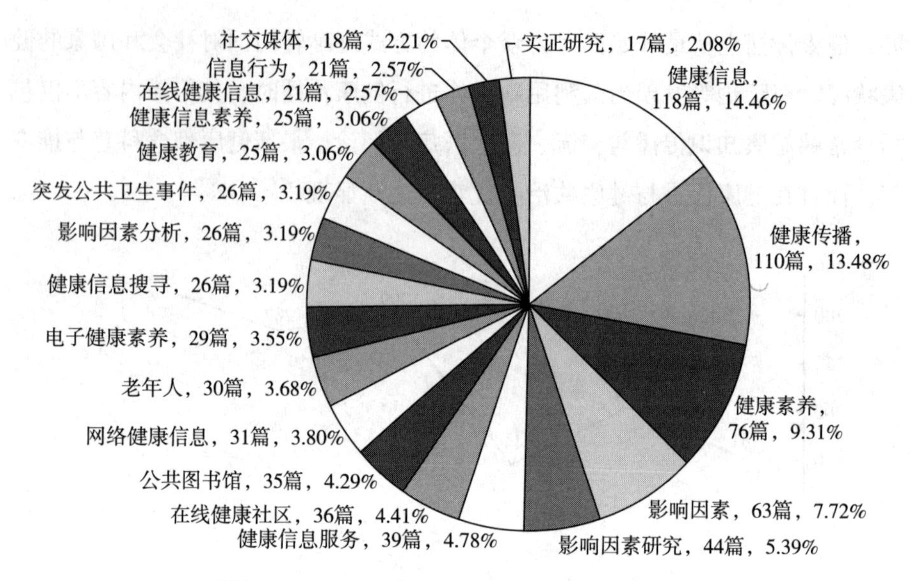

图2 2017~2022年知网中文文献发文主题分布

活节奏的加快、生活工作压力上升、时间的碎片化等，在一定程度上使短视频平台迅速成为新一代互联网的超级产品，也成为健康传播中“可视化”的健康科普全书。

二 新媒体在杭州健康文化建设的实践和探索

（一）数字赋能，政务新媒体大放光彩

从2013年12月5日起，浙江省卫生厅和杭州市卫生局联合，充分利用我省市近30家媒体平台，宣传和报道了我市健康城市建设、智慧医疗、社区卫生服务工作等方面的工作，并利用政务网站邀请专家解答日常健康知识，开展线上问答，转载国家政策与健康信息。各媒体平台不仅包括传统的广播电视媒体，也有各级平面媒体和网络新媒体。在采访过程中，记者们不断发现我市卫生工作中的众多亮点，其中不乏对社区卫生服务机构硬件设施的改善、智慧医疗的快捷便利和规范的居民健康管理。在G20峰会保障期

间，杭州市卫健系统在健康教育和信息传播中充分抓好传统媒体和新媒体建设，积极传播科学的医学和健康知识，推动健康杭州建设。

杭州市卫计委在《2015年杭州市卫生计生宣传工作意见》[①] 中提出，在面临卫生计生改革之际，要继续坚定不移地实施卫计宣传和健康教育，充分利用“一根健康热线”“一张官方网站”“一份院报院刊”“一个电视电台栏目”“一支核心团队”“一批健康促进和人口文化基地”的信息传播渠道，提升健康知识的宣传效果。不断加强与广播、电视、报纸、网站、微博、微信等媒体平台的合作与融合，利用各种卫生节日、纪念日组织开展不同规模的教育宣传。

2019年，为全面贯彻《中华人民共和国政府信息公开条例》精神，推动杭州市政府系统建好管好用好政务新媒体，杭州市人民政府办公厅发布了《杭州市人民政府办公厅关于推进政务新媒体健康有序发展的实施意见》（杭政办函〔2019〕65号），强调要贯彻落实国家和浙江省关于新媒体健康发展的要求，统筹利用“健康杭州”微博、微信与抖音等媒体平台推进政务公开、政民互动、掌上办公等。该实施意见中明确到2020年，以“杭州发布”为引领，依托“浙里办”“杭州办事服务”移动客户端，打造一批优质精品政务新媒体账号。[②]

2021年6月13日，在浙江省卫健委和省基层卫生协会的支持下，钱江晚报推出钱报小时健康小站，通过文字、图片、视频、海报、H5等多种形式及线上线下相结合的方式，多方位、多层次地为基层群众的健康赋能。截至2022年6月，小时健康小站从首批100家已增加至200家。杭州市上城区九堡街道社区卫生服务中心以实干、实绩感染和鼓舞了工作人员和新闻媒体，得到老百姓的理解和认可，因此成为全省首家小时健康小站示范点，并

① 杭州市卫生和计划生育委员会：《2015年杭州市卫生计生宣传工作意见》，http：//wsjkw. hangzhou. gov. cn/art/2015/1/26/art_ 1229319142 _ 1434258. html，最后访问日期：2022年9月18日。

② 杭州市人民政府办公厅：《杭州市人民政府办公厅关于推进政务新媒体健康有序发展的实施意见》，2019年7月15日，http：//www. hangzhou. gov. cn/art/2019/7/15/art_ 1377257_ 59029809. html，最后访问日期：2022年2月17日。

启动了钱报小时健康小站直播间，内容也将延伸至女性健康、眼健康和口腔健康等垂直领域，定期推出系列专题健康直播。

2022 年 6 月 8 日杭州市卫健委发布的《杭州市营养健康餐厅（食堂）建设工作实施方案》强调要加强营养健康教育，积极对各类人群开展均衡膳食和营养健康知识宣教，可以利用餐桌小桌牌、橱窗、视频、知识展牌、小册子等方式，还可以通过微信公众号、网站等各类媒体平台广泛宣传，引导大众树立健康科学的饮食理念。

截至 2022 年 10 月 30 日，杭州市卫健委共开设了健康杭州微信平台、健康杭州微博、健康杭州抖音等账号，其中健康杭州抖音账号两次蝉联全国政务号卫健榜榜首，4 次获得“最受欢迎单条视频奖”，两次获得政务号话题“十大人气账号”称号，获得 2020 年政务号破亿奖章，获得健康知识“DOU 知传播大使”等荣誉。杭州市职业病防治院设有“杭州市职防院”微信公众号，推送内容以职业病防治为主，2021 年获得“全国第二届职业健康传播作品征集活动”网络账号类优秀奖。杭州市医学会不仅在相关网站上进行内容推送，同时也设立了相关微信公众号、订阅号、抖音号、视频号等。以杭州市余杭区为例，全年在余杭电视台、余杭之声广播、余杭晨报开设健康余杭专题专栏，将健康电视节目短视频化，并在学习强国、抖音平台进行推送，真正实现居民的健康共享，因此，连续 4 年在健康浙江考核中荣获优秀。①

（二）网络媒体，助力健康文化传播

从 2019 年开始，杭州市卫健委推出健康杭州官方微信账号，健康主题层出不穷，包括“食物安全”“健康养生”“中医冷知识”“读懂体检报告”“防疫科普”“名医在身边”等，更新频率为每个工作日 3~6 条，周末每天

① 健康余杭：《连续四年！2021 年度余杭区在健康浙江考核中再获优秀》，https：//mp. weixin. qq. com/s? _ _ biz = MzAxODIzNTEyNQ = = &mid = 2653240324&idx = 1&sn = 992ccf51327e0c27c491fbfa9a3b1d3f&chksm = 8008f79eb77f7e88d4dd34b6f669754db36566a62e7308a329f29244bb6403b999c1edfbe3d0&scene = 27，最后访问日期：2022 年 9 月 18 日。

2~6条。根据2021年的统计数据，健康杭州微信平台浏览次数达到1100.2万次，分享转发次数达到46.98万次（数据来源：杭州健康办）。在省、市卫健委的带领下，杭州市各区县卫健局、市属医院、社区卫生服务中心等医疗机构也纷纷开设了微信公众号，具体信息详见表1、表2。此外，不少医院还开设了官方微博、抖音号和视频号等，从近年来的阅读、分享等情况可以看出，微信在人群中的推广和使用已经处于主导地位，替代了之前的微博。从使用人群来看，受众人群年轻化，以26~45岁阅读者居多。从性别比例看，除“杭州市职防院”以男性阅读者居多外，其余均以女性阅读者为主。

表1　杭州市各区（县）卫生健康局微信公众号基本信息（部分）

机构名称	媒体平台	健康传播主题	单视频/推文情况	更新频率
拱墅区卫生健康局	健康拱墅	健康科普、防疫科普、政策解读、官方信息通报	推文500~1000字、视频3~5分钟	每日更新
临平区卫生健康局	健康临平	“遇健临平”系列原创科普、科学防疫、医疗援建、名医名科、民生实事	推文1000字左右、视频约3分钟	工作日每日更新
桐庐县卫生健康局	健康桐庐	食物安全、健康养生、中医冷知识、读懂体检报告、防疫科普、名医在身边等	推文600字左右	每周更新2次
萧山区卫生健康局	健康萧山	节气养身、健康日主题宣传、健康知识科普、名医名科介绍等	推文700~800字	不定期更新
西湖区卫生健康局	健康西湖	健康科普、中医养生、防疫科普、用药科普	推文800~1000字	每周更新
余杭区卫生健康局	健康余杭	健康养生、门诊案例	推文400~500字	每周更新
临安区卫生健康局	健康临安	健康知识大赛、核酸检测、健康生活方式	推文800字左右、视频约3分钟	每月更新2次

资料来源：杭州健康办。

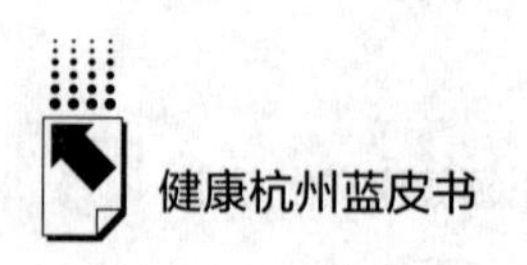

表 2　杭州市属医院微信公众号基本信息（部分）

机构名称	媒体平台名称	健康主题	阅读时长/文章篇幅（字）	更新频率
杭州市第一人民医院	杭州市第一人民医院（微信订阅号）	市一观察、援非手记、我在疫线、前沿、湖畔讲堂等	1500+	每日更新
杭州市第一人民医院	杭州市第一人民医院（微信服务号）	湖畔星光、二十四节气、名医在身边、最美医生、最美医瞬间、专家来了等	1500+	每周更新
杭州市第一人民医院城北院区（杭州市老年病医院）	杭州市一医院城北院区（微信服务号）	疫情防控、疾病预防和诊治知识、健康饮食等保健知识	1000+	隔日更新
杭州师范大学附属医院	杭州师范大学附属医院（微信服务号）	病例分享、健康科普、名医风采等	1000+	每周更新
杭州师范大学附属医院	杭州师范大学附属医院（微信订阅号）	病例分享、健康科普、名医风采等	1000+	每日更新
杭州市第三人民医院	杭州市第三人民医院（微信订阅号）	病例分享、热点健康科普等主题，“市三专家说”“健康亿点点”“护肤研究院”等特色专病专栏	1500+	—
杭州市第七人民医院	杭州市第七人民医院（微信订阅号）	精神心理健康科普等	1000+	每周更新 2~3 次
杭州市妇产科医院	杭州市妇产科医院（微信订阅号）	妇科疾病知识科普、母胎孕产知识、科学育儿、辅助生殖科普、更年期保健中医妇科病的诊治、计划生育等	1000+	每周更新
杭州市红十字会医院	杭州市红十字会医院（微信订阅号）	红会专家说、24 养生节气科普、周末食光、当季健康养生、急诊故事等	1000+、专家稿 1500+	每周更新 5 次
杭州市红十字会医院	浙江省中西医结合医院（杭州市红十字会医院）（微信服务号）			每周更新
杭州市儿童医院	杭州市儿童医院（微信订阅号）	健康科普、节气话健康、迎亚运话健康、党建儿童健康联盟	1000+	—
杭州市五云山医院	杭州市健康管理中心五云山医院（微信订阅号）	食物安全、健康养生、中医知识、心理健康、防疫科普、名医在身边	1000+	每周更新 5 次

续表

卫生机构名称	媒体平台名称	健康主题	阅读时长/文章篇幅（字）	更新频率
杭州市五云山医院	杭州市健康管理中心（微信服务号）	食物安全、健康养生、中医知识、心理健康、防疫科普、名医在身边	1000+	每周更新
杭州市西溪医院	杭州市西溪医院（微信订阅号）	肝病防治、中医科普、疫情防控知识、日常健康误区等	1000+	每日更新
杭州市职业病防治院	杭州市职防院（微信订阅号）	职业病防治	20 秒至 4 分钟或 800+	每周 0~7 次
杭州市肿瘤医院	杭州市肿瘤医院（微信服务号）	食物安全、健康养生、防癌科普、优势专科等	1500+	隔日更新

资料来源：杭州健康办。

随着低龄和高龄人群使用互联网的频率越来越高，如何满足两个人群的生活、学习和健康需求，成了杭州市健康城市建设的重要内容。从 2020 年 3 月初开始，杭州老年干部大学引进“网上老年大学”课程资源播放录播课程，5 月 8 日利用“不晚学堂”直播平台组织本校教师开设直播课，8 月 3 日正式推出基于杭州老干部大学公众号的网络直播课堂“金秋在线”,[①] 历时 5 个月时间，杭州老干部大学一直在探索搭建更多的“线上教学”平台，联合多渠道合作，让老年人群享受到更多优质的教育和养老文化资源。杭州老年干部大学联合“不晚学堂”，采用网络直播课的形式，特别邀请多位杭州市肿瘤专家学者进行直播讲学，并免费播放。在讲学的过程中，听众可以现场与专家互动咨询，以正确认识肿瘤，远离不良习惯，预防癌症的发生。2020 年 11 月 29 日，杭州市卫健委和下城区卫健局通过一场直播的方式向公众宣传知艾防艾。直播活动不仅邀请了艾滋病感染者和传染病防控工作者，请他们用亲身经历和工作经验呼吁人人做好防范，而且还特别连线了中国疾控中心流行病学首席专家吴尊友，为大家讲解艾滋病相

① 祝萍、洪敏：《从录播到直播　从“不晚学堂”到“金秋在线”杭州文化养老大课堂受热捧》，《浙江老年报》2020 年 8 月 11 日，第 A0003 版。

关知识，引导大众树立人人都应对自己健康负责任的理念。活动还设计了直播抢答活动，参与人数创下新高，点击量达到85万次。

（三）以赛促建，健康送入千万家

为传播健康文明理念，倡导健康生活方式，健康杭州建设领导小组办公室联合各卫生健康相关单位，利用“健康杭州”“看看浙江”“杭州市肿瘤防治指导中心”等微信平台开展了杭州市市民健康知识大赛。截至2022年10月30日，该大赛已连续举办九届。第四届及之前主要以“健康浙江”“杭州网”等网页、数字报刊为平台，进行互联网知识答题，第六届及之后主要通过微信平台进行理论答题。①

在每个特定的卫生节日或纪念日，各区有关部门还专门开展相关主题知识竞赛和科普宣传大赛。2015年，“凝聚正能量、共筑健康梦”——杭州市卫生计生惠民成果汇报会和“仁心仁术感动瞬间”纪实摄影大赛成功举办，推广了智慧医疗并成为全国示范样例。根据国家卫生健康委发布的全国卫生健康信息化发展指数（2021），杭州位列直辖市、副省级城市和省会城市第四名，前三名分别是广州、深圳和北京。在每年的全国肿瘤防治宣传周中，杭州市肿瘤防治宣传办作为主办单位，由杭州市疾控、杭州市肿瘤医院、预防医学会、市癌症康复协会和各区县卫健委（原卫计委）组成的承办单位，在“健康杭州”微信公众号、“杭州市肿瘤医院”、“杭州疾控”及“杭州市肿瘤防治办公室”微信公众号连续开展肿瘤防治科普知识竞赛，组织开展广场活动和大型义诊，邀请专家巡讲、连线，帮助广大市民群众正确认识肿瘤，提高民众癌症防治知识储备量和防治能力。2022年6月，浙江省卫健委、省科协联合举办浙江省首届肿瘤防治科普大赛，参赛作品除了采用传统的演讲类、表演类、图文类形式，还特别增加音频、微电影、公益广告、科普短片、抖音、动漫等形式。② 根据专

① 杭州网：《“癌症防治 早早行动”浙江启动2022年肿瘤防治宣传周》，https://baijiahao.baidu.com/s?id=1729904206612768280&wfr=spider&for=pc，最后访问日期：2022年9月25日。

② 温欣欣、马华君、王屹峰：《健康科普传播种子在“浙”里生根发芽》，《杭州日报》2022年9月24日，第A04版。

家精心筛选，共有130件作品进入下一轮评审，其中图文和音视频类作品最多，各入围50件。2022年，由浙江省疾病预防控制中心等单位主办了“浙江省宫颈癌预防大学生微视频创意大赛”，其中杭州师范大学学生作品《宫颈癌，滚蛋吧》和浙江传媒大学学生作品《树立正确性行为观念，守护女性健康》获得一等奖。

除此之外，在省市领导的指导下，我市各区纷纷打造健康家庭，全面提高居民健康素养，努力营造“家家崇尚健康，人人享有健康”的社会氛围。同时，积极选送优秀的健康家庭参加浙江省健康家庭大奖赛。从2018年开始，浙江省每隔2年举办一次省级健康家庭大奖赛，截至2022年，已举办三次。竞赛内容从最初的健康家庭风采展示、健康体适能测试、健康技能演示和健康知识竞赛4个项目已扩展至刷牙比赛、体质测试、家庭急救技能比试、跳绳比赛、健康营养餐制作、健康知识竞赛6个环节。三届大赛均在我市举办，每年均有各地市选送的11组健康家庭参加。在2022年以“家家健康共同富裕 人人健康共享幸福”为主题的第三届浙江省健康家庭大奖赛中，我市选送的余杭区郎慧骏家庭凭借过硬的身心素质、扎实的健康知识以及娴熟的健康技能，在比赛的各个环节中稳扎稳打、沉着应对，最终从参赛的11组家庭中脱颖而出，勇夺全省第一，同时杭州市也获得了优秀组织奖的荣誉称号。

表3 2016~2021年杭州市市民健康知识大赛相关信息

年份	届	主题	参赛平台
2016	第四届	喜迎G20·健康文明行	“健康浙江”网页
2017	第五届	普及健康知识、传播健康文化	H5互动平台
2018	第六届	全民竞答、乐享健康	“健康杭州”“看看浙江”微信平台
2019	第七届	健康进万家 幸福你我他	同2018年
2020	第八届	人人参与健康行动 全民共享健康杭州	同2018年
2021	第九届	科学防疫 健康杭州	同2018年

（四）未来社区，打造智慧医疗新场景

未来社区作为奋力推进“两个先行”新征程的基本单元，是浙江省建设“重要窗口”的标志性成果之一。自2019年浙江省提出“未来社区”理

念以来，杭州市已累计开展152个省市未来社区项目创建，被列入省级试点创建项目的有89个。以2022年为例，杭州市上城区有15个社区成功入围杭州市未来社区创建名单。杭州通过数字赋能和线下联动相结合的方式，将社区公共服务、商业服务、公益慈善、医疗保健等统筹管理，[①] 各项公益性、服务性等基本配套设施不断完备，逐渐实现未来社区内文化、教育、健康、养老、托幼、医疗服务等优质资源和服务的整合；通过不断提高社区内居民群众健康素养、加强全生命周期的健康管理，进而提升居民获得感、幸福感、安全感和认同感[②]。2019年6月，李克强总理视察了浙江省首批未来社区试点——拱墅区和睦新村，充分肯定了居家养老、社区托幼、家政助医等民生工程建设。2022年，《人民日报》头版头条“持续改善民生 增进人民福祉”中，列举了和睦新村的普惠托育服务，并在学习强国平台中推送学习。

表4　2022年杭州市现有未来社区创建情况

单位：个

区(县)名称	省、市创建项目数	省级创建项目数	验收通过项目数
上城区	21	17	2
拱墅区	22	3	1
西湖区	10	8	1
滨江区	19	7	2
萧山区	16	13	1
余杭区	14	7	3
临平区	9	7	1
钱塘区	9	8	—
富阳区	10	6	—
临安区	8	3	—
建德市	8	4	—
桐庐县	3	2	—
淳安县	3	3	—

资料来源：“杭州建设”微信公众号。

① 张永刚、关轶童、严云霞：《杭州吉鸿未来社区数字社区建设的实践探索》，《建设科技》2022年第13期，第61~63页。

② 上城区委改革办：《加快推进全域未来社区建设的思考——以上城区为例》，《杭州》2022年第10期，第58~60页。

萧山瓜沥镇未来社区——七彩社区，在2021年“建设高质量教育体系、强化国家战略科技力量”专题调研中获得肯定。在未来社区中，除了常规建设的健康生活体验馆和讲座培训，最引人注目的是数字化健康场景。在社区健康服务中心里，居民可以通过云端健康数据系统、智能终端设备等软硬件，享受在线问诊、健康随访、窗口取药等一站式医疗健康服务，在家里，居民可以利用家庭智能健康管理终端——微医通，一键呼叫专属健康管理师，进行一对一的健康咨询，也可以连线签约家庭医生进行视频问诊。借助云平台的技术，社区逐步构建“5分钟”健康服务推送圈，真正把数字化医疗服务渗入每个家庭单元。

在九堡街道社区卫生服务中心蓝桥服务站，家庭医生签约服务中有一项重要的服务内容，居民可在社区工作人员的帮助下，现场扫码关注“斑马鱼爱眼”小程序，为眼睛的保护送上一份特殊照顾。这款智慧医疗产品最早是在2018年，由钱江晚报和浙二眼科中心联合打造的医媒融合产品——“斑马鱼爱眼”App，经过技术更新，目前已发展为斑马鱼爱眼微信小程序。[①] 这款健康产品除了常规的名医指导专栏、音视频科普讲堂、便捷挂号、复诊通道等，还设置了许多“黑科技”模块，如AI眼科检查、虚拟配镜室、健康云诊室视频咨询等。每一个医媒融合产品的迭代升级，都给居民群众送去了专业的健康知识，提高了居民的健康素养，同时也提供了便捷的医疗服务。

三　新媒体推动杭州健康文化建设

（一）新媒体影响力成效初显

为充分发挥统计调查系统新媒体的矩阵合力，浙江省卫健委对各区县（市）卫健系统微信账号的影响力进行客观评价，内容包括影响力指数、阅

① 吴朝香、郑佳颖、龚子皓：《钱报聚焦眼科医媒融合产品再出新　斑马鱼爱眼小程序上线啦》，《钱江晚报·小时新闻》2021年10月25日，大健康版。

读总数、在看总数、文章总数、头条文章阅读量、单条最大阅读数和单条最大在看数，其中，微信影响力指数是通过微信公众号推送文章的传播度、覆盖度及账号的成熟度和影响力获得，主要反映微信整体热度和公众号的发展走势。这项调查从2019年开始，形成了“浙江卫生健康系统微信排行榜月榜”，由省卫健委、浙江在线舆情中心等联合发布。

以2022年上半年为例，杭州市卫健系统共有18个官方微信账号入围影响力指数（综合得分）前五十名。除2022年3月外，其他月份我市卫健系统官方微信入围账号均达到8个以上，2月份最多，达到13个。其中，健康杭州、杭州疾控、杭州市中医院和健康余杭4个微信账号每月均入围前50名，杭州市第三人民医院入围6次，健康富阳和杭州市一医院各入围5次，杭州市第一人民医院和健康拱墅入围3次，健康桐庐入围1次，杭州市红十字会医院、健康临平、滨江社发、富阳一院、健康建德、杭州市西溪医院、杭州医学院和健康上城各入围1次。值得注意的是，在2022年的3月和4月，杭州市卫生健康委员会官方微信“健康杭州”在整个浙江省卫健系统微信影响力指数排名中拔得头筹，阅读总数分别是2141885篇和2082134篇。1~7月阅读总数为22046709篇，在看总数29428篇，文章总数3618篇，头条文章阅读量16388070篇。特别是1~4月，共有5篇推文阅读量达到“10万+”，杭州市卫生健康委员会官方微信“健康杭州”有3篇，健康桐庐和健康拱墅各有1篇。

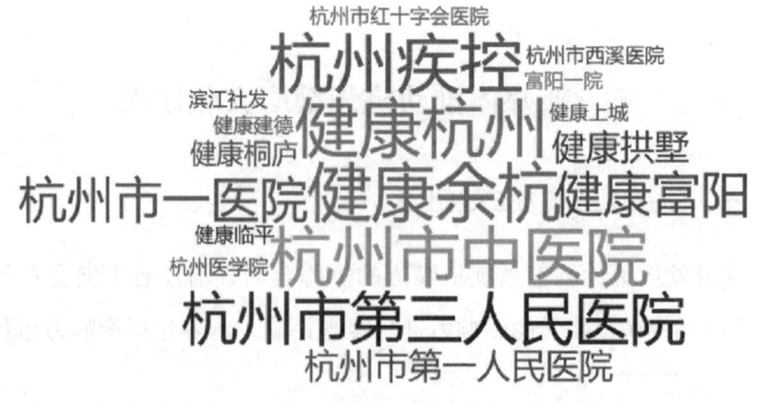

图3　2022年1~7月杭州卫健系统微信影响指数TOP50单位

表 5　2022 年 1~7 月杭州卫健系统 TOP50 微信推文情况

月份	阅读总数（篇）	在看总数（篇）	文章总数（篇）	头条文章阅读量（篇）	单条最大阅读数（次）	单条最大在看数（人）
1	3640208	5668	490	2519777	100000+	362
2	2986629	5481	656	2278542	100000+	644
3	3700696	3457	380	2688682	100000+	129
4	5075327	4529	585	3926029	100000+	147
5	2806230	3647	563	2126752	38735	159
6	1619905	3568	505	1170282	34063	73
7	2217714	3078	439	1678006	187129	82

表 6　2022 年杭州卫健系统微信推文“10 万+”的情况

时间	公众号	发布文章标题	在看数	点赞数
1 月	健康桐庐	《【紧急提醒】多名轨迹人员在桐活动轨迹公布!》	416	362
2 月	健康杭州	《杭州集中隔离人员即将回家,这份暖心倡议请收好》	3348	644
3 月	健康杭州	《3+11、2+14、14+7 等是啥意思？杭州疾控专家与您说》	129	226
4 月	健康杭州	《最新！杭州市核酸检测采样点名单请收好》	147	174
	健康拱墅	《拱墅区常态化核酸检测采样点公布》	128	256

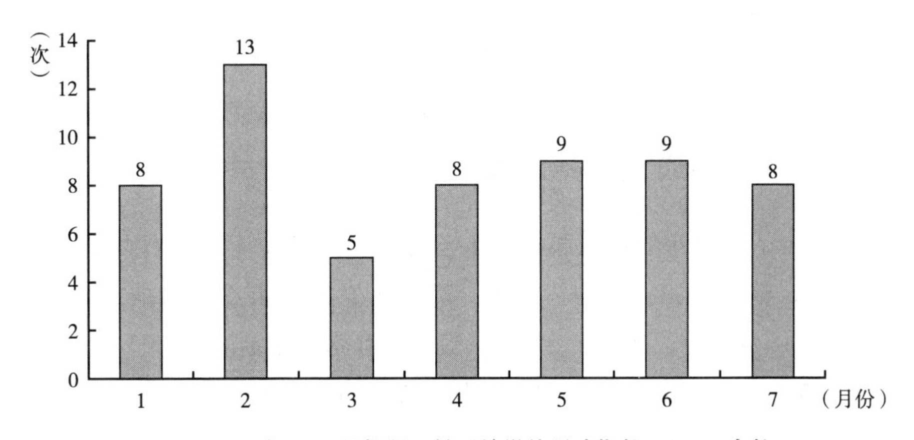

图 4　2022 年 1~7 月杭州卫健系统微信影响指数 TOP50 次数

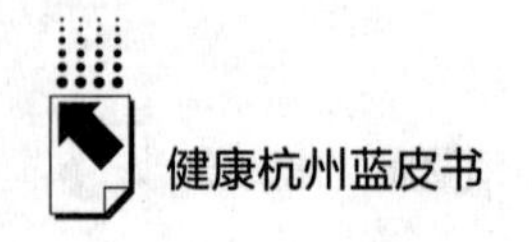

（二）健康细胞工程持续推进

培育健康单位是建设健康城市构建健康社会的重要细胞工程。[①] 从2008年起，杭州全市重点推进社区、农村、学校等12类健康单位（场所）建设和公园、步道、小屋3类健康支持性环境建设。截至2020年底，杭州全市已培育市级健康单位1968家，二级以上医院省级健康促进医院覆盖率达80.56%，中小学健康促进学校覆盖率达78.74%，健康社区覆盖率达62.4%。2021年新增市级健康单位356家，健康示范单位12家（见图5）。

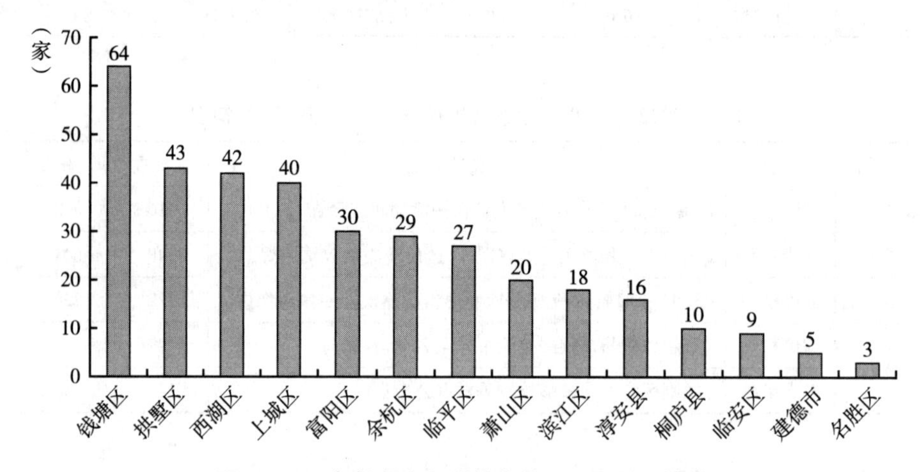

图5　2021年杭州市新增健康单位（场所）数量

（三）居民健康素养再创新高

2021年，杭州市居民健康素养水平达到42.24%，较上一年增长2.42个百分点，整体呈正态分布。其中，25~34岁组健康素养水平最高，为61.01%，45岁以上，随着年龄增长，健康素养水平逐渐降低，65~69岁组仅为8.83%（见图6）。全市居民平均期望寿命为83.63岁，其中男性为

① 李金涛、王建勋：《杭州市建设健康城市运行机制评价》，《中国健康教育》2017年第33卷第7期，第662~665页。

81.57岁，女性为85.77岁，人群主要健康指标已达到世界发达国家水平。另外，与2020年相比较，在六类健康问题中，安全与急救素养、健康信息素养、慢性病防治素养和传染病防治素养水平均有明显提升（见图7）。

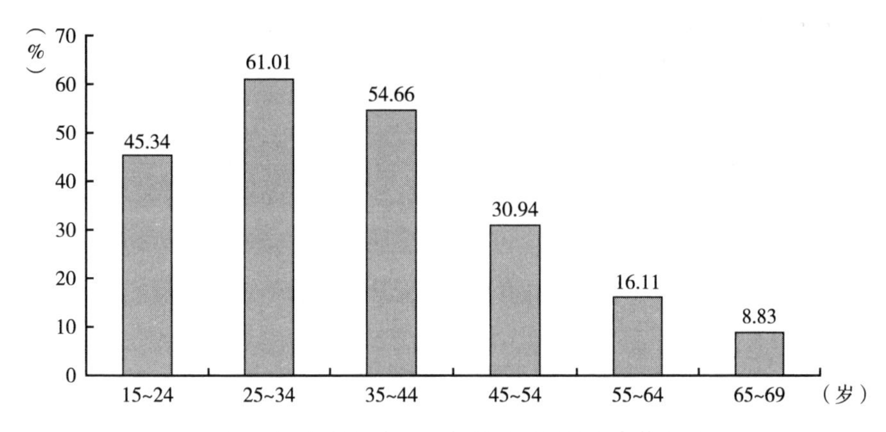

图6　2021年杭州市不同年龄组居民健康素养水平

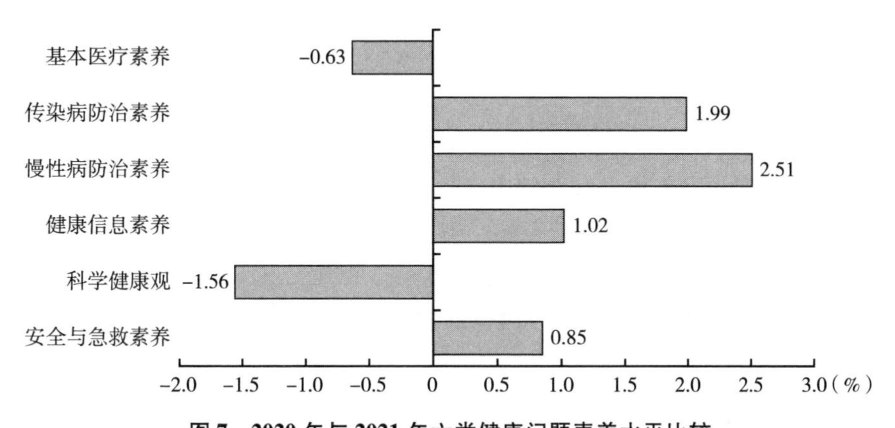

图7　2020年与2021年六类健康问题素养水平比较

（四）健康文化与艺术繁荣发展

早在2012年，浙江省就提出“建设物质富裕精神富有的现代化浙江”的目标，倡导以文化人、以文育人。时下，打造新时代文化高地的号角已经吹响，健康文化跨学科、跨地区融合发展，文艺繁荣助推了人民精神文化富有的进程。近年来，杭州各地卫健系统与各类文化演艺集团，如杭州市滑稽剧院、杭州市婚育新风艺术团、杭州爱乐乐团、建德市婺剧团、杭州越剧院等，联合创作了诸如“合理用药”、“科学就医”、“优生优育”和“助亚运迎健康”等优秀作品，并进行巡回演出。同时，与各个乡村艺术团结对帮扶，成立了一批优秀的乡村艺术团，如临浦艺术团、临安青山管乐团等，在享受高雅与传统艺术的同时，学会了健康知识，提高了健康素养。

四　高质量发展展望

（一）紧跟时代步伐，拓展媒介健康传播内容

从杭州市卫健系统 TOP50 微信推文可以看出，近几年新冠疫情相关的议题成了大家关注的热点，也成了专业研究领域中的热门话题。但最新的研究发现，肿瘤、心脑血管疾病以及慢性呼吸道疾病已成为造成死亡率高的三大类疾病，因此，在利用新媒体进行健康传播时，不仅要聚焦公共卫生事件，而且应加大对高危性健康疾病的科普宣传，注意引导居民在日常生活中树立健康的理念，养成良好、健康的生活行为方式，注重预防高危疾病的传播和发生。

（二）吸收专家力量，打造权威健康科普平台

全面推进健康知识的普及，离不开专业人员的支持。在自媒体环境下，人人做科普，人人被科普，健康信息层出不穷，健康科普眼花缭乱，公众在获取这些信息时需要具备较高的识别甄选能力，因此应具有较高的健康素养。对于一些特定人群，特别是老年人因总体的健康媒介素养较弱，又特别容易相信和依赖别人，难以分辨虚假信息和网络谣言，一旦遇到过类似的网络诈骗，就会阻碍老年人进一步使用新媒体的步伐。因此，杭州市应联合医院、疾控中心、社区卫生服务部门等，鼓励副高及以上技术职称的医学专家

参与健康传播，成立稳定的健康科普专家库，传递最新的医学前沿信息，消除常见医学认识误区，普及健康科普知识。

（三）统筹媒介方式，实现健康文化共建共享

不同人群会受到教育素质、家庭情况、职业类型、时间分配等因素的影响，因此，应采用不同的传播方式进行健康文化的传播。如谢娟等对杭州市拱墅区社区居民、中学生、建筑工人和大中型宾馆饭店服务员 4 类人群，分别通过不同的健康传播方法进行健康素养干预，结果发现健康讲座比较适用于社区和学校人群，工地工人更适合用宣传折页和微信群进行健康知识传播。[①] 短（微）视频类型的健康传播具有时间上的碎片化特征和随时随地的便捷性特征，这反而使得有些特定人群（比如说老年人群），在信息接收时显得被动和不稳定。[②]

---

① 谢娟、张琦：《不同健康传播方法对杭州市某区公众传染病健康素养的影响》，《健康教育与健康促进》2022 年第 3 期，第 234~238 页。

② 宋楚慧、吴越、唐雨筠、劳皖怡：《基于新媒体的老年群体健康传播与代际沟通研究》，《新媒体研究》2022 年第 9 期，第 35~39 页。

B.12

健康教育数治实践

刘利俊　俞 巍　徐 晖　马先富　李 敏　谢记渊*

摘　要： 加强健康宣传教育，倡导健康文明的生活方式，深入开展健康细胞工程，推进学校健康教育，牢固树立大卫生、大健康观念，深化实施健康知识全面普及行动，是健康杭州创建的主要任务之一。杭州市依托终身学习公共服务平台，合作共建市民健康教育公共服务平台，全面推进健康教育数字化、健康知识精准化、师资队伍专业化的“三化”建设，切实提升健康教育服务能力。组建健康金牌讲师团队，定制健康教育课程，通过西湖区试点，完善市-区县-街镇-村社四级健康教育公共服务体系，探索新时期市民健康教育的模式与做法。

关键词： 健康教育　数字赋能　数据治理　激励机制

为进一步有效贯彻落实《“健康杭州 2030”规划纲要》的相关要求，杭州市围绕“保障和促进人的健康”宗旨，实施“将健康融入所有政策”策略，持续改善健康环境、优化健康服务、构建健康社会、营造健康文化、培育健康人群、发展健康产业，切实提高市民健康素养和健康水平；建设一个具有杭州地方特色、功能完善、示范性的“杭州市健康教育公共服务平

* 刘利俊，杭州社区大学副教授，主要研究方向为社区教育；俞巍，杭州社区大学资源建设中心主任，主要研究方向为大数据应用；徐晖，杭州社区大学社区教育中心主任，主要研究方向为老年教育；马先富、李敏、谢记渊，杭州市健康城市指导中心研究人员，主要从事健康教育与健康促进研究。

台”，通过线上、线下相融合的方式，加强全民健康普及教育，实现健康促进的精准化，打造健康城市建设健康普及教育的示范典型。

一　数字化平台助力健康教育治理

（一）杭州市健康教育公共服务平台概况

1. 基本情况

杭州市健康教育公共服务平台是杭州市健康城市指导中心贯彻落实《浙江省数字化改革总体方案》《关于“数智杭州”建设的总体方案》《“健康杭州2030”规划纲要》《杭州市人民政府关于推进健康杭州三年行动（2020—2022年）的实施意见》等文件精神，委托杭州开放大学共建的健康教育项目，平台建设目标是以数字化改革创新助推健康教育事业高质量可持续发展。

平台聚焦新时代市民健康学习需求，面向全体市民提供“线下集中学习、线上自主学习、社团互助学习、家庭共同学习”服务，是杭州市开展健康教育的官方平台；聚力健康教育服务能力提升，面向各类健康单位和教育机构提供教学组织、学习管理、效果评价等全过程一体化服务，创新设立健康学习指数，是创新开展健康教育数字治理的得力助手。

2. 建设背景与发展史

杭州市健康教育公共服务平台自2020年启动建设至今，成效显著。截至2022年8月底，全市13个区、县（市）已实现全覆盖，引入健康教育服务机构2971家，从业人员3663人，专兼职教师7492人，社团1301个，开展培训活动28990场（次），实名用户58.23万人，服务市民超过100万人次。该平台已经成为杭州健康教育的主要服务平台和学习品牌，在健康教育数字化环境氛围营造、数字化资源规模质量提升、数字化治理组织能力提高等方面发挥了重要作用，市民参与健康学习的主动性和积极性持续提升。

（二）健康教育平台的实践和探索

1. 搭建一体平台

平台架构设计遵循数字化改革“四横四纵”的总体要求，为各类角色提供个性化工作台，采用多种入口方式，通过云端服务，设置公共服务、管理服务、运行服务、数据服务等功能模块，基于机构、场地、师资、课程、学员、积分等学习要素构建资源共享数据仓，通过扩展服务进行资源和数据的共享融通。

平台用户体验设计适配老年人群特点，提供微信小程序、身份证、市民卡等多种使用方式。打通了学分银行、资源中心、第三年龄学堂等系统接口，有效地提升了数据的真实有效性和工作效率，为数字治理奠定了数据基础。

2. 构建服务网格

平台以教育系统的四级社区教育服务机构为依托，共享市级社区大学、区县社区学院、镇街成人文化技术学校（社区学校）、村社市民学校资源和管理团队，引导健康单位整体入驻，组织市民就近、便捷、按需开展健康学习活动，整体打造健康教育四级服务网络。

精准培育发展适合新时期健康学习服务的健康教育管理及从业者队伍，以推动机制创新。平台以村社为网格单元，提升健康教育师资综合素质，建设一支覆盖宽广、数量充足、素质良好、结构合理、一专多能、勤奋敬业的专业化健康教育服务队伍，为杭州健康教育业务开展和“健康杭州”学习品牌创建夯实基础。

平台面向全市免费开放使用，支持各类健康教育服务机构入驻、专兼职教师上岗和学习型社团的申请，支持跨地域、跨层级、跨部门的业务协同，联合社区大学、科协、妇联、图书馆等拥有健康教育服务职责和资源的企事业单位，不断拓宽健康教育服务渠道。

3. 设计应用场景

治理端应用场景设计有效匹配行政主管部门、教育服务机构、学习服务

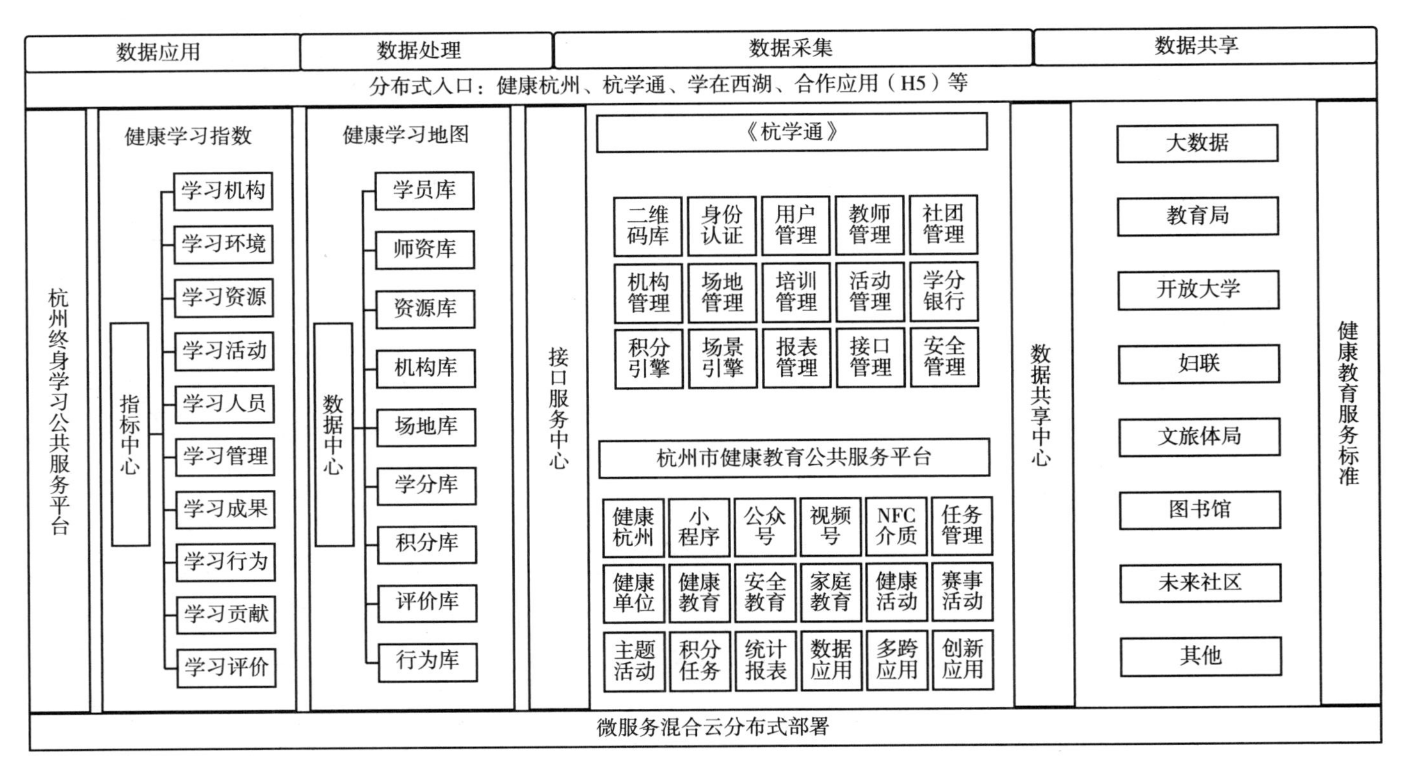

数据应用
数据处理
数据采集
数据共享
分布式入口：健康杭州、杭学通、学在西湖、合作应用（H5）等
杭州终身学习公共服务平台
健康学习指数
指标中心
学习机构
学习环境
学习资源
学习活动
学习人员
学习管理
学习成果
学习行为
学习贡献
学习评价
健康学习地图
数据中心
学员库
师资库
资源库
机构库
场地库
学分库
积分库
评价库
行为库
接口服务中心
《杭学通》
二维码库
身份认证
用户管理
教师管理
社团管理
机构管理
场地管理
培训管理
活动管理
学分银行
积分引擎
场景引擎
报表管理
接口管理
安全管理
杭州市健康教育公共服务平台
健康杭州
小程序
公众号
视频号
NFC介质
任务管理
健康单位
健康教育
安全教育
家庭教育
健康活动
赛事活动
主题活动
积分任务
统计报表
数据应用
多跨应用
创新应用
数据共享中心
大数据
教育局
开放大学
妇联
文旅体局
图书馆
未来社区
其他
健康教育服务标准
微服务混合云分布式部署

图1 平台功能架构

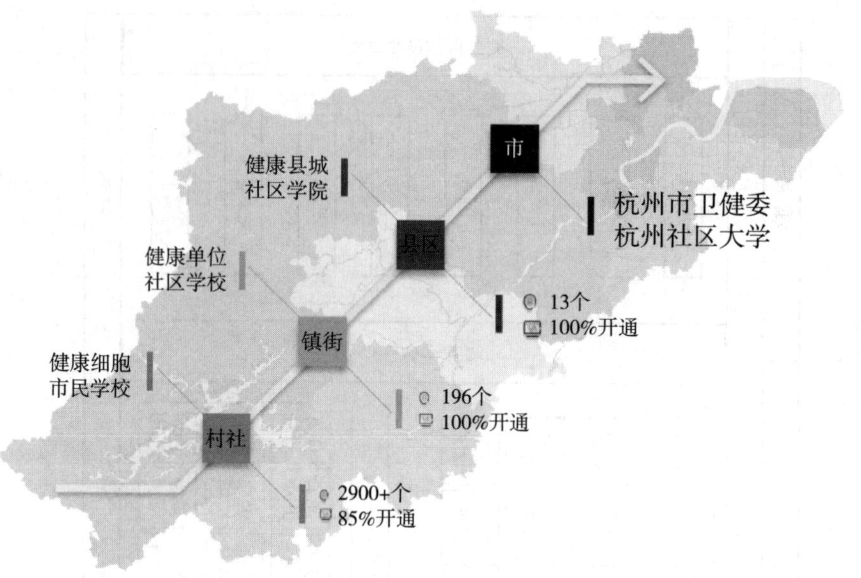

图 2　健康教育四级服务网络

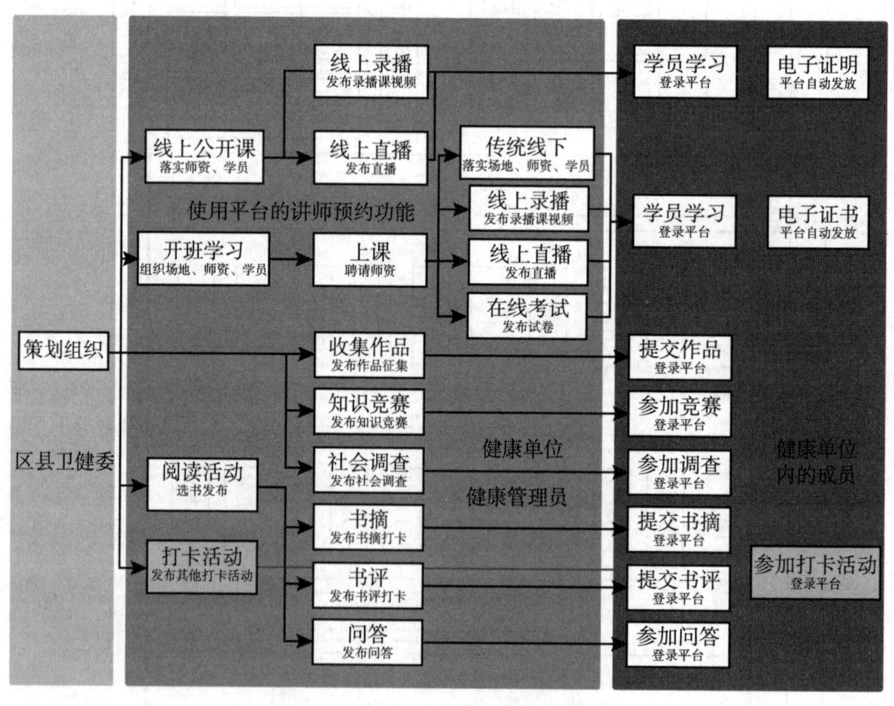

图 3　健康教育服务应用主要流程

人员和学习者的核心需求，通过健康学习指数提供健康教育数据监管服务，通过健康社团学习、志愿者活动、培训活动、申报评奖、科研讨论等为教育管理机构提供服务，通过学习评价认定和学习积分应用激发广大市民学习积极性，推动多跨协作的健康教育场景构建。

服务端应用场景支持线下集中学习、线上自主学习的组织和管理，支持手机、平板、电脑等智能终端接入，支持浙里办、微信、支付宝等常用入口，支持区域、部门、机构、社团及家庭的学习活动管理，可以自动完成学习行为记录和成果计算，多元主体可及时了解学习数据动态，形成学习活动的（策划设计、组织发布、预约报名、签到记录、学习互动、评价分享、成果计算）全流程支撑体系。实现区域间、城乡间、部门间、线上线下、跨平台的互联互通、用户转化和数据共享。

4. 推行数治管理

数治管理驾驶舱以数据驱动健康教育服务升级为突破口，动态沉淀健康教育服务机构、市民、教师、场地、课程、活动、学习型社团、教学、管理、服务等对象、业务及行为数据，推出镇街、区县、市三级健康学习指数指标体系，形成健康教育数治管理驾驶舱，为健康教育精准服务、科学决策提供数据支撑，赋能治理体系建构和治理能力现代化。

数治管理指标体系以轻量简便的碎片化应用，实时计算输出指标和指数，辅助各区县及管理员了解、调整或优化健康教育相关工作，发挥数据赋能评价激励的价值，以指数为主要评价标准，推动从经验评价向数据评价、制度激励、整体“智治”的转变，使健康教育生态治理体系更加公平合理。

平台大数据显示，平台现有健康单位 2971 个，学习型健康社团 1301 个，健康教育教学场地 2359 个，健康讲师 7492 人，健康单位管理人员 3663 人，已开展健康培训 22569 场（次），健康活动 6421 次，累计学习时长 3383148 学时，累计参与学员 582347 人，发布资讯动态 19874 条。平台建设促进了健康教育融入健康服务和社会治理。

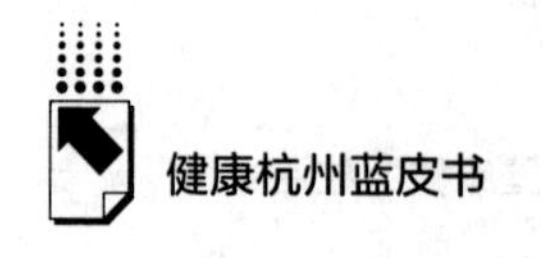

（三）健康教育平台科学发展

1. 主要成果

杭州市健康教育公共服务平台聚焦智能技术应用，围绕市民关注主题开展系列培训，为其提供线下线上健康学习服务。市民应用手机这个“新文具”就可以随时随地学习健康知识，参与健康学习活动和培训，并获取健康专业技能证书等。

平台优化了健康教育学习方式，提高了服务的高效协同，破解了健康教育资源的供需矛盾，找到了健康教育新的落脚点，解决了健康学习薄弱和乏力的难题，提高了健康学习的新技能，增强了健康教育“生命力”；同时使健康教育成为助力全面实施健康杭州战略的重要抓手、成为服务民生的重要载体、成为数字杭州建设的时代产物。

平台为健康教育线下集中学习、线上自主学习、社团互助学习提供了有效支撑。平台现有线上课程 7707 门，课时 18789 个，学习时长 2790274 分钟。新冠肺炎疫情防控期间，市民通过平台在移动端的手机上、PC 端的电脑上学习，实现了健康学习停课不停学。平时市民通过手机可以在广场、公园、农田等户外非固定场地参与学习，形成了具有明显智慧治理特色的健康教育服务杭州品牌。

2. 社会影响

自 2021 年以来，杭州健康教育大力构建数字化的学习新生态。杭州健康教育建立了统一的“数治大脑”，以数据驱动教育服务升级为突破口，汇聚教学、管理、服务等不同业务数据，运用云计算、大数据等技术构建智慧治理系统，杭州市民有了一个可以随身携带、随时随地使用的健康学习移动平台。

阶段性组织开展的健康学习积分挑战赛，分区县、社区、单位、家庭或个人等组别，获奖选手在每年举办的杭州市全民活动周开幕式上会被表彰，所得积分还可兑换相应礼品，有效地提高了市民参与健康学习的积极性，推动了健康知识的推广普及。

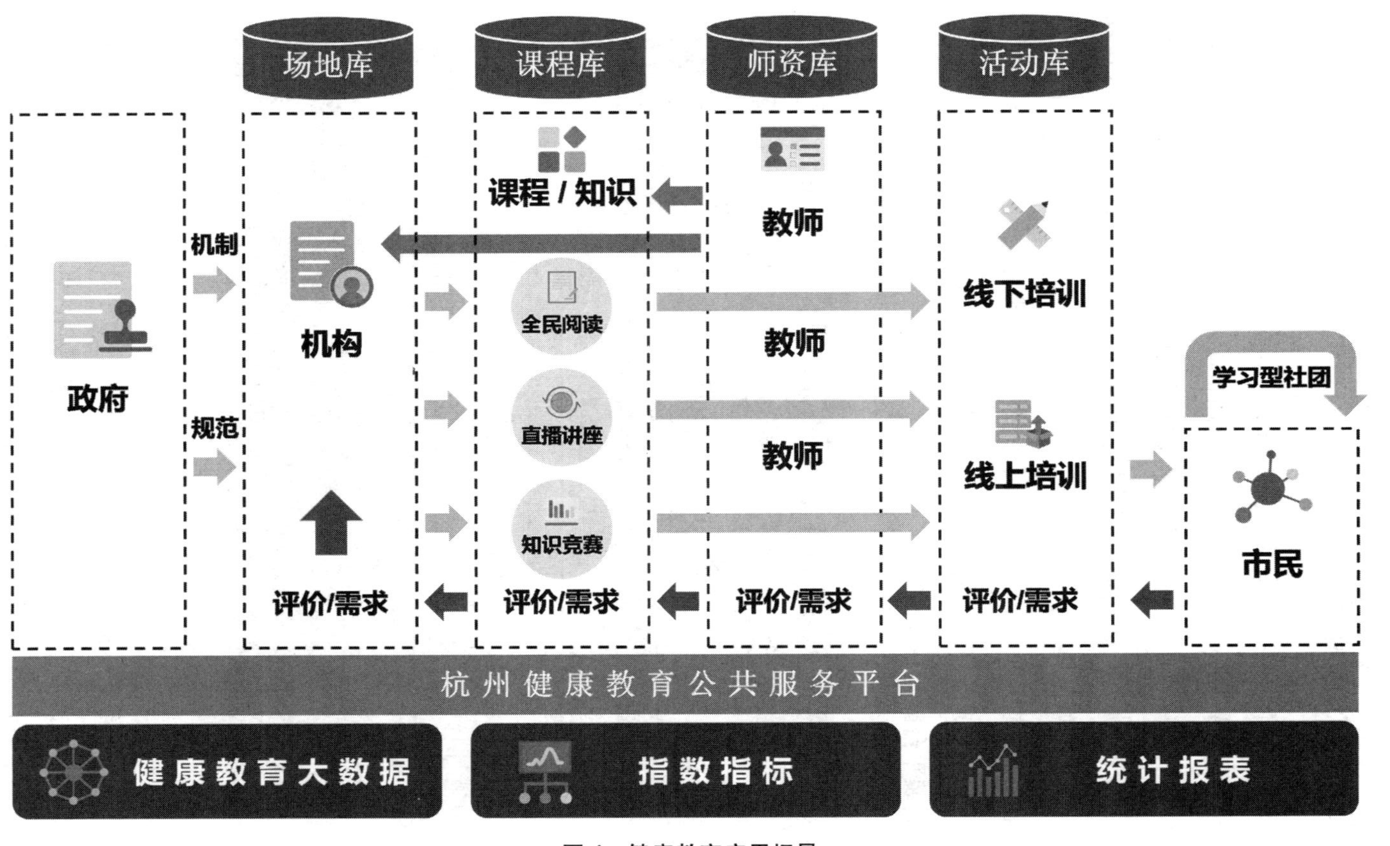

场地库
课程库
师资库
活动库
政府
机制
规范
机构
评价/需求
课程 / 知识
全民阅读
直播讲座
知识竞赛
评价/需求
教师
教师
教师
评价/需求
线下培训
线上培训
评价/需求
学习型社团
市民
杭州健康教育公共服务平台
健康教育大数据
指数指标
统计报表

图 4 健康教育应用场景

（四）新时代发展展望

1. 进一步优化和拓展健康教育应用场景

杭州市健康教育公共服务平台已形成场景应用数据采集、数据管道建设和数据应用的闭环。要以健康教育大数据建设为中心，该平台亟须加强师资、课程、场地等资源建设，在资源的数量和质量上有所提升，拓展服务区域和细分群体，实现城乡差异化精准服务并降低市民参与健康学习的技术门槛。该平台融合大健康和大教育发展目标和绩效考核管理办法，通过算法模型架设数据管道，形成前端应用数据采集到后端数据归集和处理应用的有效闭环。

2. 封装平台能力开放共享

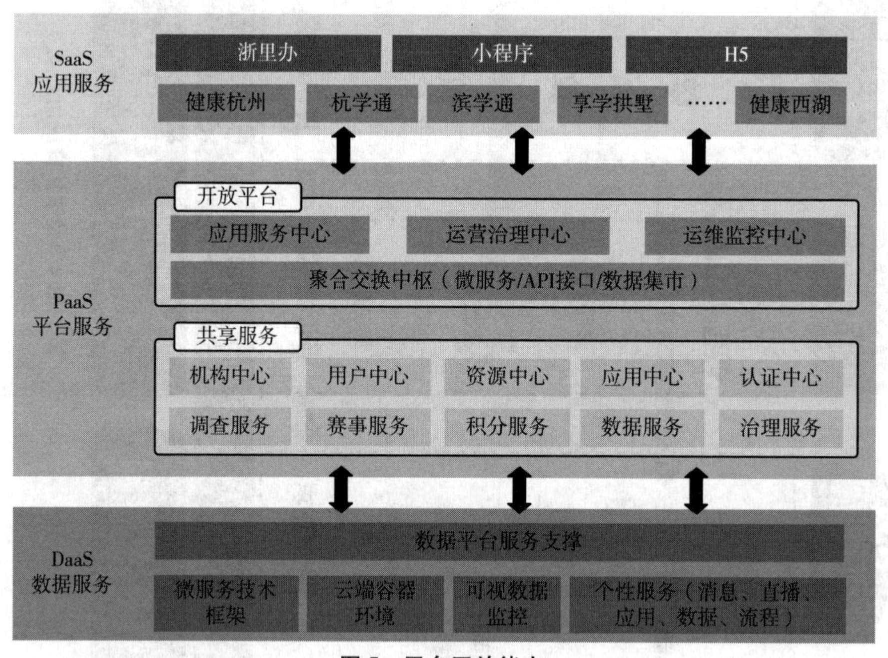

图5　平台开放能力

杭州市健康教育公共服务平台作为市一级的数字化平台，基本实现了全市普惠型业务的覆盖，但区域间、行业间、群体间的差异明显，为进一步地延伸个性化精准服务，平台将自身数字化能力做封装，面向四级行政网络、

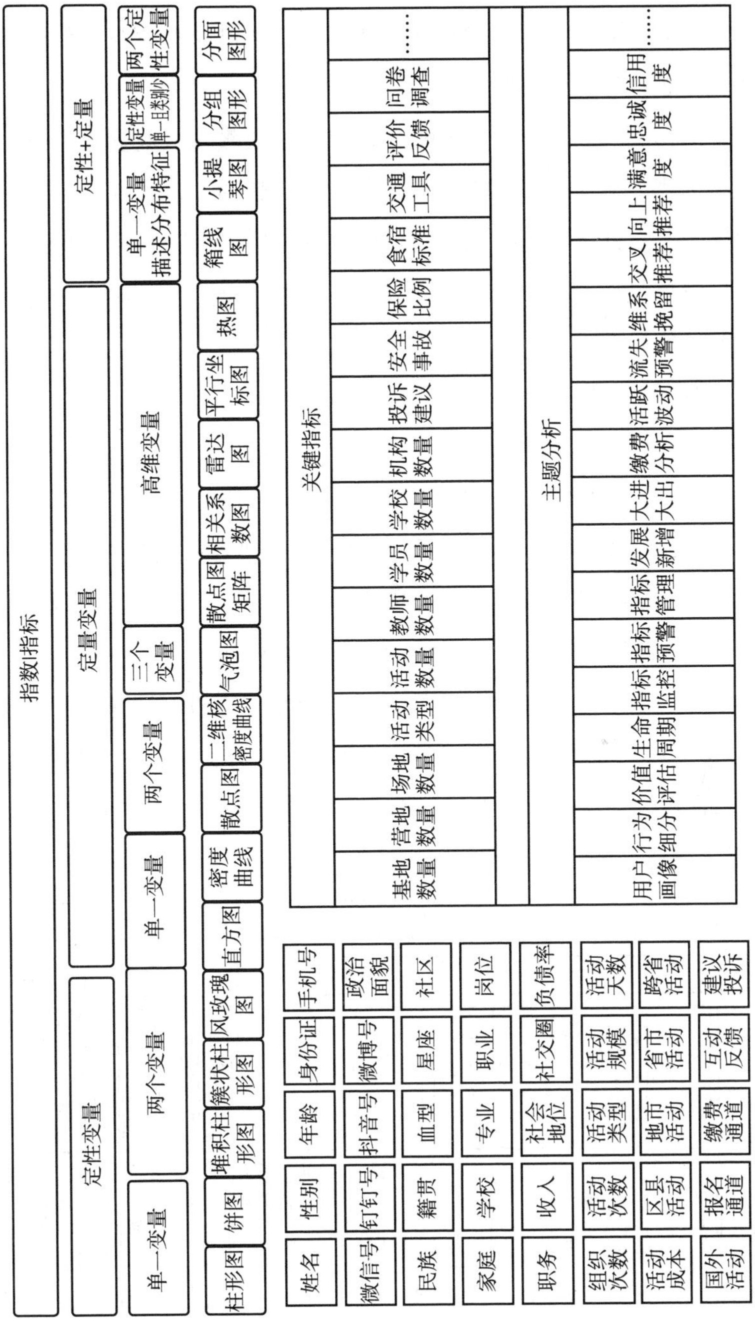

指数|指标

定性变量 | 定量变量 | 定性+定量

单一变量 | 两个变量 | 单一变量 | 两个变量 | 三个变量 | 高维变量 | 单一变量描述分布特征 | 定性变量单一且类别少 | 两个定性变量

柱形图 | 饼图 | 堆积柱形图 | 簇状柱形图 | 风玫瑰图 | 直方图 | 密度曲线 | 散点图 | 二维核密度曲线 | 气泡图 | 散点图矩阵 | 相关系数图 | 雷达图 | 平行坐标图 | 热图 | 箱线图 | 小提琴图 | 分组图形 | 分面图形

姓名 | 性别 | 年龄 | 身份证 | 手机号
微信号 | 钉钉号 | 抖音号 | 微博号 | 政治面貌
民族 | 籍贯 | 血型 | 星座 | 社区
家庭 | 学校 | 专业 | 职业 | 岗位
职务 | 收入 | 社会地位 | 社交圈 | 负债率
组织次数 | 活动次数 | 活动类型 | 活动规模 | 活动天数
活动成本 | 区县活动 | 地市活动 | 省市活动 | 跨省活动
国外活动 | 报名通道 | 缴费通道 | 互动反馈 | 建议投诉

关键指标

基地数量 | 营地数量 | 场地数量 | 活动类型 | 活动数量 | 教师数量 | 学员数量 | 学校数量 | 机构数量 | 投诉建议 | 安全事故 | 保险比例 | 食宿标准 | 交通工具 | 评价反馈 | 问卷调查 | ……

主题分析

用户画像 | 行为细分 | 价值评估 | 生命周期 | 指标监控 | 指标预警 | 指标管理 | 发展新增 | 大进大出 | 缴费分析 | 活跃波动 | 流失预警 | 维系挽留 | 交叉推荐 | 向上推荐 | 满意度 | 忠诚度 | 信用度 | ……

图 6　健康教育大数据应用架构

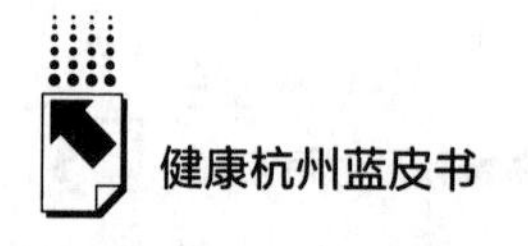

健康单位、健康细胞等开放，各单位机构可在此基础上，以插座式应用模式快速叠加本地化需要，为目标群体提供更高质量的健康教育数字化服务。

3. 优化指数算法迭代数据应用

大数据的作用和价值已在各行业中凸显，健康教育大数据起步虽晚，但也在规模和维度上有了一定的沉淀，随着应用场景的丰富，数据量和质量均有大幅度提升。在此基础上，可结合绩效考核量化管理、用户画像个性服务、群体分析流量运营等目标，进一步完善数据管道建设和算法模型创建，将大数据的价值做更深层次的挖掘。

4. 积分赛事组织和健康学习之星推选

积分赛事活动激发市民参与健康学习积极性的事实已经得到验证，为进一步巩固市民学习热情，杭州市拟增加赛事密度和覆盖面，协同更多单位部门和市场资源，常态化开展健康教育积分赛事活动。在此基础上培育和挖掘学习达人，将他们作为健康学习之星，发挥达人的网红效应，进一步激发市民学习主动性。

5. 进一步改革实践和培育完善相关健康教学改革成果

加强相关课题申报与研究，丰富理论支撑成果。杭州市将进一步提升平台运行水平，通过多种举措丰富教学资源，同时，进一步理顺部门间的协同水准，落实制度化、规范化治理体系。此外，还要加强团队建设，努力打造学习型班子、学习型团队，提高拓展能力。

健康家庭运动				
家庭	入口	内容	机制	监测
老年人、家长、青少年	杭州卫健、社区大学、杭州妇联	早起打卡、运动打卡、学习活动	管理员发动、用户带用户、平台积分任务、学习活动周	健康学习指数、家庭学习指数、终身学习指数
智能手机、智能手机、家长代理	健康杭州、公众号、杭学通、微信消息、家庭教育、公众号	平台限时打卡、微信运动步数、线上学习、线下活动、知识竞赛、问卷调查、读书看报	工作任务绩效、发展用户积分、礼品奖品激励、评比荣誉表彰	健康教育数据、家庭教育数据、终身学习数据

图 7　联合开展健康家庭运动积分赛事活动

B.13
公共场所烟草控制实践与成效

俞 锋 张丽娟 王 勐 郑子聪*

摘 要： 控制烟草危害、减少疾病，是全球共识，是守护人民群众生命健康的坚实防线，同时还代表着一个城市的公共卫生及精神文明建设的高度。杭州市在公共场所控烟方面的探索一直走在全国前列。2019年1月，新版《杭州市公共场所控制吸烟条例》（以下简称《条例》）正式实施，标志着杭州市公共场所控制吸烟工作再次在地方立法的助力下迈上历史新台阶。已然成型的法制化公共场所控烟模式得益于杭州市在控烟法规“立”与“行”过程中的积极探索和持续发力。本文以组织建设、综合执法以及培植理念、引导共治等方面为切入点，通过对杭州控烟工作的实例研究和评价，创新探索借势亚运话题的控烟健康传播，在此基础上形成公共场所控烟杭州模式，以期为浙江省省级控烟立法提供参考，并为健康城市建设及城市文明持续发展提供借鉴。

关键词： 控烟吸烟 引导共治 健康城市

烟草危害已经成为当今世界上最为严重的公共卫生问题之一，全球每年有800多万人因为吸烟相关疾病而失去生命，其中我国就有超过100万人每

---

* 俞锋，杭州市疾病预防控制中心副主任医师，主要从事健康传播与烟草控制的组织实施和研究工作，负责杭州市控烟办具体事务；张丽娟，杭州市卫生健康委员会疾病预防控制与职业健康处副处长；王勐，杭州市疾病预防控制中心健康教育所所长；郑子聪，杭州市疾病预防控制中心工作人员，主要从事健康传播和控烟方面工作。

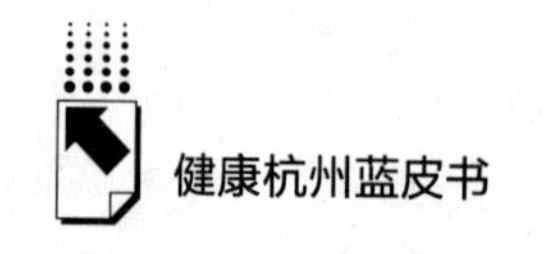

年因吸烟失去生命。烟草带来的问题不仅是影响健康与危害生命、带来极大的疾病负担，而且还会因为被动吸烟引发复杂的社会问题。为此，2019 年 7 月，印发的《国务院关于实施健康中国行动的意见》，提出“到 2022 年和 2030 年，15 岁以上人群吸烟率分别低于 24.5%和 20%；全面无烟法规保护的人口比例分别达到 30%及以上和 80%及以上；把各级党政机关建设成无烟机关，逐步在全国范围内实现室内公共场所、室内工作场所和公共交通工具全面禁烟……”

在公共场所控烟上，杭州的探索一直走在全国前列。尤其随着新版《条例》正式实施，一方面“以法为纲，综合执法”，积极推进落地落实控烟条例，另一方面“培植理念，引导共治”，通过社会倡导和创新扩散，整合社会资源，强化社会共识，杭州探索走出了一条刚柔并济的模式，并于 2021 年荣获“无烟先锋城市”称号。

一　杭州控烟法制化建设的基本情况

（一）立法：从无到有，从有到优的“三步曲”

杭州的控烟法制化建设大致可以分为三个阶段。这三个阶段与国家的控烟进程相契合，正是中国控烟法制化进程的一个缩影。

1. 第一步：初萌

第一个阶段是 20 世纪 90 年代。早在 1995 年，杭州市政府就颁布了《杭州市公共场所禁止吸烟暂行规定》。该规定限制人员在办公室、会议室等室内工作场所吸烟，推进公共场所控制吸烟工作，体现了市委市政府对控烟工作的关注。但由于受到当时控烟理念、社会进程、公民的法律意识等方面的影响，该规定与全面无烟的要求还有很大的距离，而且实施多年来，成效不大。

2. 第二步：雏形

世界卫生组织《烟草控制框架公约》（以下简称《公约》）正式在我国生效后，杭州的控烟法制化进程也进入了一个新的阶段。2006 年，杭州市通过了《杭州市辖区内禁止烟草广告的通告》，还获得全国“无烟草广告城市”的荣誉。2009年杭州市公共场所控烟条例正式列入市人大立法项目，经过多次调研、听证、修改，《杭州市公共场所控制吸烟条例》于2010年3月1日正式施行，杭州就此成为国内最早控烟立法的城市之一，对我国地方政府积极履行《公约》，实现公共场所全面无烟的进程起到了开创性的作用。在此阶段，杭州市还围绕《条例》开展了一系列探索性实践，包括创建示范性无烟宾馆饭店，并在此基础上延伸至无烟企业创建，成功培育了阿里巴巴等一批在国际上有知名度的无烟企业等，为后续许多城市的控烟立法提供了重要的参考和借鉴。

3. 第三步：迭代

随着公众对烟草危害认识的提高和对健康需求的日益增长，原《条例》的局限性日益凸显：禁烟范围只局限在主城区和区县城关镇，禁烟范围只包括十大类场所，餐饮、娱乐、住宿等为限制吸烟场所，没有达到《公约》全面无烟的标准；在执法细节和可操作性上也不足，罚款金额低，处罚程序烦琐……考虑原《条例》部分规定已难以适应新形势和控烟工作的需要，杭州市于2017启动了《条例》修订工作。2018年8月3日，杭州市人大法制委员会对《条例》修订草案进行审议，8月21日，草案修改稿提交杭州市十三届人大常委会第十三次会议审议通过。新修订的《条例》自2019年1月1日起施行，并于2021年12月31日后结束过渡期，实现室内工作场所、工共场所和交通工具全面禁烟。

杭州是第一个将电子烟纳入禁烟范畴的内地城市。新修订的《条例》奠定了符合《公约》要求的无烟环境立法基础，执法理念更先进，执法细节得到改进，实现了高质量转型升级。

（二）新《条例》的主要特点

1. 扩大了适用范围

从2010年到2019年，随着控烟工作持续推进，整个社会的控烟氛围不断改善，市民对于“二手烟”危害的认识不断提高，对无烟环境的期待不断增加，社会支持已经达到一定高度，在全市范围内进行禁烟已经具备了较好的思想基础和社会基础。修订后的《条例》适用范围从原来的“杭州市市区和县（市）政府所在地城镇范围”扩大到“杭州市行政区域内”，实现了全市覆盖。

2. 实现了全面无烟

为履行加入世界卫生组织《烟草控制框架公约》承诺，顺应控烟发展趋势，此次《条例》修订后明确规定室内公共场所、室内工作场所、公共交通工具内禁止吸烟。与此同时，部分场所，包括：主要为未成年人提供教育、教学、活动、服务的场所，主要为妇女、儿童提供服务的医疗卫生机构、儿童福利机构，体育健身场馆、演出场所的室外观众座席和比赛、健身、演出区域等场所的室外区域也禁止吸烟。

2021 年 12 月 31 日，经营性住宿、餐饮场所和娱乐场所结束了缓冲期，杭州正式进入“全面无烟时代”。

3. 执法模式：从单部门到多部门控烟的切换

控烟监管涉及面广、场所多，尤其新《条例》扩大了适用范围，而且扩大了禁烟场所的适用范围，这直接导致监管力量严重不足。原《条例》规定由卫生行政部门一家负责控烟监管的模式，在“双扩大”背景下，在执法效果、监管力度上存在较大的难度。因此，新《条例》综合考察全国各地控烟经验，尤其是借鉴了上海、深圳、广州等地的成功经验，建立了多部门综合执法的模式，由教育、文化、旅游、体育、交通运输、公安等 14 个部门在各自行业或者领域内实施控制吸烟工作的监督管理工作，明确部门监管职责，并设置了多部门控烟工作的组织、协调部门。

4. 增加控制吸烟措施和行政处罚力度

为加大控烟力度，保证实施效果，杭州市不断加强法律的威慑力，新《条例》还加大了对个人在禁止吸烟场所吸烟、场所经营者或者管理者不履行控烟职责、向未成年人销售烟草制品等违法行为的处罚力度。对个人可以处五十元到二百元罚款，对场所经营者可以处二千元以上二万元以下罚款。

新《条例》还增加了控制吸烟措施，规定政府以及有关部门加强控制吸烟公益宣传，鼓励支持志愿者组织和志愿者开展有关活动。禁止各种形式的烟草促销、赞助活动，禁止通过自动售货机以及互联网、移动通信等信息网络销售烟草制品，在各类公务和大型公共活动中不得提供、使用或者赠予烟草制品等，依法处罚最高可以达20万元。

5. 控烟投诉举报统一处理

控烟投诉举报电话统一到市长公开电话"12345"，统一登记受理后，按照控烟监管职责分工，移交至相应的控烟监管部门处置。

6. 电子烟纳入监管

在《条例》修订的过程中，杭州市政府敏锐地发现，电子烟正在成为一种新的现象并有逐渐流行的趋势，而当时缺乏针对电子烟的监管法律，导致了电子烟的销售和吸食处于无有效监管的疯长局面。对非吸烟者，尤其是女性和青少年，极易造成对其诱导吸烟的情况。因此，在《条例》的修订过程中，杭州尝试将电子烟纳入禁烟范畴，成为第一个禁吸电子烟的内地城市。在之后的几年控烟进程中，深圳、上海等城市也相继跟进，从2022年5月1日起《电子烟管理办法》正式实施，这一切都体现了杭州在立法过程中的先进性。

（三）提升控烟执法能力建设

新《条例》采用了多部门执法模式，尤其扩大了监管范围，对于控烟执法工作而言，如何提升各部门的控烟执法能力，成为新《条例》实施后面临的最现实和最严峻的问题。

1. 以队伍建设为重点，提高执法能力

以新《条例》贯彻为重点，杭州市进一步扩大控烟培训的覆盖面，分层级、分对象、分内容，让执法者、管理者、工作人员等各类型人员都知晓控烟相关规定；对12345市长热线的工作人员进行控烟专题培训，同时派出控烟执法人员驻点12345热线工作现场，进行业务指导和工作协助；开展市级控烟执法师资培训，让各地各部门的执法骨干参加培训，以提高控烟执法能力；针对全市各区县（市）控烟相关工作人员，举办"履行健康中国行动之控烟工作者理论与实践能力提升培训班"。

2019年1月1日至2022年9月底，全市共开展执法人员培训2892次，共47342人次参加；对禁烟场所管理者培训3588次，共91196人次参加；对控烟志愿者培训1639次，共35403人次参加；其他相关培训2466次，共66880人次参加。

2. 以监督执法为抓手，实现控烟法制管理以及科技化执法

杭州市卫健委、文化广电旅游局、市场监督管理局、公安局等14家控烟监管部门按照“加强引导、限定场所、单位负责、严格管理”的要求，各司其职、齐抓共管，采用日常检查与专项整治相结合，以及市级联合督查和各地各部门联动执法同时进行的方式，逐步实现了控烟执法由行政管理向法制管理，由单一执法转向综合执法的转变。

市、区控烟办每年组织开展控烟联动检查，采取市级联合督查和各地自查相结合的方式，充分发挥市级专家的指导帮扶作用、激发各地各部门的主观能动性，切实扩大检查覆盖面。

与此同时，杭州市还尝试纳入科技化手段，提升执法效能。例如，杭州市拱墅区城管执法局在公厕提升改造过程中装配了敏感的智能烟感报警设施，如果有人在公厕里吸烟报警设备会发出语音警告，并通知就近的执法人员到现场，还可以定期统计各个点位的违法吸烟情况，为后续控烟管理工作提供依据。这一系统已在杭州市市民中心等多个办公楼和综合体投入使用。杭州市交通局推进科技化执法，依托数字执法实验室建设，将“吸烟识别取证”作为“智能判析轨道交通内‘不安全’行为”的一种纳入数字执法实验室建设。杭州市数据资源管理局正在建设视频大数据共享平台，综合利用公安、交通、交警、城管等公共场合视频监控数据，利用机器学习和模型算法自动抓取特定监管对象，达到自动发现、及时监管和告警的目的。

2019年1月1日至2022年9月底，全市累计检查各类场所429622家次，其中被处罚场所495家，罚款金额866980.45元；处罚个人555人，罚款金额27030元。

（四）以案说法，以法制带动共治

徒法不足以自行，法律的顺利贯彻实施，在于执法的推动，更在于社会

的支持和市民的主动配合。在新《条例》实施过程中，尤其注意以案说法，借助控烟执法过程，借助典型的控烟执法案例，以及在媒体的配合宣传下，达到法律宣贯和社会倡导的效果。

杭州市每年都会由市级及区县控烟办和执法部门分别发起控烟联合执法行动，对典型执法案例进行报道，尤其是新《条例》正式实施伊始、《条例》过渡期结束之时、世界无烟日前后、国庆等重大节假日前后，相关部门通常会邀请媒体一起随队参与执法报道。

另外，执法人员对于在日常执法以及控烟投诉处置中发现的一些典型案例，顺势进行以案说法，能够引发市民更多的关注和讨论，起到二次传播、三次传播的效果。

例如，新《条例》实施后，杭州市交通执法人员在数字执法室利用视频监控发现地铁换乘站内有乘客吸烟，在属地地铁公安、地铁站务人员的协同作战下，成功锁定该名吸烟男子，依照新《条例》对其予以罚款；上城区卫健局针对一例控烟违法人抗拒执法事件，对当事人提起诉讼。这些“小事”通过媒体的报道，在社会上引起了广泛关注，很好地宣传了新《条例》。

2020 年，杭州一家网红饭店因为控烟问题被大 V 曝光，引起热议。借助这一事件，杭州市控烟办将其作为新《条例》普法宣传的一个重要契机而积极介入。新《条例》对部分场所设置了三年过渡期：“娱乐、经营性住宿和餐饮等室内公共场所在一定期限内为限制吸烟场所。限制吸烟场所的经营者或者管理者应当按要求划定或者设置吸烟区（室）。”在新《条例》实施过程中，有关部门除了对禁烟区域加强执法，还要分步逐时推进限制吸烟场所提前实现禁烟，这是一个重要的也是极为艰难的过程。而这一热搜事件正好契合了新《条例》实施以及过渡期推进工作的节点，因此通过积极应对和顺势进行普法宣传，尤其是针对“娱乐、经营性住宿和餐饮等”控烟难点场所的禁烟，借助“拒绝二手烟”的民呼民意，实现了“全面无烟”社会共识的达成。

针对无烟党政机关建设，2020 年底，杭州市控烟办、杭州市卫生健康行政执法队联合突击抽查控烟情况，多家省、市机关单位被处罚。这一活动

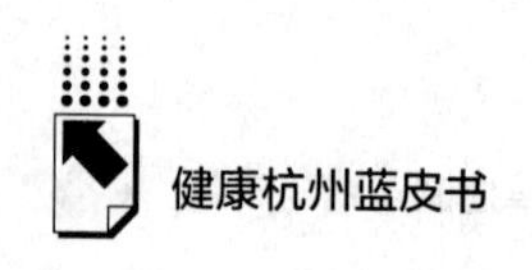

同时有多家省、市媒体一同参与，报道播放和刊发之后引起了广泛的社会关注，这一方面是对新《条例》的实施进行再次的宣贯和强调，彰显了法律的庄严性和杭州市政府对控烟执法上的“动真格”，另一方面也加快了无烟党政机关建设的进程。

二 杭州控烟组织体系和社会共治建设

在《条例》正式实施前，杭州市政府提前布局、全面动员，下发了贯彻实施《条例》的通知，明确各地各部门控烟工作职责和任务，强化齐担当意识，建立健全控烟工作机制，保障《条例》的全面实施。

1. 完善组织体系，强化控烟工作齐担当共识

杭州市设立了控烟联席会议制度，每年由市政府召开多部门联席会议，根据当年控烟工作重点部署任务，同时，设立市、区两级控烟办，积极协调各部门、各单位开展控烟工作。市控烟办每季度收集各地各部门控烟工作情况，形成工作简报通报至各部门；定期召开控烟联络员会议，交流工作进展，推进下一阶段工作。

在新《条例》实施之前，杭州市控烟办制定了统一的控烟标识和张贴规范，在全市范围推广。2022 年 5 月，杭州市控烟办在原有规定的禁烟标识基础上，新增一个含电子烟的禁烟标识，并将其作为规范标识推荐使用。

杭州市控烟办每年定期开展控烟联合督导检查和暗访调查，针对不同场所开展各类联合执法活动，提升了各控烟单位的执法能力。

2. 重点创建，示范引领，深化无烟环境建设

杭州市持续推进无烟单位创建工作。尤其是新《条例》明确规定“鼓励创建无烟单位和无烟环境，并将控制吸烟工作作为文明单位评价考核的内容之一”。各部门对系统各单位控烟工作进行督查，落实各单位室内办公场所、会议室等区域的控烟责任，组织控烟工作自查，针对薄弱环节加以整改，同时督促主管范围内的行业经营管理者落实控烟主体责任。

2021 年，由杭州市爱卫办、杭州市文明办、杭州市卫生健康委联合发

文，开展杭州市无烟党政机关建设活动。截至2021年底，杭州市一千余家党政机关全部建成无烟党政机关。共建设无烟家庭27138户。

从2021年开始，杭州市控烟办、市爱卫办每年联合在全市范围内开展“无烟党政机关”和“无烟餐厅、宾馆、娱乐场所”的选树申报活动。选树申报活动突出针对性和实效性，针对新《条例》的实施，尤其是发挥无烟党政机关的示范引领作用，以及餐厅、宾馆、娱乐场所在结束过渡期之后的全面无烟建设，带动更多的单位加入控烟行列，营造公共场所控烟“人人有责、人人参与、人人获益”的良好氛围。同时突出控烟工作创新性，围绕当前无烟单位建设的重点，具有观念创新、制度创新、措施创新的特点。另外，注重控烟工作典型性，要求具有一定的代表性和借鉴性，有较好的应用与推广价值。

3. 提升志愿者服务，社会参与，协同共治

志愿者是杭州控烟工作的重要组成力量，能有效弥补执法力量的不足，从多个层面推进公共场所无烟环境的建设。在新《条例》中明确规定：“鼓励、支持志愿者组织、其他社会组织和志愿者开展控制吸烟宣传教育、劝阻违法吸烟行为、监督场所的经营者和管理者开展控制吸烟工作、提供戒烟服务等活动。”

杭州市充分发挥志愿者服务在杭州控烟工作中的重要作用。由杭州市控烟办编制并录制的《杭州亚运会控烟标准及志愿者控烟职责》培训课件正式列入杭州亚运会志愿者培训课程体系，并通过线上、线下等多种形式对志愿者进行控烟培训。

多年来，来自各行各业，包括大中小学生、青年团员、在职和退休人员等组成的众多志愿者，积极开展控烟宣传和劝阻违法吸烟等活动，并获得了市民和游客的一致好评。历时9年的“无烟西湖”志愿活动多次登上央视，志愿者这几年捡到的烟头数量逐年减少，也从侧面印证了城市文明程度的提升。

2022年5月31日，即第35个世界无烟日活动现场，正式启动“无烟杭州无烟亚运”控烟宣传V站。超过30个控烟宣传V站分别设置在柳浪闻

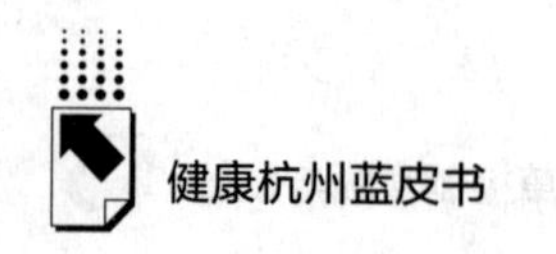

莺、西溪湿地邬家湾、良渚遗址公园、西湖文化广场、火车城站等景区和城市标志性地点，为来自不同的志愿者团队提供一个共同的服务基地，提供常态化控烟志愿服务。这些控烟志愿者V站设置了统一的“无烟杭州 无烟亚运”标识和打卡版，市民和游客可以拍照分享，还可以参与互动活动。浙江大学等多所高校的志愿者通过统一平台定期在V站开展控烟志愿者服务活动。

三 借势亚运话题的控烟健康传播和社会倡导

杭州在无烟城市建设的工作中，一直坚持两条线交替进行：一条是政府主导、法律推动；另一条是社会倡导和创新扩散。尤其是在第十九届亚运会确定主办城市后，杭州以绿色亚运为契机，全媒体、多形式，积极开展控烟健康传播，全面开启无烟时代。

1. 整合传播渠道，全媒体开展无烟亚运宣传

亚运会是杭州近年来最为重要的国际化赛事。事实上，借助大型活动是推进公共场所控烟工作进程的一个重要助力，如北京奥运会、上海世博会、广州亚运会等，都有成功探索的经验。杭州市政府在确定承办第十九届亚运会后，更是打出“办好一个会，提升一座城”的口号，希望借助国际化大型活动的机遇，提升城市形象和文明程度。借势亚运话题，杭州的控烟健康传播和社会倡导也走上了快车道。

杭州市控烟办联合杭州市文明办、市预防医学会等组织和机构，开发了包括视频、图片等版本的多套无烟环境创建工具包，适配不同的场所和场景，例如，自驾车上下班的人群吸烟率较高，且多有开车时收听FM电台的习惯，为此专门开发了纯语音内容提供给电台在上下班时段重点播放。

此外，杭州市疾控中心与世界卫生组织联合署名制作了“无烟公共场所”和“为自由呼吸而战”多个系列的控烟公益广告；杭州市控烟办、杭州市疾控中心联合拍摄制作了《无烟杭州无烟亚运》公益宣传片。这些工具包得到了各地各部门的积极应用和广泛传播。

2022年央视春晚上，来自浙江的舞蹈节目《只此青绿》爆红成为最大

亮点，迎合这一现象级话题，杭州的2022年无烟日海报专门设计了青绿山水风格，精心埋设了包括断桥、三潭印月、良渚玉琮、梅妻鹤子等众多城市元素和文化元素，令人耳目一新。同时配合一系列无烟杭州文创小礼品的设计制作，激发了市民和游客的线上线下互动。

杭州市控烟办策划制作的控烟宣传短片《少年何愁》获得了第六届（2021）健康中国微视频大赛优秀公益广告奖。

2021年底、2022年初，也就是《条例》结束过渡的关键期，这是控烟健康传播的重要时点。杭州市控烟办联合市文明办组织开展了持续半年以上的“全面无烟迎亚运”全媒体宣贯活动，整合宣传渠道和资源，丰富宣传形式，通过报刊、广播、电视等传统媒体，微信、微博、抖音、微信视频号等新媒体平台，地铁、公交、站点、户外媒体、城市电视，以及各系统、各单位自有的公共宣传平台等，广泛宣传，获得了广泛的社会支持。

2019年1月1日至2022年9月底，全市共发放纸质材料1777476份，张贴控烟标识1172364份，发放条例136644本。开展控烟媒体报道，纸媒622篇，电视宣传2614次，新媒体信息46660条，累积阅读量2182.4万人次。全市开展控烟宣传活动累计共35656次，出动工作人员163089人次。

2. 线上线下结合，链接“运动、无烟、健康”理念

契合亚运话题，尤其是近年来的运动时尚，链接“运动”、“无烟”和“健康”的概念，杭州市开展了一系列线下、线上活动。

杭州市控烟办联合了杭州市体育局等部门，连续开展“无烟杭州·健康同行”毅行活动和“无烟亚运跑·聚爱在杭城”活动，让市民带动家人和周边的人群，一起参与活动。杭州市控烟办、市妇联、市机关工委、市疾控中心、市预防医学会还联合发起了《杭州市“无烟家庭”倡议书》，该活动得到了市民的积极响应。两届无烟乐跑大赛都采用“1个主会场+13个分会场”的模式，杭州各区县（市）分会场同步举行，190多支队伍，超过20000名选手参加并完成活动。该活动不仅得到浙江新闻、杭州日报等主流媒体的报道，还在各区县（市）及卫健委各部门的微信公众号，以及学习强国平台和人民号上进行宣传报道，在全社会营造了良好的控烟氛围。《无

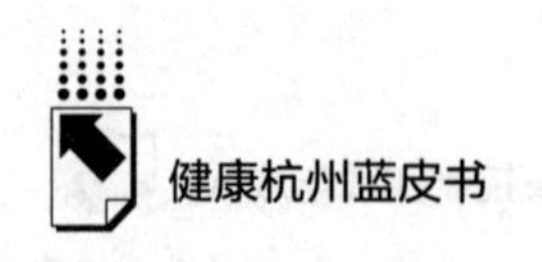

烟亚运跑，开跑啦》荣获“2021年全国健康促进优秀案例”。

2022年9月1日是第16个“全民健康生活方式日”，同时正值《中华人民共和国科学技术普及法》颁布实施20周年之际，为进一步增强全民健康意识，弘扬科学精神，深化文明实践，培育时代新风，营造全面禁烟的健康环境，推动健康杭州之控烟行动和健康知识普及行动，由杭州市控烟办、杭州市卫健委、杭州市科协主办，杭州市疾控中心、中国杭州低碳科技馆、杭州市预防医学会承办的“健康生活·无烟杭州 2022全民健康生活方式日暨全国科普日主题活动”在中国杭州低碳科技馆举行。大家通过“健康飞行棋、控烟接力、长筷清肺、九宫格射门、摸石过河”五个互动关卡，体验和学习了各类健康知识。刚刚荣获2022年浙江省第三届健康家庭大奖赛第一名的郎慧骏家庭也在活动现场向全市居民发起健康生活倡议。丰富多彩、沉浸式互动的游戏方式，吸引了低碳科技馆众多访客的积极响应与参与，还辐射到杭州市各社区继续开展，多线程推进全民科学、全民健康。活动还得到了浙江卫视、杭州电视台、钱江晚报、杭州日报等媒体的广泛报道。

为倡导“不吸烟、不敬烟、不劝烟”的健康生活方式，杭州市城管局、园林文物局等部门组织志愿者开展捡烟蒂活动，并进社区宣讲“无烟健康生活”；市交通运输局将队务会、处务会、党员活动日等作为载体，开展“吸烟和被动吸烟有害健康”主题教育活动，号召全体机关人员利用各种平台学习控烟知识，担当起“8小时”外的义务控烟宣传员。富阳区利用发放的《致市民的公开信》及沿街和各单位电子屏、健康教育宣传栏等载体，积极开展控烟宣传活动。余杭区结合融媒体传播，提高机关干部对烟草危害的知晓率。桐庐县各村（社区）结合新村夜话开展热谈“控烟金点子”活动，畅想“无烟美好生活”，营造浓厚控烟氛围。

3. 以青少年为切入点，倡新风，扬志愿精神

青少年是最容易受到烟草毒害的人群，同时也是倡导无烟新风尚的主力军。为此，杭州市开展了一系列以青少年为目标人群的健康倡导和健康促进活动。

杭州市控烟办以“保护青少年远离烟草危害”为主题，制作控烟宣传

短片《少年何愁》。该片以青少年喜闻乐见的表现模式，倡导做无烟新一代。宣传短片在杭州地铁以及嘉里中心、水晶城等综合体超过 8000 块 LED 屏上，播放超过 63 万次，在华数电视播放 60 小时以上，在“健康杭州”“杭州交通”“拱墅发布”等各类官微发布，线上线下同步宣传，广获好评。《少年何愁》被评为“第六届（2021）健康中国微视频大赛”优秀公益广告。

杭州市控烟办向全市发起“无烟杭州　无烟亚运”短视频、绘画征集活动，市教育局等成员单位及各区县（市）控烟办积极组织参与，社会反响热烈。活动收到有效投稿绘画作品和短视频作品 3000 余件，反映了青少年渴望无烟清新健康生活和共创无烟家庭生活的意愿。在世界无烟日活动现场，获奖作者受邀参加颁奖活动，来自 14 家市级控烟监管部门的代表为视频组、绘画组以及组织奖获得者一一颁奖。这些获奖作品在后续的宣传活动中被广泛应用。

健康产业篇

B.14
杭州数字疗法产业发展报告

杭州芝兰健康有限公司

摘　要： 在新技术突破、健康消费升级及新冠疫情常态化防控等多重因素影响下，数字医疗产业迎来爆发式增长。本报告从数字疗法产业发展背景和数字疗法概述出发，让读者对数字疗法的发展现状及定义有初步的了解；在政策文件、产业环境、产业基础、产业聚集、数字疗法产业园、案例等方面，对杭州市数字疗法产业发展现状进行了总结，并针对杭州市数字疗法产业现状，提出了对策建议。

关键词： 数字疗法　数字经济改革　数字化医疗　生物医药

一　数字疗法产业发展背景

（一）顺应数字化变革的大趋势，杭州着力厚植数字疗法产业创新发展“肥沃土壤”

2021年伊始，浙江便以一场全省数字化改革大会开启了牛年新局。自2003年以来，“数字浙江”建设推进工作已进入了第18个年头，并取得了阶段性成果。浙江在政府数字化转型之路上不断拓展和升级，持续迭代深化数字化改革。

基于浙江省在数字化改革上所倾注的资源和决心，业内也将2021年称为“浙江数字经济改革元年”。而医疗卫生事业事关百姓生命健康，自然成了浙江全面数字化改革的“急先锋”。

杭州以数字化改革撬动的各领域改革，正在不断改变人们的生活、调整数字生产关系、重塑制度体系，激发社会的无限潜力。在新技术突破、健康消费升级及新冠疫情常态化防控等多重因素影响下，数字医疗产业迎来爆发式增长，逐渐成为经济发展的新动能、新增长点。

长城战略咨询发布的《中国数字医疗新赛道新物种研究报告 2021》（以下简称《报告》）显示，我国数字医疗新物种企业达到 182 家，包括 35 家独角兽企业、130 家潜在独角兽企业和 17 家哪吒企业。新物种企业的加速涌现，是杭州生物医药产业创新发展的重要标志。尤其是在创新药研发、互联网医疗等重要领域，加速崛起的新兴产业力量正不断汇聚推动产业转型升级，并成为技术创新的底气。

根据最新的产业发展规划，杭州明确了创新药物、医疗器械、“BT+IT”、医药流通、医药康养五大重点发展方向。[①] 除继续加大对创新药物、医疗器械和“BT+IT”的产业支持力度外，未来杭州还将推动医药流通和医疗康养的加速发展，以构建更完善的生物医药产业发展链条。[②]

（二）针对疾病、服务患者群体的数字疗法正处在关键突破期

数字疗法非常符合党中央国务院提出的医疗重心前移，逐渐从“治病”转向“预防”战略，也符合药物经济学的要求。目前已应用落地的数字疗法主要覆盖慢性病、运动康复类疾病、睡眠障碍、精神类疾病等领域，慢性病领域由于数字疗法疗效显著而成为数字疗法最为火热的细分赛道；而且慢性病领域也是党中央国务院在健康领域中关注的重点，多次发文明确要求

① 杭州市投资促进局：《杭州万亿产业“下一站”：生物医药与健康产业锚定打造现代产业新标杆》，http：//tzcj. hangzhou. gov. cn/art/2021/3/23/art_ 1621408_ 58891215. html，最后访问日期：2021 年 3 月 23 日。

② 杭州市投资促进局：《杭州万亿产业“下一站”：生物医药与健康产业锚定打造现代产业新标杆》，http：//tzcj. hangzhou. gov. cn/art/2021/3/23/art_ 1621408_ 58891215. html，最后访问日期：2021 年 3 月 23 日。

“以控制慢性病危险因素、建设健康支持性环境为重点，以疾病预防和健康促进为手段，提升全民健康素质，降低高危人群发病风险，提高患者生存质量，减少可预防的慢性病发病、死亡和残疾，实现由以治病为中心向以健康为中心转变，促进全生命周期健康，提高居民健康期望寿命，为推进健康中国建设奠定坚实基础”。[①]

数字疗法是生物医药产业和数字产业结合的产物，也被称为数字药，数字疫苗等，是数字化深入医学的最新发展方向。数字疗法启动了医学发展新进程分支，打开了治疗疾病的新思路；很多疾病用数字疗法具有很好的治疗效果，如精神类的失眠、抑郁、焦虑，以往只有药物治疗，现在可以用数字疗法进行治疗。又如慢性疾病等，都具有很好的数字疗法的应用场景。从产业角度来讲，数字疗法催生了新的万亿级产业。数字疗法不仅独立成“药”，还与可穿戴设备、医疗器械、药品、IVD 诊断共同组合形成数字伴侣搭配使用，是各种医疗在新治疗场景下的创新应用。

1. 全球数字疗法市场规模在2028年达到191亿美元

根据全球移动通信系统协会（GSMA）统计，2021 年全球有三分之二的人口使用移动服务，预计到 2025 年，全球移动互联网用户将达到 50 亿人。与此同时，根据 GSMA 的统计，2021 年全球 5G 用户数量已突破 5 亿人。随着移动通信技术的发展与互联网普及度的增加，近年来，全球数字健康市场规模也增长迅速。目前，数字健康 App 数量在全球已经超过 35 万个，仅 2020 年一年就新增 9 万个数字健康 App，全球数字健康投资在 2020 年也达到了创纪录的 240 亿美元。Grand View Research 数字医疗市场规模和增长报告的数据显示，2020 年全球数字健康市场规模为 965 亿美元，预计 2021 年至 2028 年将以 15.1%的复合年增长率（CAGR）增长。

伴随着数字健康市场的飞速发展，全球数字疗法（DTx）市场规模也在不断攀升。2020 年，全球数字疗法市场规模为 35 亿美元，预计 2021 年市

① 国务院办公厅：《国务院办公厅关于印发中国防治慢性病中长期规划（2017—2025 年）的通知》，http：//www.gov.cn/zhengce/content/2017-02/14/content_ 5167886.htm，最后访问日期：2021 年 7 月 23 日。

场规模增至 44 亿美元，2021~2028 年复合年增长率将达 23.1%，最终在 2028 年达到 191 亿美元的市场规模。移动互联网日益普及，医疗控费需求不断增长，慢性病和精神心理疾病发病率逐渐攀升，加之新冠疫情让人们对医疗干预软件的态度发生了实质性转变，多种因素交织之下，全球数字疗法产业进入发展快车道。

据 EVERSANA 统计，中国数字疗法市场规模为 2 亿~2.5 亿美元，其中约 80%的市场份额被 B2C 产品所占据。

从目前的产业发展趋势来看，国内的互联网医疗、医疗大数据、医学人工智能、医院信息化等领域的企业，都将介入数字疗法领域，而基于数字疗法的特殊属性，监测康复类硬件以及药企都将成为数字疗法企业的重要生态合作伙伴。

在 2018 年发布的《国际疾病分类标准编码（ICD-11）》中，疾病编码共有 55000 个，意味着目前有 55000 个疾病及相关因素被记录、命名。而有多少种疾病就可能有多少种数字疗法。

据动脉网蛋壳研究院预测，到 2040 年，数字疗法及其相关领域将拉动万亿级市场，包括数字疗法、监测类硬件、康复类硬件、药物、特医食品、护理服务等。

药物治疗不再是唯一治疗疾病的方法，医学模式已经从生物医学模式逐渐转变为健康医学模式，核心目标从“以治病为中心”转变为建立健全全生命周期的健康服务、健康管理、健康教育和健康促进体系。①

2. 国外监管支持数字疗法崛起，国内相关政策相继出台

美国是数字疗法领域的行业先驱者，德国、英国、韩国等纷纷跟进。美国在数字疗法产品的注册和审批上相对成熟，FDA 在 2017 年 9 月批准 Pear Therapeutics 的 ReSET，使其成为第一款处方数字疗法。事实上，在此之前，也有数款类似的产品获批，但 Pear Therapeutics 是第一次用数字疗

---

① 《数字疗法投资年均增长 40% 药企转型迈入数字化时代》，《证券日报》，https://baijiahao.baidu.com/s?id=1700726205221133519&wfr=spider&for=pc，最后访问日期：2021 年 5 月 25 日。

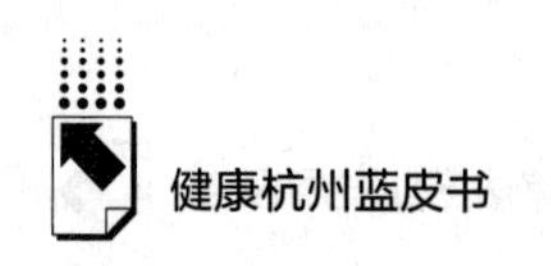

法的定义通过认证。随后，FDA 调整了政策，以便为更多的数字处方产品铺平道路。

2020 年 4 月，美国卫生与公众服务部（HHS）和 FDA 联合发布了一项用于在新冠疫情期间治疗心理疾病的数字健康设备的强制政策，暂时放弃有关心理健康低风险软件工具的要求，比如注册和上市，以迅速扩大数字疗法的可及性，使相关患者更方便地获得针对心理健康的数字疗法。这一政策对数字疗法产生了积极影响，政策推出后在很短时间内便有几款数字疗法通过紧急审批，进入市场开始为人们提供服务。

2019 年 5 月，德国卫生部提出了数字化法律草案，规定了使用数字疗法的患者可以被纳入医保支付范围。在此之前，使用数字疗法的患者，如糖尿病、高血压及精神病患者只能自费。

2019 年 7 月，韩国食品药品安全部批准了 Nunaps 旗下的 Nunap Vision 临床试验，该数字疗法可改善脑损伤后的视觉障碍。这也表明韩国首次进行数字治疗的临床试验已获批准。①

2021 年 7 月，中国国家药品监督管理局（NMPA）发布《移动医疗器械注册技术审查指导原则》，明确了所有用于患者管理的移动医疗独立软件或软件+硬件都属于医疗器械，其监管范围和要求需要明确。数字化转型平台也在从独立的医疗或者医保部门向整个产业链扩展，生命健康产业链协同平台信息系统正在形成，支持产业链各环节数据交换和各类应用系统无缝集成。

2022 年 1 月 30 日，海南省卫生健康委员会（下文简称海南卫健委）公布《海南省数字健康“十四五”发展规划》（下文简称规划），将“探索数字疗法先行试用”列入海南省“十四五”数字健康发展的主要任务之一。这意味着数字疗法首次被列入省级规划，得到省级层面的重视和推动，将迎来进一步快速发展的新阶段。

① 《境内首款数字药品获批，数字疗法开启国内新赛道》，健康界，https：//m. baidu. com/bh/m/detail/ar_ 9668879575590414190，最后访问日期：2021 年 4 月 9 日。

《规划》提出将“打造新兴信息技术与卫生健康融合发展新业态”，具体举措主要包括“加强医学人工智能和区块链技术试点应用”、“推进5G技术的融合应用”和“探索数字疗法先行试用”。从规划来看，数字疗法与人工智能、区块链和5G技术并列表述，海南省对数字疗法的重视由此可见一斑。①

二 数字疗法概述

借助数字技术的发展，互联网医疗、智慧医院等以往只在未来愿景中才能出现的场景一个个变为了现实。现在，我们已经可以根据医生的处方下载一款App用于疾病治疗。App也将成为一种药物形式，或单独存在，或与传统药物相结合，这带来了更高效、更普及的治疗方式。这也就是目前全行业高度关注的“数字疗法”（DigitalTherapeutics，DTx）了。②

（一）数字疗法的核心特征

根据数字疗法的定义，我们不难总结出数字疗法的核心特征：向患者提供服务、基于循证医学证据、治疗或干预措施、软件驱动及单独或协同使用均可。

向患者提供服务：明确数字疗法的服务对象或使用对象应该是患者或患者家人。在服务患者的基础上，也可以同时服务医生；但仅为医生服务，如帮助在疾病治疗过程中进行高效诊断、决策、患者信息管理等情形则不在讨论之列。

基于循证医学证据：毋庸置疑的是，数字疗法基于循证医学，而非经验

① 《数字疗法首入省级规划，海南优势独特有望弯道超车》，动脉网，https：//baijiahao.baidu.com/s？id=1724359873769764967&wfr=spider&for=pc，最后访问日期：2022年2月10日。

② 蛋壳研究院：《2022年全球数字疗法产业报告》，http：//finance.sina.com.cn/tech/2022-06-07/doc-imizirau6919261.shtml，最后访问日期：2022年6月7日。

医学。其效果必须是基于证据支持的。

治疗或干预措施：通过数字疗法提供的治疗或干预措施，能够对患者的健康状态或者疾病的自然发展过程产生一定的影响，实现预防、治疗或者管理某种疾病的功能。

软件驱动：软件驱动指的是数字疗法实现治疗或干预的主要功能应由软件应用的数字技术提供，如图片、视频或虚拟环境等。当然，软件还应满足其应满足的各种功能及法规要求。

单独或协同使用均可：数字疗法可以以手机常见的 App 或者电脑桌面应用甚至浏览器应用单独出现。此外，它也可以与硬件、其他软件以及服务组合，但在联合使用的情形下如何具体分类还需要根据各地区的具体情况和要求来决定。

（二）数字疗法解决了哪些痛点

数字疗法的兴起主要是因为传统医疗手段存在短板，数字疗法能够解决一直存在于患者、医疗机构、支付方和药械企业的诸多痛点，是传统治疗手段的补充和优化。

1. 患者

数字疗法主要针对患者，因此，它需要解决患者的诸多痛点，包括提高可及性、依从性、改善体验感，提供个性化治疗，改善生活质量及降低就医成本。数字疗法通过数字技术主动提醒患者，并通过界面改善、患者教育以及激励机制等多个维度提高患者依从性；数字疗法可以让患者在家中获得咨询并接受治疗，用户体验大幅提升。此外，数字疗法可以为精神和认知健康状况方面的患者提供更好的隐私保护，使其就医体验有所提升；通过与硬件的结合，数字疗法比以往更加轻松地实现对用户基本数据的采集和分析，并基于数据驱动为用户提供个性化的治疗方案。数字疗法可以通过提升效率或服务能力等方式间接降低成本。由于基于软件，一般来说数字疗法的成本也比人工成本更低。此外，如果考虑可及性、依从性、用户体验及个性化等方面，数字疗法在成本的降低上更加可观。

2. 医疗服务机构

对于医疗服务机构来说，数字疗法主要可以提升服务效率、患者满意度及数据采集和辅助能力，并降低服务成本。此外，数字疗法提供基于数据驱动的个性化诊疗服务，以及基于医学原理和数据分析模型为医生提供辅助诊断功能，从而提升医疗服务机构的诊疗效率。数字疗法可以帮助医疗机构实现服务能力的提升，在同样条件下服务更多的患者，从而实现服务成本的降低和健康信息的连续不间断采集。这将极大地改善医院对患者院外数据掌握不足的现状，从而更好地实现预防—诊疗—康复的全程管理。此外，数字疗法所采集的信息涵盖患者生理、心理、生活方式、自然环境等多个维度，可为临床科研提供更多真实数据，从而提高行业对疾病的认知与科研能力。

3. 支付方

对于支付方来说，数字疗法可以起到智能核保及控制支出的作用。基于数字疗法采集的数据，支付方还可以以此为基础开发新的产品。此外，对于商保等支付方而言，数字疗法还能起到促进获客及续保等重要作用。数字疗法可以对用户进行生活方式干预，也可以起到一定程度的疾病预防作用，不仅降低了疾病发生率，而且降低了支付方的赔付额度。

4. 药械企业端

对于药械企业来说，数字疗法可以起到提升给药精准性及改善产品黏性的作用。此外，数字疗法采集的患者数据也有助于药械企业实现精准营销，并为后续研发与评价提供参考作用。

5. 政府和社会

第一，提高社会保障能力。数字疗法提供了一种创新性的工具，融入整个医疗保健体系，提高了服务供给能力，降低了社会成本，降低了医务人员的工作强度，改善了医疗的不平衡、不充分现状。

第二，覆盖基层地区。数字疗法基于产品可扩展性和通过患者自有设备访问的便利性，可以低成本、规模化推广到基层，更轻松地覆盖高风险、农村和服务欠缺的区域。

三 以“数字化医疗+生物制药”双核驱动，杭州具备长三角地区发展数字疗法产业聚集示范区的基础和优势

（一）杭州市出台第一个明确支持数字疗法产业发展的文件，具备先发优势

2021年7月23日发布的《杭州市人民政府办公厅关于加快生物医药产业高质量发展的若干意见》（以下简称《若干意见》）中提到“加强医保体系对创新产业应用支撑”“推进数字健康融合发展”“支持本地医疗机构参与数字疗法产业购买服务试点”等政策。该文件也是全国首个明确支持和发展数字疗法的重要政策文件。

《若干意见》中首先对医疗器械的研发给予了较大力度的扶持。比如，对获得医疗器械注册证书并在杭州生产的创新型二类医疗器械、三类医疗器械，经评审给予不超过研发投入的20%，单个品种可获最高分别为200万元、400万元的资金支持（含本地临床试验费用减免）。①

杭州市还对杭产医疗器械在当地的应用给予了扶持，主要从采购和支付两个环节着手。

在采购方面，《若干意见》提出当地医疗机构采购经省、市有关部门认定的首台（套）医疗器械，给予其采购金额20%的奖励。同时，当地医疗机构使用经认定的创新药械、优质杭产药械，不纳入医疗机构药占比和耗占比的考核范围，且给予其最高不超过实际使用产品金额3%的奖励。②

① 杭州市人民政府办公厅：《杭州市人民政府办公厅关于加快生物医药产业高质量发展的若干意见》，http：//www. hangzhou. gov. cn/art/2021/7/26/art _ 1229063382 _ 1734305. html，最后访问日期：2021年7月23日。

② 杭州市人民政府办公厅：《杭州市人民政府办公厅关于加快生物医药产业高质量发展的若干意见》，http：//www. hangzhou. gov. cn/art/2021/7/26/art _ 1229063382 _ 1734305. html，最后访问日期：2021年7月26日。

这项扶持政策是针对符合要求的医疗器械，数字疗法只是其中的一部分。同时，政策也设定了上限，即单家医疗机构奖励每年合计最高不超过 300 万元。

《若干意见》第十八条提到了“鼓励医学人工智能应用、数字健康新服务，支持本地医疗机构参与数字疗法产品购买服务试点”。[①] 这也是国内首个明确鼓励数字疗法采购的政策。

在支付端方面，杭州市也希望通过发挥当地商保等金融服务作用，丰富商业补充医疗保险产品供给，从而加强医保体系对包括数字疗法在内的创新产品的应用支撑。

《若干意见》还提出了落实生物医药与健康产业的“156 行动”，并提出聚焦创新药物、医疗器械、生物+数字技术、医药流通、医药康养 5 大重点领域，实施健全研发创新体系、完善生态服务体系、打造企业引育体系、构建数字赋能体系、建立现代流通体系、强化要素保障体系等重点任务，最终实现打造万亿级产业集群的目标。

（二）杭州一直是国内数字经济排头兵，有良好的产业环境

根据统计，2020 年，杭州市数字经济核心产业实现营业收入 1.29 万亿元，同比增长 15.4%；实现增加值 4290 亿元，同比增长 13.3%，占当年 GDP 比重达到 26.6%，其软件和信息技术服务业综合竞争力居全国大中城市前列。

2021 年 8 月，杭州市成立生物医药产业基金，基金规模 200 亿元，以加强杭州在生物医药及数字疗法等创新领域的投资布局及产业培育。重点投向创新型医疗器械、生物药品、数字疗法、医疗服务、医疗信息化等领域企业。不仅加码对企业的扶持力度，还进一步创新体制机制推动产业发展。产业基金为数字疗法产业园区孵化培育企业提供了充足的资金保障，促进产业

---

① 杭州市人民政府办公厅：《杭州市人民政府办公厅关于加快生物医药产业高质量发展的若干意见》，http://www.hangzhou.gov.cn/art/2021/7/26/art_1229063382_1734305.html，最后访问日期：2021 年 7 月 26 日。

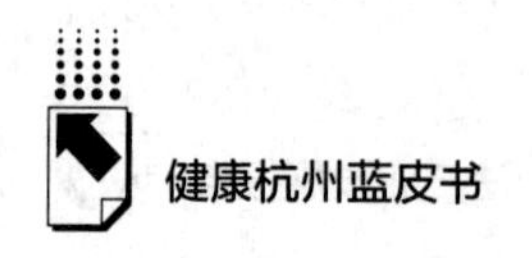

链、创新链、资金链和政策链等深度融合。

创新政策的支持以及活跃的投融资环境更是让杭州市发展生物医药大健康产业的优势尽显。

（三）杭州已形成全产业链图谱，拥有数字疗法坚实的产业基础

杭州已经形成了良好的生物医药产业基础及生物医药 CRO 服务产业集群，拥有国内 CRO 领军企业泰格医药，以及启明医疗、赛诺菲、康恩贝、民生制药、鸿运华宁等企业。同时，依托全球领先的互联网产业，深入推动“互联网+”，杭州培育和引进了一大批行业领先的智慧医疗企业。

坚实的产业基础、完善的市场环境和丰富的创新活力要素为杭州市发展数字疗法产业提供了强有力的支撑，目前，杭州已经形成了涵盖上、中、下游的生物医药与健康产业的全产业链图谱，实现各要素保障和数字化全过程支撑。

（四）杭州数字疗法产业集聚，排名全国前列

1. 数字疗法企业数量杭州排名全国第三

2019 年 11 月，杭州芝兰健康有限公司研发的乙肝母婴阻断数字疗法通过了中国国家药品监督管理局（NMPA）批准并上市，其作为处方由医生为患者直接开具，揭开了中国数字疗法的序幕。

我们对国内主要的 78 家数字疗法企业注册地进行统计发现，集聚效应也相当明显。从省级行政区（不包含港澳台地区）来看，78 家数字疗法企业分散在 14 个省份。其中，有 8 个省份只有一家企业。北京、上海、广东和浙江是数字疗法企业最为集中的省（直辖市）份，分别有 22 家、15 家、14 家和 11 家数字疗法企业。

北京、上海、杭州分别以 22 家、15 家和 11 家位列前三。处于起步阶段的国内数字疗法行业也逐渐形成了产业集聚趋势。如前所述，数字疗法“软件+互联网”的属性尤为突出。杭州是行业公认的互联网行业和医疗信

息化的龙头，逐步形成数字疗法产业集聚。①

2. 数字疗法领域投融资事件和投融资金额杭州均排名全国第一

自2019年以来，我国数字疗法领域投融资事件发生最为密集的区域依次是浙江（杭州）、北京、上海、广东。数字疗法发展与各地的经济水平、科技力量存在高度关联。2020~2021年浙江省（杭州）数字疗法投融资金额排名全国第一。

“数字经济第一省”浙江（杭州）累计发生投融资事件11件，涉及8家企业，筹集资金15.2亿元，占比过半。从区域集群的发展来看，长三角地区近年来在数字疗法产业方面的影响力日益扩大，杭州未来将会形成中国投融资规模最大的医疗健康数字疗法产业集群。

表1　2020~2021年浙江省（杭州）部分数字疗法融资事件

最新获投时间	公司名称	城市	当前轮次	融资额
2021年	芝兰健康	杭州	A+轮	近亿元
2021年10月8日	心景科技	杭州	A轮	数千万元
2021年8月11日	南粟科技	杭州	PreA轮	1000万元
2021年4月7日	咏柳科技	杭州	A轮	数千万元
2021年3月22日	健海科技	杭州	B轮	1.5亿元
2020年9月14日	云开亚美	杭州	B+轮	3000万元
2020年3月13日	海心智惠	杭州	股权融资	未透露
2020年1月8日	智云健康	杭州	D轮	10亿元

数据来源：2022年全球数字疗法产业报告。

（五）杭州数字疗法产业园，助力中国数字疗法产业孵化

杭州数字疗法产业园区是杭州市高新区（滨江）政府的指导和支持下的首家数字疗法产业园区。园区依托长三角优质的医疗资源和数字化改革，集成政策支持和专项产业基金优势，聚集数字疗法行业优质资源，通过数字

① 蛋壳研究院：《2022年全球数字疗法产业报告》，http://finance.sina.com.cn/tech/2022-06-07/doc-imizirau6919261.shtml，最后访问日期：2022年11月7日。

疗法通用技术平台和全流程孵化服务，加速推动数字疗法领域新技术、新产品的研发应用和产业化，力争打造全球数字疗法产业的优质孵化平台和中国数字疗法产业高地。

目前园区已经有芝兰健康、心景科技、范斯凯科技等多家数字疗法头部企业入驻，同时与OMAHA联盟、树兰医疗、泰格捷通等多家知名企业机构建立了深度合作。

（六）杭州数字疗法企业及应用探索案例

1. 杭州芝兰健康有限公司——经临床验证的数字疗法CDMO及全流程服务商

杭州芝兰健康有限公司（简称芝兰健康）作为中国数字疗法行业的开拓者，主要提供数字疗法CDMO及全流程服务。其汇集多专业复合型人才，精准识别临床需求，并依托自身的数智平台及全球合作伙伴关系，帮助客户高效开发定制化的经过临床验证的诊断、治疗、管理疾病类软件并提供全流程服务，在合法合规、降本增效的同时，迅速实现产品运营落地并广泛触及用户终端。

芝兰健康数字疗法CDMO及全流程服务包括医学方案设计、产品设计和研发、中试转化、临床研究、注册服务、商业化运营、真实世界研究等。

由芝兰健康研发的乙肝母婴阻断数字疗法（简称小贝壳）是中国首批处方级的数字疗法产品，于2019年11月取得Ⅱ类医疗器械注册证书，是中国首款获得认证的数字疗法产品。该产品通过对乙肝孕妇进行孕期及产后的全程随访管理，实现数据收集、数据清理、信息推送、医患沟通和患者教育等功能，并基于电子病历以及国内外最新乙肝母婴阻断相关权威指南、专家共识的智能诊断映射建议，为医生提供即时的高危患者动态提醒服务、值得信赖的智能诊断和分析建议，以支持医生开展乙肝母婴阻断诊疗全程管理，用数字化智能化的方式对乙肝母婴传播进行阻断干预管理和健康教育，以达到消除慢性乙肝病毒母婴传播的目的。

乙肝母婴阻断数字疗法的研究成果已于《柳叶刀·感染病学》《临床胃

肠病学和肝病》《临床肝胆病杂志》等国际国内知名核心期刊陆续发表。同时，芝兰健康协助发布了中国首部关于乙肝母婴阻断全流程管理技术指导性文件《乙型肝炎母婴阻断临床管理流程》。该文件已于2018年10月在国际权威期刊《临床胃肠病学和肝病》（CGH）上在线发表。基于乙肝母婴阻断数字疗法所产出的两篇论文更是作为世界卫生组织（WHO）2020年乙肝母婴阻断指南修订的循证医学证据。历时六年的临床研究及随访结果显示，使用乙肝母婴阻断数字疗法进行日常乙肝母婴管理，可将乙肝母婴阻断成功率提升至99.7%。乙肝母婴阻断数字疗法已覆盖了包括西藏、青海在内的全国31个省区市，接入了不同等级、不同类型医院200余家，累计注册医生2000余名，惠及40000个乙肝孕妇及家庭，极大丰富了乙肝母婴阻断数字疗法基于真实世界的临床研究数据库，完成了二期真实世界的研究，该研究产生的相关数据支持发表了多篇高分学术论文。

芝兰健康汇聚了不同产品管线数字疗法项目的主要合作专家、院士超10位，数字疗法医学专家超2300位，累计管理患者60多万人，拥有丰富的全生命周期研发经验。

芝兰健康与全国300多家三甲医院合作共研共建数字疗法及应用中心，与中国疾控中心、中国初级卫生保健基金会、中国肝炎防治基金会、广州呼吸健康研究院等开展了相关合作，参与多项国家级医学科研项目。同时，其基于自身对数字疗法研究的深入理解，参与了中国数字疗法的规范制定和审评审批的相关法规的建设。

芝兰健康通过业内卓越的临床科研能力、创新的产品研发、专业高效的注册申报、多场景商业化运营等核心能力，帮助合作伙伴快速实现数字疗法产品的研发和应用落地，为合作伙伴加速创新研发、降低注册风险、缩短项目周期、节约研发经费，高效推进了数字疗法产品市场化进程。

2. 杭州心景科技有限公司——精神心理数字疗法

杭州心景科技有限公司（简称心景科技）成立于2016年8月，是由国家精神心理疾病临床医学研究中心——湘雅二院中南大学精神卫生研究所、浙江省精卫中心、浙江大学医学院精卫中心等多家研究机构和专家共同发起成立的提供完整医疗 VR 医学数字疗法（DTx）解决方案的国家级高新技术企业。心景科技致力于成为国内专业的精神心理脑功能康复数字疗法（DTx）综合解决方案供应商。

心景科技利用 VR 特有的沉浸性、交互性、构想性等特征，结合传统临床心理学的睡眠障碍治疗的原理方法，为患者创造安静舒适的睡眠环境，通过视觉劫持和听觉刺激予以心理引导和护理，提升对睡眠障碍患者的治疗效果。此外，心景科技也在探索通过 VR 辅助治疗诸如儿童神经发育障碍等病症。

3. 杭州范斯凯科技有限公司——神经类数字疗法

杭州范斯凯科技有限公司（简称范斯凯科技）基于最尖端的神经调控和神经工程技术，加以大数据和人工智能模型，其产品能为病人提供个性化远程治疗。病人不需要频繁去医院，在家即可享受高质量的全套治疗服务。范斯凯科技将是中国首家无创神经调控远程医疗提供商。

范斯凯科技的 Orion 系列产品是通过精密的、矩阵式微电流神经刺激来调控感知神经信号流，从而达到治疗一些目前难以治疗的疾病的目的。该系列产品采用独特的闭环刺激技术和炭纳米管电极，能给病人提供个性化的电刺激参数，从而让疗效更好且让舒适度增加。目前该系列产品主要针对原发性震颤（ET）、帕金森病和神经痛等病症。

4. 杭州虚之实科技有限公司——认知功能康复系统应用实践

随着社会老龄化程度的加深，轻度认知障碍（MCI）和阿尔茨海默病患者数量逐年增加，在疾病的早期阶段识别并积极干预显得越发重要，可延缓 MCI 向阿尔茨海默病的转化。中国康复医学科执业医师人数仅有约 2.5 万人，医患供需严重失衡。由于院内治疗空间有限，医生 1 对 1 治疗效率低下，传统的康复方式难以普及，如何利用数字化技术赋能医患成了重要课题。

杭州虚之实科技有限公司（简称虚之实）结合临床干预技术，基于 XR 扩展现实平台开发了“认知功能康复系统”临床应用解决方案。这一方案可应用于各种脑功能疾病所导致的认知功能损害的康复训练，系统支持多人同时训练，可以有效降低医生重复工作时间，节省医疗机构成本。

基于 VR 的虚拟现实干预手段可以通过创建虚拟环境刺激患者的大脑来改善其认知和常规功能，并根据个人表现提供短期反馈。它允许患者在有限的空间内进行锻炼。这项技术不仅能精准控制环境，还能根据患者的技能水平调整难度。由于其可及性和安全性，增加了患者的使用场景，有利于认知康复的实施。

四　关于加强杭州市数字疗法产业发展的建议

数字疗法是杭州发展生物医药的一个重要分支方向，也是杭州发展数字经济的极好交叉融合成果。同时杭州市具有良好的产业基础和先发优势，全国首个数字疗法项目也诞生在杭州，并拥有产业的领军企业。杭州有关部门应将数字疗法列入重点发展的产业计划，给予更多关注和重视。

多部门针对数字疗法进行创新政策的制定和支持，如医保部门创新支持数字疗法申请收费编码、卫健部门加强医院推荐和使用数字疗法。注册审评审批机构对数字疗法进行规范化管理，并创新制定优先审批等政策，使产业发展、政策先行。

数字疗法在杭州大有可为，特此建议如下。

（一）支持设立数字疗法医疗器械审批绿色通道

支持并开辟数字疗法医疗器械审批绿色通道，推动进一步细化医疗器械数字疗法审批细则，由此建立该类医疗器械的特种审批程序，加强对“数字疗法”相关器械研发的政策支持；同时整合医疗器械审评力量，为数字疗法医疗器械的发展创新提供更为详细的政策支持。

（二）支持挂牌数字医疗临床试验示范医院

在全市范围内建立数字医疗（互联网医院、数字疗法）临床试验示范医院，支持有条件的医疗机构挂牌院内数字疗法临床研究中心。着力提升医疗机构与企业间的融合创新能力，建立互通机制，鼓励医、企、科研院所合作积极开展数字疗法相关的临床应用研究，支持有条件的医疗机构建设数字疗法临床研究型医院，与企业合作建立技术转化平台。

探索实行伦理审查结果互认，助力多中心数字疗法临床研究。对于本市临床生物样本库，尝试统一信息采集标准，实现数据汇集，优化样本共享机制。

（三）支持推动医保统筹区数字医疗创新试点

优化数字医疗中数字疗法类数字医疗创新产品入院流程。加强医保体系对创新产品应用的支撑，争取将各类创新产品纳入国家药品常规目录或谈判药品目录，推荐符合条件的诊疗项目、医用耗材纳入市医保目录。完善“卫健—医保—企业”面对面机制，引导本市优质的创新产业进入市属医院和所在区域的医院。

（四）支持以“数字化医疗+生物制药”双核驱动的数字疗法产业聚集示范区

针对集群产业链存在的关键核心技术需求，在全市范围内建设一批新型研发机构；鼓励数字疗法集群领军企业积极牵头，参与产业链重大技术研发和行业标准制定；鼓励集群企业围绕产业集群的技术创新战略需求，采取多种形式的产学研合作，促进集群产业创新能力和产业链现代化水平的提升。

（五）支持建设数字医疗专项产业基金聚集

创新产业金融全方位支撑。设立数字医疗产业股权投资专项基金，持续扩大基金规模。重点关注初期研发、项目落地、股权投资、优质项目引进和重组并购等领域，大力发展天使投资、创业投资等股权投资机构，增强政府数字医疗产业基金引导带动效应，吸引一批优秀基金来杭州支持产业项目落地。

（六）支持数字医疗会展活动落地杭州

支持组建数字医疗产业创新联盟等，发挥其桥梁纽带和智库平台作用。鼓励其与国际化、国字号的协会进行合作，引导将国际性、全国性的重要论坛、峰会落户杭州。

（七）对数字疗法平台机构和企业给予资金扶持

将数字疗法列入重点发展产业，对于本土数字疗法优秀企业，给予其政府产业资金的扶持。对现有的数字疗法孵化机构、平台型赋能机构给予其政策支持。

B.15

杭州冰雪产业的问题分析和发展对策

郦 瞻 王 晓 宋向荣*

摘 要： 2022年北京冬奥会的成功举办，为中国冰雪运动的持续发展创造了显而易见的历史机遇。本文围绕杭州冰雪产业这一研究主体，基于杭州冰雪产业的发展背景，运用钻石模式理论对杭州冰雪产业的生产要素，需求条件，相关支持性产业、企业战略、企业结构和同业竞争，机会和政府共计六项要素进行系统分析，并在此基础之上，针对杭州冰雪产业提出合理建设冰雪场馆、培育校园冰雪运动、举办冰雪运动比赛、引进专业高水平教练、不断提升冰雪人才培训，以及优化供给体系等对策建议，旨在为杭州冰雪产业的进一步健康发展提供理论借鉴。

关键词： 杭州冰雪产业 发展背景 现状分析 发展对策

随着全民健身战略的不断贯彻、2022年北京冬奥会的成功申办，冰雪运动逐渐成为我国体育产业的重要组成部分，全国各地冰雪运动如火如荼的开展。《“带动三亿人参与冰雪运动”统计调查报告》的数据显示，自2015年我国成功申办北京冬奥会以来，截至2021年10月，先后参与过冰雪运动的我国居民人数为3.46亿人，冰雪运动的参与率已经达到24.56%。① 由此

---

* 郦瞻，杭州师范大学副教授，博士，主要研究方向为网络营销；王晓，杭州师范大学，硕士，主要研究方向为跨境电商；宋向荣，硕士，杭州默沙东制药有限公司经济师，主要研究方向为工商管理。

① 《当3.46亿人踏上冰雪场：冬奥会成功“刺激”冰雪产业跨越式发展》，https://baijiahao.baidu.com/s?id=1725105006065192902&wfr=spider&for=pc，最后访问日期：2022年12月2日。

可见，我国通过北京冬奥会已经充分实现了“带动三亿人参与冰雪运动”的目标。近年，杭州市积极响应国家号召，推进“北冰南展西扩东进”“带动三亿人参与冰雪运动”，跨界跨项培养冰雪人才，以赛事为平台推动冰雪“冷”运动“热”起来，已然收获了广大人民的积极响应。但纵观冰雪产业发展，仍有很多问题亟待解决，本文通过对杭州市冰雪产业发展要素进行分析，以期为杭州冰雪产业发展提出建议。

一　杭州冰雪产业的发展背景

2015 年 7 月 31 日，北京以 44：40 的票数胜过竞争城市阿拉木图，成功申办 2022 年冬奥会。自此，各省、自治区与直辖市围绕冰雪运动的投入与支持逐年加强，场馆设施、队伍建设、人才培养等方面均取得较为明显成效，冰雪运动呈现蓬勃发展态势。2022 年北京冬奥会的圆满成功及中国冬奥健儿的出色表现，激发了国人对冰雪运动的巨大热情，为中国冰雪运动的进一步发展提供了前所未有的历史机遇。伴随着 2015 年我国申办冬奥会的成功，我国冰雪运动在全国范围内的普及与推广程度逐步提高，冰雪运动的参与人群从细分化走向全面化，围绕冰雪运动的产品和服务需求不断提升。冰雪运动在我国范围内从地区开展走向全国参与，运动时间从冬季集中变为四季开展，原有的冰雪运动的时空局限被打破。冰雪运动的发展为冰雪产业提供了一个规模化的市场容量和显著性的增长空间，使得围绕冰雪产业的冰雪设施场馆、冰雪文化培训企业、冰雪装备产品制造商、冰雪旅游服务企业等主体迅速发展起来，从而进一步使冰雪经济得以蓬勃发展。

根据《2021 年中国冰雪产业发展研究报告》数据，2015～2020 年，中国冰雪产业的总体规模从 2700 亿元增至 6000 亿元。预计到 2025 年，中国冰雪产业的总体规模将增至 1 万亿元。

2022 年 2 月 24 日，“冬奥带动全民上冰雪”这一标签冲上热搜，单日收获 1.4 亿阅读次数和近 3000 条讨论。

根据电子商务旅游平台飞猪数据，2022 年春节期间，在冰雪旅游订单的客源地排名上，北京、上海、广州、重庆、成都、杭州、深圳、武汉、济南和大连，分别进入前十排名。其中，南方城市占据七席。①

根据电子商务旅游平台同程网发布的《2022 春节假期旅行消费数据报告》，春节期间北京冬奥会的开幕，在全国范围内掀起了冰雪旅游热潮，冰雪旅游景区订单增加了 68%。

2022 年 2 月 10 日，在商务部举行的新闻发布会上，根据商务部新闻发言人公布的数据，冬奥会前后，冰雪经济日益繁荣，冬奥主题商品和冰雪运动装备市场需求强劲。滑雪装备、滑雪服销售额的同比增长分别为 62.9% 和 61.2%；冬奥特许纪念商品销售额的同比增长高达 21.2 倍。冰雪旅游吸引了越来越多的游客参与并消费。年货节期间，在线滑雪门票的销售额同比增长 102.1%。在线电商平台的冰雪旅游的商品订单量同比增长超过 30%。

根据京东发布的 2022 春节假期消费观察，2022 年 1 月 31 日至 2 月 5 日雪上运动类、冰上运动类商品都呈现较高增长态势，如图 1 和图 2 所示。其中，雪上运动类，滑雪裤、滑雪镜、单板滑雪板、滑雪服、滑雪鞋成交额同比增幅分别达到了 366%、325%、309%、296%、285%；冰上运动类，花样滑冰鞋、速滑磨刀架、速滑冰刀鞋、冰球杆、冰刀套、冰球鞋成交额同比增幅分别达到了 553%、420%、368%、328%、266%、125%。②

“冰天雪地也是金山银山”的论断得到了现实印证。我国广大人民群众积极参与冰雪运动，开启了冰雪产业的新时代。

通常情况下，当某一国家或地区的国民收入持续上升时，社会大众就会由传统的进入门槛较低、成本相对低廉的跑步、登山等运动项目转向进入门槛较高、成本相对较高的滑雪、骑行等运动项目。根据 2022 年 4 月杭州市统计局发布的 2021 年杭州市国民经济和社会发展统计公报初步核算，2021 年杭州实现地区生产总值 18109 亿元，比上年增长 8.5%，人均地区生产总

① 《高涨的滑雪热背后：滑雪场如何撑起万亿市场?》，https：//m.thepaper.cn/baijiahao_16734846，最后访问日期：2022 年 12 月 2 日。

② 《“三亿人上冰雪”瞄准万亿产业规模，滑雪装备人均花费万元起》，http：//www.infzm.com/contents/223419，最后访问日期：2022 年 12 月 2 日。

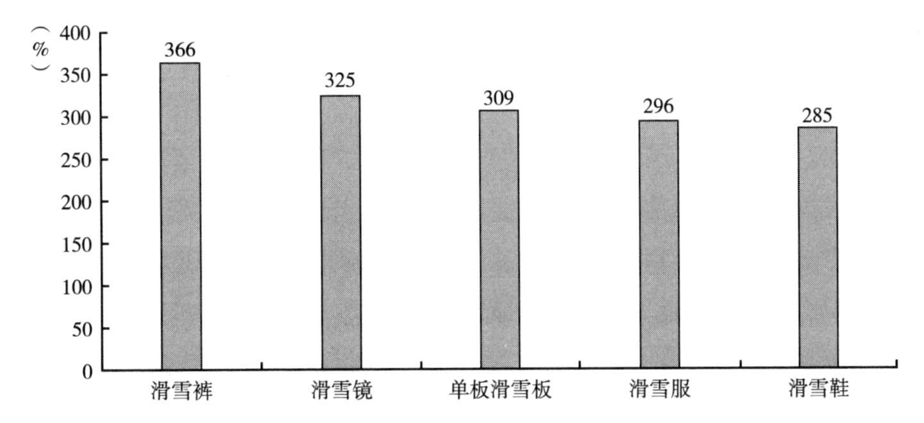

图 1　雪上运动类商品成交额同比增幅

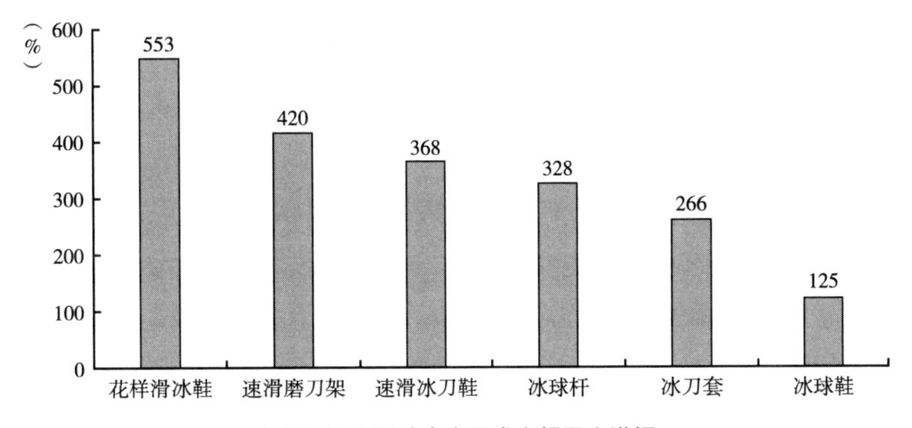

图 2　冰上运动类商品成交额同比增幅

值为 149857 元（按年平均汇率折算为 2.3 万美元），增长 5.8%。数据显示，杭州市的人均 GDP 已达到世界富裕国家水平。同时，京东消费和产业发展研究院发布的冰雪运动消费报告显示，冰雪运动现在已经不是我国东北地区的专属运动。伴随着我国南方地区冰雪运动场馆和冰雪培训机构的大力发展，越来越多的南方用户参与冰雪运动。如图 3 所示，北京、浙江、辽宁、四川、山东分别占据全国冰雪运动用户排名前五位。①

① 《冰雪大调查丨创业者仅一年销售数百万，冰雪产业高速崛起》，https：//baijiahao.baidu.com/s?id=1723445491585884925&wfr=spider&for=pc，最后访问日期：2022 年 12 月 2 日。

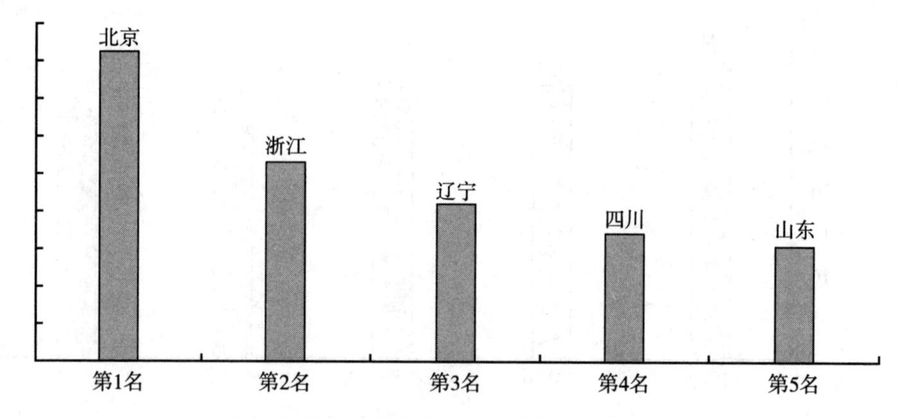

图 3　2021 年冰雪运动用户省/市排名 TOP5

因此，概括而言，杭州城市强势的经济地位，可以为杭州冰雪产业的发展奠定坚实的经济基础。

二　杭州冰雪产业发展的现状分析

（一）生产要素

生产要素通常可以归纳成人力资源、天然资源、知识资源、资本资源和基础设施等内容。杭州市冰雪产业的生产要素可以划分为天然资源、基础设施和人力资源。其中，天然资源、基础设施为初级生产要素，人力资源为高级生产要素。

1. 天然资源

天然资源主要表现为当地气候条件、地貌条件、生态条件和自然灾害频度与强度等因素。自然环境是影响冰雪运动开展的重要因素，毫无疑问，得天独厚的自然环境是开展冰雪运动的优势。可以说，气候、地貌、场馆等是影响冰雪运动开展的主要因素。

对于冰上运动而言，比赛运动都在室内场馆进行，都是人工制冰。就全国范围而言，受制于北方气候变暖，冬季冰场时间缩短、室外天然场地冰况不稳、条件简陋等因素，北方开展冰上运动并无明显的优势。反之，南方各经济发达省份，有能力有条件建起各类现代化的室内滑冰场。因此，就冰上运动开展的场馆条件来说跟北方相比并无明显的劣势，且还具备一定的场地新、规格标准化、设施现代化等方面的优势，可以开展大部分冰上运动项目。杭州地处江南，发展冰上运动有较好的天然资源基础。

对于雪上运动来说，地理、气候的影响相对较大。室外滑雪场很大程度上都需要“看天吃饭”。一方面，杭州地处亚热带季风区，冬季年平均气温为3~9℃，导致一般室外滑雪场营业时间只有冬季3个月，大多数室外滑雪场依托景区、高山建造，且运营管理成本较高，这迫使部分公众在其他季节不得不选择其他运动；场地的开发和使用受到冬季时间短，气候变化复杂，降雪情况、温度变化，以及高山的地形情况、交通不便等的影响。另一方面，从地形地貌而言，浙江省的地理特征可以概括为“七山一水两分田”。这既是浙江经济发展的劣势，但也是冰雪运动，特别是雪上项目的独特优势。例如，临安大明山滑雪场，其位于杭州市临安区的大明山景区。每年的雪期从12月起直到次年3月。大明山万松岭滑雪场的海拔高度为1200多米。其中，戏雪区面积为5000平方米，滑雪区面积为50000平方米。大明山万松岭滑雪场的雪道长度达800多米，宽度60米左右，雪道落差达100米。冬季12月份，气温较低时，通过造雪设备造雪完成后，将雪推平到0.5~1米的厚度，滑雪场就可以正式运行。通常情况下，完成一次人工造雪，基本可以保证雪场一个月的正常状态。

2. 基础设施

南方的滑雪场建设虽说起步较晚，但是发展很快，在规模、专业度、雪质、硬件、设施、运营等方面，已经不亚于北方的雪场。据悉，目前浙江室内外滑雪场共16座，其中室内6座，室外10座。杭州现有冰雪场地共12处，面积17.71万平方米。2014年，北京向国际奥委会提出申请，成为申办2022年冬奥会的候选城市，全国的室内滑雪场只有9个。此后直到2020年，每年国内的室内滑雪场保持新开5家左右的增速，目前在总量上排名全

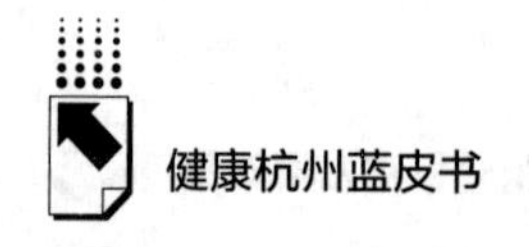

球第一。浙江宁波、温州、绍兴、丽水和台州也都有室内滑雪场。如今，属于杭州人的第一个室内滑雪场——临平室内滑雪场——也即将亮相。该滑雪场位于临平东湖街道，兴元路与望梅路交叉口，毗邻大名鼎鼎的赏梅胜地超山。根据建设规划，整个滑雪场建设有150米长的滑雪道，并根据坡度具体划分为初级、中级雪道；可以同时满足滑雪发烧友的需求，设有单板公园竞技区。此外，滑雪场还设计包括了室内索道与3000平方米的嬉雪区。临平滑雪场的开业将填补杭州室内滑雪场的空白。将来滑雪场会成为城市标配。临平室内滑雪场将是超级智能的滑雪场，滑雪机、健身房、滑雪培训一应俱全。临平室内滑雪场的黑科技，远不止专利气膜一处。开业后，消费者可以在这里感受“无介质”服务。滑雪者通过手机在公众号预约下单，到了雪场，自助就能完成入场，专属尺码的雪具、鞋服都会提前备好，省去传统雪场借卡、换卡的麻烦。“除了滑雪、玩雪，临平室内滑雪场还提供滑雪机、冲浪机、健身房、美黑、瑜伽、滑雪培训等服务，在这里，滑雪将被变成一种生活方式。”这样的“滑雪+”一站式体验，不仅在浙江是第一家，在全国也是走在前列的。

3. 人才资源

冰雪人才资源也是影响冰雪产业的重要因素之一。长期以来，我国的冬季冰雪运动基本在东三省与内蒙古开展，全国冬运会鲜见南方各省的身影。因此，杭州在以管理、运营、维护、培训等方面为代表的冰雪运动产业的人才储备上，几乎处于空白状态。目前，以冰雪运动教练为例，普遍而言，滑雪场聘请的教练多数是北方退役冰雪项目运动员或在校大学生，滑冰俱乐部的教练也主要来自我国北方地区的各个层级的专业教练。由于杭州市冰雪运动参与主体主要为社会公众，而在冰雪运动中，保持公众对冰雪运动黏度的最好办法就是教学培训。目前，杭州市不断引进外部冰雪专业人才，但是仍不能满足日益增长的需求，这使得人才资源在一定程度上制约了大众冰雪运动的普及。此外，杭州市通过基于政府主导，借助社会力量、民间资本等方式，已经陆续组建多支冰雪运动队，包括短道速滑、冰球等项目的运动队。

2. 医疗服务机构

对于医疗服务机构来说，数字疗法主要可以提升服务效率、患者满意度及数据采集和辅助能力，并降低服务成本。此外，数字疗法提供基于数据驱动的个性化诊疗服务，以及基于医学原理和数据分析模型为医生提供辅助诊断功能，从而提升医疗服务机构的诊疗效率。数字疗法可以帮助医疗机构实现服务能力的提升，在同样条件下服务更多的患者，从而实现服务成本的降低和健康信息的连续不间断采集。这将极大地改善医院对患者院外数据掌握不足的现状，从而更好地实现预防—诊疗—康复的全程管理。此外，数字疗法所采集的信息涵盖患者生理、心理、生活方式、自然环境等多个维度，可为临床科研提供更多真实数据，从而提高行业对疾病的认知与科研能力。

3. 支付方

对于支付方来说，数字疗法可以起到智能核保及控制支出的作用。基于数字疗法采集的数据，支付方还可以以此为基础开发新的产品。此外，对于商保等支付方而言，数字疗法还能起到促进获客及续保等重要作用。数字疗法可以对用户进行生活方式干预，也可以起到一定程度的疾病预防作用，不仅降低了疾病发生率，而且降低了支付方的赔付额度。

4. 药械企业端

对于药械企业来说，数字疗法可以起到提升给药精准性及改善产品黏性的作用。此外，数字疗法采集的患者数据也有助于药械企业实现精准营销，并为后续研发与评价提供参考作用。

5. 政府和社会

第一，提高社会保障能力。数字疗法提供了一种创新性的工具，融入整个医疗保健体系，提高了服务供给能力，降低了社会成本，降低了医务人员的工作强度，改善了医疗的不平衡、不充分现状。

第二，覆盖基层地区。数字疗法基于产品可扩展性和通过患者自有设备访问的便利性，可以低成本、规模化推广到基层，更轻松地覆盖高风险、农村和服务欠缺的区域。

三　以“数字化医疗+生物制药”双核驱动，杭州具备长三角地区发展数字疗法产业聚集示范区的基础和优势

（一）杭州市出台第一个明确支持数字疗法产业发展的文件，具备先发优势

2021 年 7 月 23 日发布的《杭州市人民政府办公厅关于加快生物医药产业高质量发展的若干意见》（以下简称《若干意见》）中提到“加强医保体系对创新产业应用支撑”“推进数字健康融合发展”“支持本地医疗机构参与数字疗法产业购买服务试点”等政策。该文件也是全国首个明确支持和发展数字疗法的重要政策文件。

《若干意见》中首先对医疗器械的研发给予了较大力度的扶持。比如，对获得医疗器械注册证书并在杭州生产的创新型二类医疗器械、三类医疗器械，经评审给予不超过研发投入的 20%，单个品种可获最高分别为 200 万元、400 万元的资金支持（含本地临床试验费用减免）。[①]

杭州市还对杭产医疗器械在当地的应用给予了扶持，主要从采购和支付两个环节着手。

在采购方面，《若干意见》提出当地医疗机构采购经省、市有关部门认定的首台（套）医疗器械，给予其采购金额 20%的奖励。同时，当地医疗机构使用经认定的创新药械、优质杭产药械，不纳入医疗机构药占比和耗占比的考核范围，且给予其最高不超过实际使用产品金额 3%的奖励。[②]

① 杭州市人民政府办公厅：《杭州市人民政府办公厅关于加快生物医药产业高质量发展的若干意见》，http：//www.hangzhou.gov.cn/art/2021/7/26/art_1229063382_1734305.html，最后访问日期：2021 年 7 月 23 日。

② 杭州市人民政府办公厅：《杭州市人民政府办公厅关于加快生物医药产业高质量发展的若干意见》，http：//www.hangzhou.gov.cn/art/2021/7/26/art_1229063382_1734305.html，最后访问日期：2021 年 7 月 26 日。

（二）需求要素

目前，以江浙沪为代表的长三角地区正在成为冰雪旅游消费的主要客源地之一。《中国冰雪旅游消费大数据报告（2022）》显示，2021 年至 2022 年冰雪季，长三角最受欢迎的景区中，桐庐生仙里国际滑雪场、大明山景区、无锡融创雪世界榜上有名。而滑雪场均是上述三个景区的标准配置。由此可以看出，以冬季滑雪为主要休闲形式的冰雪旅游已经在长三角地区旅游市场形成相应的规模与偏好。此外，基于世界旅游组织的研究，当一个地区人均 GDP 大于 5000 美元时，将会迎来大众休闲消费大爆发阶段。浙江省统计局调查显示，2021 年浙江省生产总值达 73516 亿元，同比增长 8.5%，全省人均生产总值达 113032 元，人均可支配收入为 57541 元。对于浙江而言，其良好的经济基础，为冰雪运动提供了更为充裕的消费空间。① 2020 年浙江大约有 134 万人参与冰雪运动，同比增长 3.8%；冰雪产业产值大约 2.27 亿，同比增长 20.7%。2020 年浙江全省体育产业总产出 2776 亿元，冰雪的占比总体规模还不够大，但是浙江参与冰雪的人数和产值都在持续增长。值得注意的是，产值增长幅度远高于人数的增长幅度，这意味着人均消费正在不断升级。浙江省体育局经济处负责人表示，伴随近年来安吉云上草原、桐庐生仙里国际滑雪场等大型室外滑雪场的开业，人们在滑雪上的消费意愿正在增强。以浙江某个室外滑雪场营收为例，2021 年雪期三个月营收达到 8000 多万元，由此可见冰雪运动对经济和旅游的带动作用十分明显。此外，除了滑雪、滑冰，浙江也在对冰壶、冰球等系列冰雪运动进行推广和普及。浙江的冰上运动与北方相比，缺少群众基础，冰上消费者数量有限。但是，浙江一直以来具有深厚的溜旱冰文化与基础，每到节假日各市各镇的广场、休闲空地就成了孩子们溜旱冰的乐园，城镇孩子有一半都滑过旱冰，据了解仅杭州就有三四十家轮滑俱乐部，每年至少有上万孩子在学轮滑，这些学过

① 何执渝、文静、毛宁慧、林威：《浙江省冰雪运动发展现状及策略》，《冰雪运动》2019 年第 1 期，第 61～62 页。

轮滑的孩子可以快速适应滑真冰。而且，南方人的身材和体型适合花样滑冰和自由滑雪；此外，冰壶对身高、力量、体能没有特别的要求，因此也适合在南方开展。①

（三）相关和支持产业

1. 冰雪培训产业

杭州的冰雪培训发展有一定优势，主要体现在室内滑冰、滑雪场众多，可以为大众提供优质冰雪教学培训服务。

（1）冰纷万象滑冰场。冰纷万象滑冰场在万象城购物中心 4 层，是按照东南亚奥林匹克标准建造的室内真冰滑冰场，总面积约 4200 平方米，其中冰面面积达到标准的 1800 平方米，滑冰场可以举行冰球，花样滑冰、速度滑冰以及其他冰雪娱乐活动。滑冰场可以为社会公众提供滑冰培训服务，还可以举办滑冰等级考试和专业比赛等。该冰场在推广普及冰上运动的同时，也将成为培养未来冰上健将的摇篮。

（2）全明星滑冰俱乐部。杭州全明星滑冰俱乐部位于龙湖滨江天街，开业已有 4 年，这个冰场也是一个 1600 平方米的专业花样场地，特色是花样滑冰。这里除了滑冰的体验之外，有时也会提供一些包场服务，如拍摄、年会等事宜。

（3）冰 FUN 冰纷余之城店。冰 FUN 冰纷真冰场位于余之城综合体内，这里被授予“杭州滑冰轮滑速度运动协会培训基地”称号，可见就安全指数和专业指数来说都是不错的。冰场一年举行约 20 场活动，还有冰上打雪仗这些南方孩子比较少接触的活动。另外，花样滑冰和冰球也是这里的特色课程。

（4）Hopo snow 城市滑雪空间。Hopo snow 的室内滑雪空间在杭州有 Hopo Snow 城市滑雪空间（龙湖西溪天街店）、Hopo Snow 城市滑雪空间

---

① 程立：《我国南方地区开展冰雪运动现状研究——以浙江为例》，《浙江体育科学》2013 年第 5 期，第 96 页。

（来福士广场购物中心店）、Hopo Snow 城市滑雪空间（滨江宝龙城店）等。以 Hopo Snow 城市滑雪空间（来福士广场购物中心店）为例，从 2019 年门店开业至今，越来越多的消费者参与冬季冰雪运动。门店里 3 台滑雪机每天最多可排 60 节课，不断运转的雪毯成了许多学员冰雪之旅的起点。①

2. 冰雪旅游产业

在北京冬奥会的带动下，滑雪等冰雪运动越来越受欢迎，杭州范围已有大明山万松岭、桐庐生仙里两大户外滑雪场，成为华东地区冬季运动休闲打卡地。

（1）大明山万松岭滑雪场。位于杭州市临安区的万松岭滑雪场是杭州市民最为熟悉的滑雪地之一，坐落于海拔 1200 多米的大明湖畔，是目前我国华东地区海拔最高、面积最大的冰雪乐园。这里除了滑雪，还可以在大明山看到冰湖栈道、森林吊桥，感受具有江南风情的“塞上风光”。根据杭州大明山风景旅游有限公司提供的数据，从 2022 年 2 月 2 日到 2 月 7 日该滑雪场共接待游客 1.5 万人，即使受疫情影响，仍比去年同期增长 10%左右。在滑雪场附近，曾靠种植山核桃为特色的白果村，依托冬季滑雪，推出冬日会、暖锅宴等农家乐活动，走出了一条冬季冰雪产业与现代服务业融合发展的特色之路。通过冰雪项目，大明山山上经济拉动山下经济比例达 1∶1，年均创收 5000 多万元。同时，当地政府通过进一步深化挖掘旅游资源，实现“温泉+冰雪”的资源整合，也为当地的文旅产业创新发展注入新鲜要素，进一步提升了产业竞争力。例如，临安区湍口镇与大明山风景区的强强合作，基于众安氡温泉项目一期、二期的建成开放，专门优化设计“滑雪+民宿+美食+温泉”等旅游线路，实现了明显的“一加一大于二”的整合效应。②

---

① 《0℃潮流新趋势　浙江冰雪经济正升温》，https：//baijiahao. baidu. com/s? id = 1721265866731320632&wfr = spider&for = pc，最后访问日期：2022 年 12 月 2 日。

② 《推进文旅融合、挖掘制造潜力，浙江冰雪经济乘“冬”风而起“冷资源”的“热效应”》，https：//news. hangzhou. com. cn/zjnews/content/2022-01/27/content_ 8156045_ 2. htm，最后访问日期：2022 年 12 月 2 日。

(2) 桐庐生仙里国际滑雪场。建设于杭州市桐庐县的生仙里国际滑雪场，位于海拔 900 米的高凉亭松树尖，规划占地 1000 亩，是杭州市冰雪产业的重点投资项目。2022 年游客超过 6 万人，效益在 1250 万元以上，比 2021 年增长 60%。桐庐生仙里国际滑雪场，拥有 10 万平方米大空间畅玩雪面的“大场面”和 360 度全沉浸自由滑雪的“大体验”。这里海拔 900 余米，有 1 条初级道、2 条中级道、1 条冲浪道，除一期滑雪产品外，二期还将规划森林温泉、山谷树屋、星空帐篷、彩虹滑草、斜坡滑车、峡谷蹦极等项目，设施更加完善。如此优质的滑雪体验，既适合达人也适合新手。

（四）企业战略、结构和竞争

浙江省体育局的数据显示，截至 2022 年 1 月，浙江全省范围内建有 16 个滑雪场，遍及杭州市、宁波市、温州市、绍兴市、丽水市、湖州市、金华市和台州市。浙江滑雪场的数量和规模在南方省份中位居首位。其中，杭州室外滑雪场有 2 个，即大明山万松岭滑雪场和桐庐生仙里国际滑雪场，滑冰场共 4 个，具体见表 1。各个滑冰场和滑雪场地之间的建设有效提升了杭州市冰雪产业的发展。

表 1　杭州市滑冰场基本情况统计

单位：平方米

名称	地点	开业时间	面积
杭州冰纷万象滑冰场(万象城)	杭州市上城区	2010 年	1800
杭州世纪星冰场(远洋乐堤港)	杭州市拱墅区	2017 年	1250
杭州欧悦滑冰俱乐部(余之城店)	杭州市余杭区	2018 年	1200
全明星滑冰俱乐部(滨江天街店)	杭州市滨江区	2018 年	1600

（五）机会

首先，北京冬奥会极大地促进了冰雪产业的发展，提升了人们对冰雪运动的关注度和参与度，扩大了冰雪经济市场规模；冬奥会上国际一流场馆的建设和国际化水准的服务，夯实了冰雪经济发展的基础；冬奥会形成的冰雪消费动力和经济效应促进了冰雪产业的发展。冬奥会向大众展示了冰雪运动的魅力，也唤起了大众对冰雪运动的兴趣。在此情况下，未来可能面临“供不应求”的局面。冰雪运动越来越受欢迎，在滑雪上表现得特别明显。众所周知，南方滑雪季一般是从当年12月中旬到次年的3月中旬。冬季三个月对于常规的山水观光景区而言，是典型的旅游淡季。但是，对于冰雪运动，可能恰恰相反。位于浙江临安的大明山景区建设滑雪场的初衷在于旅游淡季的景区产品创新，但是，实际情况却远超预期。

其次，由于地理和气候等条件，全国冬季运动会一直是东北三省运动员的天下。南方省市基本放弃冬季运动，显然，这不利于我国冰雪运动的推广普及和提高。为改变这样的格局，国家体育总局早在20世纪80年代就推出了“北冰南展、北雪南移”计划，但长期未见明显的成效。可喜的是，经过二十多年的发展，特别是近年来南方冰雪运动的快速发展，使冰雪运动从开始的难展难移转换到现在的可展可移。

最后，浙江省2021年全年人均GDP已经超过11万元，体育、旅游、文化消费成为重要的升级方向，冰雪产业显然从中受益。滑雪市场其实在最近2~3年就已经成为过年消费的热点，这次“冬奥风”又进一步催热省内的冰雪经济。数据显示，2021年冬季体育旅游仅滑雪一项，浙江就有143.3万人次参与，产值达到2.3亿元，增长了20.74%[①]。

（六）政府

政府近年来一直在大力推动冰雪运动的普及，完善铺设相关基础设施，大力开发冰雪资源，在引导全民运动的同时，发展冰雪产业。中国将力争2022年冰雪产业总规模超过8000亿元，实现“三亿人上冰雪”的目标。

---

① 潘璐、刘俏言：《热“雪”浙江丨周末要不要去滑个雪？浙江人这么爱滑雪，你肯定没想到》，钱江晚报官方账号，https://baijiahao.baidu.com/s?id=1725723250846999547&wfr=spider&for=pc，最后访问日期：2022年2月25日。

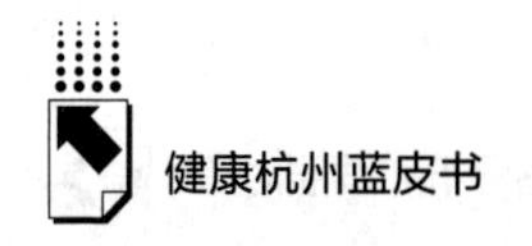

1. 出台相关产业发展政策

国家和地方政府出台的一系列规范将冰雪运动与消费升级紧密结合，使得冰雪产业更高质量发展，这对整个消费业态来说，都具有良性促进作用。在浙江各级体育部门的积极引导和相关社会组织的广泛参与之下，近年来，越来越多的民营资本、机构团体投身冰雪运动，力争将冰雪运动打造成浙江体育的一大亮点。为了进一步发展户外运动，2019 年 4 月，浙江省体育局下发《浙江省户外运动发展纲要（2019—2025 年）》。文件强调把握北冰南展西扩的发展机遇，将冰雪运动作为重点发展项目，并建设一批室内外滑雪基地，目标是截至 2025 年直接参加冰雪运动的人数超过200万人①。

《杭州市“十四五”体育产业发展规划》（以下简称《规划》）指出，“十四五”期间，杭州市山地户外、水上运动、航空运动、冰雪运动、户外探险、丛林穿越等各具特色的休闲运动产业规模持续壮大。②《规划》提出，当前，体育产业在杭州市国民经济中的地位不断提升，产业规模持续扩大，总产出和增加值保持每年 10%的增长速度，力争到 2025 年实现总产出 1200 亿元，增加值 400 亿元，体育服务业增加值占体育产业增加值比重超过 60%，体育产业结构日益优化。《规划》强调，打造“户外运动之城”，充分利用全市丰富的山水自然资源，鼓励开发各类户外运动项目，支持发展一批群众喜闻乐见和有发展空间的户外运动项目。依托西湖、钱塘江、大运河等山水资源，重点发展水上运动、山地运动、极限运动、航空运动等特色户外运动，打造 3~5 个知名的户外运动集聚区。引导户外运动市场主体安全经营，推进户外运动标准体系建设，制定户外运动服务安全规范，强化相关部门的事中事后监管。借助杭州市丰富的旅游资源，开拓和培育线上线下消费新渠道，引领杭州市户外品牌对接国外优质项目，加速户外运动产业国际

① 《浙江省体育局关于印发〈浙江省户外运动发展纲要（2019—2025 年）〉的通知》，https：//www. sohu. com/a/313194465_ 168681，最后访问日期：2019 年 12 月 2 号。

② 《冰雪头条：〈杭州市“十四五”体育产业发展规划〉印发，这几个县区部署重大冰雪项目》，https：//www. sohu. com/a/485984778_ 121124675，最后访问日期：2022 年 12 月 2 号。

化、规模化。到2025年，培育省级及以上户外运动品牌赛事20项。《规划》要求，立足区域特色，因地制宜地发展多元化、差异化体育项目和品牌，打造一批优质体育发展平台；各区之间注重联动发展，形成各具特色的产业聚集区，充分发挥互补效应。

2. 举办冰雪相关赛事

积极组织开展冰雪系列赛活动，是贯彻落实全民健身国家战略的积极行动，是全面推动杭州冰雪运动项目发展战略深入实施的有效途径，也是大力推广普及群众性冰雪运动和挖掘杭州市优秀冰雪后备人才的重要手段。近年来杭州市积极响应“北冰南展西扩东进”“带动三亿人参与冰雪运动”的号召，跨界跨项培养冰上人才，以赛事为平台推动冰雪“冷”运动“热”起来，举办了一系列冰雪赛事。例如，“战马杯”第三届全国大学生冰球联赛（总决赛）在杭州举行，这是杭州乃至浙江当地第一次举办全国性冰球赛事。赛事组织方及时安排了多个直播平台，让当地乃至全国冰雪爱好者、冰球迷们可以通过网络同步看到比赛，成为首批冰球嘉年华的见证者，感受冰球的别样快乐。通过中国大学生体育协会与奥众体育三年来的共同努力，全国大学生冰球联赛已经成为大体协赛事体系中的重要组成部分，三年来已经有20多支球队参与联赛。赛事不仅得到全国高校的重视，也受到全社会的关注，基于国内高涨的冰雪热情和赛事发展需求，大体协与赛事运营方奥众体育对“战马杯”第三届全国大学生冰球联赛（总决赛）进行了创新，在此次联赛（总决赛）期间首次推出冰球嘉年华，这也是国内的第一个冰球嘉年华，通过不同于常规比赛的冰球对抗赛（守门员对战、更换小球门、5V5、3V3等）、技巧赛（速度与激情、综合接力、精准射门等），展现冰球运动的趣味性和娱乐性，让外界看到不一样的冰球运动，同时，助推冰球乃至其他冰雪运动在当地的发展。冰球嘉年华这种形式对于大学生冰球运动发展特别有意义。此外，举办方通过举办冬季冰雪系列赛带动更多的青少年走进冰场，参与冰雪运动，真正实现“三亿人上冰雪”。2021年浙江省冬季冰雪系列赛在杭州举行，赛事设有冰球比赛、花样滑冰表演赛及短道速滑比赛，共三项。

3. 助力青少年冰雪运动普及和推广

杭州市政府积极助力青少年冰雪运动推广。据悉，截至 2022 年，杭州市的冰雪运动校园普及率和参与学生数均列全省首位，这是落实国家《冰雪运动发展规划（2016—2025 年）》提出的“推行‘校园冰雪计划’，促进青少年冰雪运动普及发展”的真实体现。杭州市将以北京冬奥会为契机，继续推行冰雪运动，鼓励、帮助有条件的学校开设冰雪运动课程，升级传统体育课课程模式，逐步培养学生冰雪运动兴趣，为促进青少年身心健康、强健体魄、素质发展提供有力支撑。

2021 年 1 月 5 日，“爱冰雪 · 迎冬奥”杭州市“冰雪进校园”活动开幕式在杭州第十四中学康桥校区隆重举行。据悉，“爱冰雪 · 迎冬奥”全国青少年冰雪主题推广活动是在国家体育总局青少年体育司指导下，由国家体育总局冬季运动管理中心、中国教育电视台主办；杭州分会场活动由杭州市体育局承办，杭州市滑雪运动协会、杭州市冰球运动协会、杭州市滑冰轮滑速度运动协会联合杭州第十四中学、一点资讯 · 杭州新闻中心合作执行，通过系列活动发掘培养冰雪运动项目人才，丰富学校冰雪运动内容，促进青少年冰雪运动普及推广。作为全国青少年校园冰雪运动特色学校，杭州第十四中学康桥校区积极响应国家“冰雪运动进校园”的号召，先后开设了滑雪、滑冰等课程，在全省起到了引领示范作用。为了进一步推进冰雪运动进校园，3 家协会分别与学校签署了“体育老师冰雪培训计划”，联合开展冰雪人才教育培训，助力学校冰雪课程建设。随后，进行授牌仪式，授予杭州第十四中学康桥校区“杭州市冰雪运动推广示范学校”称号，授予杭州西湖国际旅行社有限公司、余之城生活广场冰 FUN 冰纷真冰场、杭州世纪星滑冰场“冰雪进校园实践实训示范基地”称号。

杭州第十四中学只是杭州青少年“冰雪运动进校园”的一个缩影。如今，冰雪运动已被纳入学校常规体育课程体系，除了每周两节的体育必修课可选冰雪运动，兴趣选修课也增设了滑冰滑雪科目，已有累计超过 800 人次参与学习。每学年第二学期，该中学还会开展校园冰雪运动文化节。杭州第十四中学也被教育部命名为全国青少年校园冰雪运动特色学校、2022 年北京冬奥会和冬残奥会奥林匹克教育示范学校。绿城育华小学的冰球队屡创佳绩、文一街小学秀水校区积极推进“轮转冰”。目前，杭州市共有 13 所中小学校开展冰雪运动项目。杭州市的冰雪运动校园普及率以及参与学生数量均排在浙江省首位。

三　杭州冰雪产业的发展对策

截至 2022 年，杭州已初步构建起以冰雪旅游、冰雪培训、冰雪赛事等相关主题为依托的冰雪产业。但是，相较于我国部分冰雪产业强市，杭州冰雪产业的发展还较为薄弱。基于这一现实问题，本文提出如下对策：一方面提升杭州冰雪运动水平，另一方面提升杭州冰雪产业竞争力。

（一）加强冰雪产业顶层设计与规划，提升保障水平

探索“后冬奥时代”的冰雪经济，离不开科学合理的规划设计和市场培育。冰雪产业相关部门应该制定完善冰雪产业规划、政策和法规，在冰雪人才培养上形成长效机制，使杭州冰雪产业进入良性的发展轨道，以实现长足发展。例如，根据《杭州市体育发展“十四五”规划》，从 2021 年至 2025 年，杭州市行政区域范围内的重大冰雪项目的定位和发展部署分别体现在：杭州市拱墅区冰球联赛和冰球邀请赛、临安区高山户外滑雪区（大明山）、淳安县室内滑雪场等。以雪上运动为例，基于独特的地形特点与现代的造雪技术，依托景区、山地等资源条件开展季节性的冰雪旅游、滑雪体验等休闲性滑雪度假运动。同时，杭州市要相应发展自由式滑雪的雪上技巧、空中技巧、大跳台、U 型场地技巧等雪上运动项目。此外，探索冰雪室内场馆作为冰雪休闲运动与冰雪竞技运动有效补充的模式与路径。

（二）完善杭州冰雪基础设施，提升冰雪供给水平

目前，杭州冰雪基础设施还不能充分满足社会大众对于冰雪产业的现实需求，冰雪产品与服务的供需矛盾较为突出。因此，借助“北冰南展、北

雪南移”的历史性机遇，杭州可以通过完善杭州冰雪基础设施，提升冰雪供给水平，以实现自身冰雪产业的供给侧和需求侧的高质量衔接，为杭州冰雪运动的发展创造更大的空间。杭州市可以根据相应的地理特点、气候条件，扬长避短，因地制宜地建设室内滑冰场、室内外滑雪场。杭州冰雪产业的发展离不开政府、企业、社会组织的共同协作。具体而言，政府通过给予匹配的税收、土地、水电等政策优惠，鼓励冰雪产业组织及企业投资杭州冰雪运动产业的场馆布局及基础设施建设，逐步建设起一批面向不同层次、不同类型的冰雪运动场馆，以市场化道路为主线，用政府投资、民间投资、政府和民间合作的运营模式，在杭州范围内形成一定规模的杭州冰雪产业聚集区。同时，加大对杭州冰雪产业的资金扶持、人才引进力度，高效地创造产业聚集力，用商业化运营支撑场馆运作，依托俱乐部运营培养竞技比赛运动员，通过资源共享、协调发展，带动相关冰雪产业的发展。

（三）加快培育冰雪产业头部企业，塑造全国乃至国际品牌

杭州需要加大力度扶持一批涵盖冰雪产业的冰雪旅游、冰雪装备、冰雪培养等头部企业，推动其在设计、开发、营销、服务、管理等方面形成全国乃至国际竞争能力，让杭州冰雪制造、杭州冰雪服务走向全国、走向世界。此外，鉴于国内还缺乏全国化乃至国际化的冰雪产业品牌，从长远考虑，无论是冰雪运动产品，还是冰雪运动服务，杭州应着力培育面向冬奥概念的全国乃至国际冰雪产业品牌，借助杭州日趋成熟的供应链、互联网、电子商务、跨境直播等商业资源、业态与模式让杭州冰雪产品、杭州冰雪服务走向全国乃至世界，从战略高度用数字化、全球化的发展模式实现弯道超车。

（四）创新冰雪运动培养思路、创新冰雪运动办队模式

杭州市响应国家体育总局针对我国冰雪产业的提出“北冰南展西扩东进”的发展战略，创新冰雪运动培养思路，创新冰雪运动办队模式。例如，近年来，浙江省体育局与杭州市体育局双方协同合作，创新办队模式。围绕冬奥项目速度滑冰，通过省市联办这一办队模式，实施“轮转冰”跨项战

略。2017 年 6 月，两家单位基于杭州市青少年轮滑队运动员的队伍班底，正式组建了浙江省速度滑冰队，开展速度滑冰训练。经过一段时间的磨合，浙江省速度滑冰队选出运动员 9 名、教练员 2 人、助教 1 人、器材师 1 人及文化课辅导教师 1 人。[①] 基于这一办队模式的构建完成，近年来，浙江省速度滑冰队取得了较为理想的运动成绩。具体表现在：在全国速度滑冰锦标赛中获得 2 金 7 银 8 铜的成绩、在全国速度滑冰冠军赛中获得 2 金 5 银 5 铜的成绩。浙江省速度滑冰队先后有 8 人获得第十四届全国冬季运动会速度滑冰项目决赛资格。因此，杭州需要创新冰雪运动培养思路、创新冰雪运动办队模式。借鉴浙江速度滑冰队的省市联办模式，杭州冰雪运动中的短道速滑、冰球、花样滑冰等项目可以考虑与实施“省队市办”“省市联办”等模式缩短项目培养时间、提高人员培养效率，以积极培养更多杭州冰雪运动后备人才。

（五）开拓冬季冰雪旅游，推动杭州冰雪产业运动发展

北京冬奥会的成功举办，激发了社会大众参与冰雪运动的热情，冰雪旅游已经成为健康时尚的休闲旅游方式。相较传统的冰雪观光景区，当下以室外滑雪场、冰雪主题乐园等为代表的新兴冰雪业态，因其能让游客更为积极、深度地体验冰雪运动，深受冰雪游客的关注与青睐。以滑雪度假为例，部分旅行社都推出了冰雪运动游。旅行社设计的冰雪旅游滑雪组合套餐，包含大明山滑雪、临安湍口众安氡温泉等。大明山与湍口镇推出的温泉加冰雪的新组合，也为文化旅游产业发展注入了活力。“滑雪+民宿+美食+温泉”旅游线路已经成为当地的特色旅游线。杭州充分依托冬季山地资源和气候资源，以冰雪文化为内涵，开发冬季冰雪运动休闲旅游的创新模式；基于冰雪运动将逐渐成为大众冰雪旅游出行的目的之一，结合自身独特的面向及冬季冰雪运动的自然禀赋，积极打造以冰雪运动为核心的冰雪旅游；构建由冰雪

① 沈听雨、郑梦莹、苗丽娜：《冰雪运动成为新时尚》，浙江在线，https：//zjnews. zjol. com. cn/202202/t20220217_ 23816122. shtml，最后访问日期：2022 年 2 月 17 日。

运动、住宿餐饮、休闲娱乐等业态相互融合的冰雪旅游生态圈，将冰雪旅游打造成一套以冰雪运动为核心的系列旅游产品与服务，带动各种消费类型的冰雪产业需求。同时，杭州通过举办常态化、多样性的全民冬季冰雪旅游休闲活动和冬季冰雪旅游文化活动，不断拓展冬季冰雪消费市场，挖掘冬季冰雪旅游市场潜力。杭州通过上述举措，开拓冰雪旅游市场，间接推动其冰雪运动产业发展。

（六）持续开展冰雪体育赛事、主题活动等，推进浙江冰雪运动发展

冰雪体育赛事是具有持续生命线的冰雪抓手产品。杭州要建立健全冰雪赛事体系，制定中长期赛事发展规划。由于杭州市冰雪运动起步较晚、发展相对滞后，冰雪运动的群众基础远不如我国东北雄厚，冰雪运动仍处在初步探索阶段。因此，通过开展冰雪体育赛事、培育优秀的冰雪赛事品牌，促进冰雪运动赛事可持续发展；将冰雪赛事的举办权转变为冰雪市场主体参与，大力鼓励社会资本投入冰雪产业，以充分实现后发优势。杭州可以通过定期开展冰雪运动竞赛，组织冰雪基层赛事，挖掘和培养具有冰雪运动天赋与技能的青少年冰雪人才，从而持续建立向高水平运动队输送后备人才的长效机制。2022 年，浙江省体育局先后将冰雪项目纳入浙江省第十七届运动会、浙江省冬季冰雪系列赛等赛事。2022 年浙江省第十七届运动会冰雪项目首次增设冰球、花样滑冰、短道速滑等项目；2022 年浙江省冬季冰雪系列赛以北京冬奥会为契机，邀请了来自杭州市、温州市、嘉兴市、宁波市体育系统的 200 多名青少年冰雪运动员同场竞技，相互交流。以上述赛事为标志，杭州通过冰雪体育赛事将进一步推进自身冰雪运动的健康发展，使越来越多的杭州青少年参与冰雪运动，投身冰雪运动，持续不断地为杭州冰雪运动的人才储备夯实基础。此外，杭州还积极组织开展冰雪主题活动。例如，从 2017 年 12 月开始的浙江省冰雪运动嘉年华，已经连续举行了 6 年，作为省内规模最大、参与者最多的冰雪盛会既可以有效贯彻落实全民健身的国家战略，又可以推广普及群众性冰雪运动、挖

掘杭州市优秀冰雪后备人才。

因此，开展持续稳定的青少年冰雪赛事和丰富多样的青少年冰雪活动，一方面有利于冰雪运动成为大众娱乐、休闲、健身的主要运动项目；另一方面有利于推动杭州冰雪运动战略的深入发展。

（七）响应“三亿人参与冰雪运动”，开展“冰雪运动进校园”活动

冰雪运动对于青少年强健体魄、身心健康、素质发展具有重要而又积极的现实意义。2018 年教育部正式将“冰雪运动进校园”列入工作要点，鼓励学校开设冰雪课，助力青少年冰雪运动的普及和推广。杭州通过响应“三亿人参与冰雪运动”的号召，开展冰雪进校园等活动，把冰雪运动引入大中小学校体育课，通过学校与场馆密切合作，将冰雪场馆的场地师资优势和学校的生源规模优势实现整合互补，有效协同。近年来，杭州通过“冰雪运动进校园”活动，普及冰雪运动。冰雪运动在杭州日趋升温，越来越多的杭州中小学校开展冰雪运动项目，推动了杭州青少年冰雪运动的普及和发展。

杭州推动中小学乃至高等院校将冰雪运动知识纳入学校体育课教学内容，建设校园冰雪教学设施、因地制宜地开发冰雪运动教学计划及课程，建立发展冰雪运动相关社团组织促进学生参与冰雪运动，激发杭州青少年冰雪运动兴趣；推动青少年学生理解冰雪运动文化，体验冰雪运动魅力，提高冰雪运动技能，让冰雪运动成为独特的生活与运动方式。杭州要在本市范围内营造浓郁的冰雪体育文化氛围，以促进冰雪体育文化的进一步发展。

（八）建设杭州青少年冰雪运动特色学校

目前杭州先后有七所中小学校被认定为全国青少年校园冰雪运动特色学校，即杭州市青蓝青华实验小学、杭州市文一街小学（秀水校区）、杭州市行知第二小学、杭州经济技术开发区学林街小学、杭州市富阳区富春大青小学、杭州第十四中学（康桥校区）、杭州市下沙中学。建设杭州青少年冰雪运动特色学校，可以在杭州范围内充分发挥示范引领作用。以杭州第十四中

学（康桥校区）为例，其作为全国青少年校园冰雪运动特色学校，积极响应国家“冰雪运动进校园”的号召，冰雪运动已被纳入学校常规体育课程体系，先后通过体育必修课、兴趣选修课开设了滑雪、滑冰等课程。此外，为进一步推进冰雪运动进校园，学校分别与外部协会签署了“体育老师冰雪培训计划”，联合开展冰雪人才教育培训，助力学校冰雪课程建设。再以另一所全国青少年校园冰雪运动特色学校——杭州市青蓝青华实验小学——为例，该学校因地制宜、另辟蹊径，将轮滑冰球作为该校的特色运动项目，开展冰雪的陆地运动。

（九）引进冰雪专业型人才

目前杭州冰雪运动产业突出问题表现为人才较为短缺、专业化程度不高等，因而不能充分满足社会大众对于冰雪运动专业指导的需求。杭州冰雪运动产业的专业人才缺口大和高水平教练储备量少，在一定程度上制约冰雪产业的高质量发展。专业型人才是促进冰雪运动发展的关键。由于杭州冰雪运动起步较晚，冰雪运动项目还处于前期发展阶段，冰雪专业型人才，特别是高水平教练员极其匮乏。这将影响与制约杭州冰雪运动日益增长的现实需求，这也会严重影响杭州冰雪运动的社会普及与水平的提高。因此，杭州引进国内外优秀专业型冰雪人才已迫在眉睫、势在必行。

基于北京冬奥成功举办和杭州地方经济发达的有利现状，杭州市冰雪运动产业具有显而易见的发展潜力。根据上述对于杭州冰雪产业的现状分析与对策建议可以表明，通过政府科学设计发展规划、合理建设冰雪场馆、培育校园冰雪运动、举办冰雪运动比赛、引进高水平专业教练、不断加强人才培训、优化供给体系等，冰雪运动与文化也可以在杭州落地生根发芽、持续协调发展，实现“北冰南展、北雪南移”目标，推动杭州冰雪产业的快速发展。

B.16

杭州市未来社区健康场景建设现状及成效评估

张晏斌*

摘　要： 未来社区是浙江省上下以习近平总书记关于城乡社区工作一系列重要论述为根本遵循，以满足人民对美好生活向往为中心，着力打造的共同富裕现代化基本单元。未来社区作为共同富裕现代化城市基本单元，是“两个先行”从宏观谋划到微观落地的变革抓手、集成载体、民生工程、示范成果。而未来健康场景是打造“一老一小”场景、提升“一老一小”服务供给的重要组成部分。杭州市建委牵头各区县（市）接任务、谋思路、搭班子、建制度、推工作、见成效，在各相关部门的支持配合下，有力推动了未来健康场景建设由点及面、全域推进。

关键词： 未来社区　健康场景　示范

一　未来健康场景概述

未来健康场景共有4个二级指标，分别是“活力运动健身”“智慧健康管理”“优质医疗服务”“社区养老助残”，每个二级指标包含一个约束性指标和一个引导性指标。

* 张晏斌，杭州市建委，主要研究方向为未来社区建设。

（一）活力运动健身

表 1　活力运动健身指标

二级指标	指标性质	指标内容	验收标准
活力运动健身	约束性指标	15 分钟步行圈内配置健身场馆、球类场地等设施;5 分钟步行圈配置室内、室外健身点	1. 配建健身场馆、球类场地、室内、室外健身点等场所,按《城市居住区规划设计标准》(GB-50180)规范配置,实施单元配建健身场馆、球类场地。确有困难的,可依托规划单元联动配建,并明确各场地空间面积、空间落位、功能配置、空间权属、运营主体及模式(5 分) 2. 提供场馆、球场在线预约等服务(1 分)
	引导性指标	慢跑绿道成网成环;配置智能健身绿道、全息互动系统等智能设施;建立运动社群组织、运动积分机制	1. 根据社区自身的条件和特点,建设成环连贯的慢跑绿道并配置智能健身系统等智能设施(1 分) 2. 运动积分纳入社区积分体系,日常运动健身活动计入个人积分(0.5 分)

约束性指标对建设场所提出了要求，而引导性指标更注重健身场所的智能化水平。

（二）智慧健康管理

表 2　智慧健康管理指标

二级指标	指标性质	指标内容	验收标准
智慧健康管理	约束性指标	15 分钟步行圈内建有智慧化社区卫生服务站,或智慧化社区卫生服务中心,实现硬件环境提档升级、医疗服务智慧化、健康管理智慧化;建立居民电子健康档案,完善家庭医生签约服务	15 分钟步行圈内,按照《浙江省未来社区健康场景建设方案(试行)》《浙江省卫生健康委办公室关于开展智慧化社区卫生服务站(村卫生室)分级建设活动的通知》要求,配置智慧化社区卫生服务中心或智慧化社区卫生服务站,建立居民电子健康档案,完善家庭医生签约服务,且须达到三星级要求,实现硬件环境提档升级、医疗服务智慧化、健康管理智慧化(12 分)

续表

二级指标	指标性质	指标内容	验收标准
智慧健康管理	引导性指标	智慧化社区卫生服务站或服务中心达到四星级及以上标准;推广社区健康管理O2O模式,个人或家庭终端与区域智慧健康平台数据互联	1. 智慧化社区卫生服务站或智慧化社区卫生服务中心达到四星级要求(1分),或达到五星级要求(2分) 2. 推广社区健康管理O2O模式,个人或家庭终端与互联网医疗数据打通(0.5分)

约束性指标对社区卫生服务站的提升提出了一定要求，包括智慧化水平、软硬件水平提升等。而引导性指标要求卫生服务站达到四星级或五星级标准，并对与个人、家庭的数据互联模式提出了一定要求。

（三）优质医疗服务

表3　优质医疗服务指标

二级指标	指标性质	指标内容	验收标准
优质医疗服务	约束性指标	辖区的社区卫生服务中心与三级医院合作合营建立医联体,提供远程诊疗、双向转诊等服务;社区卫生服务中心(站)能提供护理、中医药等医养结合服务	1. 社区卫生服务中心(站)与三级医院参与医疗联合体建设,提供医疗数据共享互认、就医流程优化、双向转诊、远程医疗等服务(2分) 2. 社区卫生服务中心(站)针对高龄、失能等行动不便的重点人群,提供护理照护服务(2分);社区卫生服务中心(站)开展中医药服务指导(2分)
	引导性指标	鼓励发展社会办全科诊所、智能医务室、Medical Mall(医疗商场)等;建设"医、防、护"三位一体儿童健康管理中心	1. 配置社会办全科诊所、智能医务室、智慧健康屋、Medical Mall等,符合其一即可(0.5分) 2. 根据省卫生健康委要求,开展"医、防、护"三位一体的儿童健康管理中心建设(1分)

优质医疗服务的约束性指标聚焦医疗体建设及照护服务、中医药服务指导，引导性指标更侧重于全科诊所、多样性医疗场所及儿童健康管理中心的建设。

（四）社区养老助残

表 4　社区养老助残指标

二级指标	指标性质	指标内容	验收标准
社区 养老助残	约束性指标	充分考虑回迁老年居民意愿，按需配建适老化住宅；15 分钟步行圈内集约配置居家养老服务设施；公共服务设施实现无障碍；对社会养老机构给予租金减免和税费优惠等政策支持	1. 新建类结合社区居民年龄结构，合理配建适老化住宅（含适老化改造），旧改类根据居民意愿进行建筑适老化改造，如增设生活辅助设施、加装电梯入户等（3 分） 2. 15 分钟步行圈内，配置居家养老服务设施，并明确空间面积、空间落位、设备配置、空间权属、运营主体及模式（5 分） 3. 公共服务设施实现无障碍设计（2 分） 4. 引导市场主体参与社区养老机构建设，出台租金减免等优惠政策细则（3 分）
	引导性指标	旧改类未来社区，应建有嵌入式养老机构，配置护理型床位和失智症照护专区；推广适老化智能终端应用；培育乐龄老人自组织；跨代合租、时间银行等新模式落地	1. 居家养老服务设施达到示范型，或配备护理型床位和失智症照护专区，或养老机构达到国家五星级认定标准（0.5 分） 2. 推广适老化智能家居和可穿戴设备，或依托智慧服务平台提供健康风险预警、防走失数字地图、医疗救援数字响应等服务（任一即可）（0.5 分） 3. 依托邻里中心等载体，提供社交娱乐、老年大学、兴趣社团、志愿活动等多元化活动选择（0.5 分） 4. 依托社区智慧服务平台，开展“时间银行”等互助养老工作，并实质性开展运作（0.5 分）

约束性指标聚焦适老化住宅改造及出台租金减免等优惠政策，引导性指标的要求更高，聚焦家庭照护床位及老年人精神文化活动。

二　未来健康场景功能区域分布情况

杭州市在省风貌办统一安排下对公共服务设施进行了排查，并对涉及未来健康场景的多项设施数据进行了整理，根据前述未来健康场景 4 个二级指标所对应的服务设施的区域分布数据情况见表 5。

表 5　杭州市未来健康场景公共服务设施区域统计（截至 2022 年 9 月）

设施类型			上城区		拱墅区		西湖区		滨江区		萧山区		余杭区		临平区	
设施大类	设施小类	规模指标	数量	规模	数量	规模	数量	规模	数量	规模	数量	规模	数量	规模	数量	规模
养老服务设施	居家养老服务照料中心	面积（平方米）	185	74952	157	55977	136	53747	47	30708	140	64612	89	55359	132	68920
		床位数		1991		1602		1155		151		766		—		895
	养老机构	面积（平方米	17	51886	35	110003	16	164013	5	110347	16	97182	1	1000	9	54760
		床位数		1246		4115		3230		2244		2471		—		1381
	社区食堂	面积（平方米）	50	4575	74	6037	53	9415	39	12308	14	3480	49	6113	20	6559
卫生服务设施	卫生服务中心	面积（平方米）	14	44262	14	82269	12	54909	4	49266	17	89257	6	56106	8	38680
	卫生服务站/智慧健康站	面积（平方米）	112	24845	86	16761	74	17051	30	11095	65	15618	35	9644	37	17879
体育服务设施	体育馆	面积（平方米）	9	13416	662	475269	546	99220	17	135428	8	10961	109	72128	38	52246
	百姓健身房	建筑面积（平方米）	15	2570	19	—	130	53106	9	5910	30	5024	17	7650	11	2490
	健身路径	公共设施器材数量	434	11925	452	2452	283	2978	184	1333	483	4456	172	—	146	1212
	体育公园	面积（平方米）	6	1430	12	499644	67	49652	8	40197	146	188619	8	50210	11	404790
	健身步道	长度（米）	10	4830	79	9731	64	12572	19	61180	259	273878	54	54000	2	5830

续表

设施类型			钱塘区		富阳区		临安区		建德市		桐庐县		淳安县		合计	
设施大类	设施小类	规模指标	数量	规模	数量	规模	数量	规模	数量	规模	数量	规模	数量	规模	数量	规模
养老服务设施	居家养老服务照料中心	面积(平方米)	52	34928	27	10628	24	14245	29	11455	16	12770	17	9652	1051	497955
		床位数		318		110		64		2118		550		111		9831
	养老机构	面积(平方米	3	6000	8	22357	4	87710	3	8700	5	20550	7	42797	129	777306
		床位数		264		257		183		450		598		1145		17584
	社区食堂	面积(平方米)	14	2298	2	440	0	0	13	2325	8	1540	7	1155	343	56245
卫生服务设施	卫生服务中心	面积(平方米)	8	—	5	9183	3	5100	4	13386	3	18629	9	45657	107	506706
	卫生服务站/智慧健康站	面积(平方米)	23	4566	31	6607	13	8344	12	2519	25	2829.05	5	1013	548	138772
体育服务设施	体育馆	面积(平方米)	53	11956	3	8400	3	101656.93	246	157454	100	214126.33	92	68329	1886	1420591
	百姓健身房	面积(平方米)	21	6510	9	2930	3	9900	8	3068	3	480	6	1525	281	101163
	健身路径	公共设施器材数量	24	212	7	18	11	3553	133	4725	67	544	55	1929	2451	35337
	体育公园	面积(平方米)	5	1570	4	1510	1	—	2	920	25	541621.87	13	614902	308	2395065
	健身步道	长度(米)	7	16500	29	141400	41	5986	7	16750	1	15155	11	20706	583	638518

数据来源：省风貌办公共服务设施调查系统。

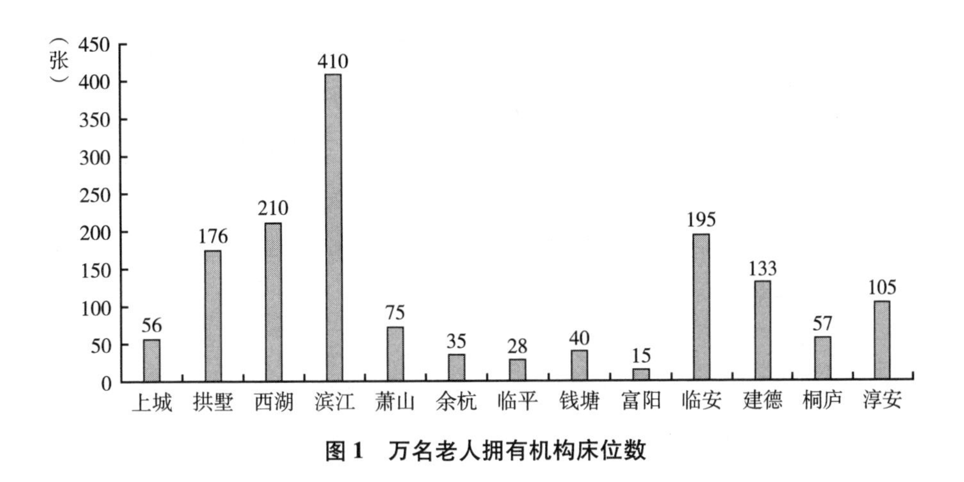

图 1　万名老人拥有机构床位数

目前，全市万名老人拥有养老机构床位数 88 张，拱墅、西湖、滨江、临安、建德、淳安超过全市平均水平，上城、萧山、余杭、临平、钱塘、富阳、桐庐低于全市平均水平（见图 1）。①

三　“浙里康养”重大应用建设与智慧养老建设情况

（一）“浙里康养”重大应用建设工程

“浙里康养”是我省积极应对人口老龄化的重大举措，是推进共同富裕的突破性抓手。杭州市积极打造数字社会“浙里康养”重大应用，数字赋能养老场景建设。“浙里康养”重大应用以习近平总书记关于老龄工作重要论述为指引，全面贯彻中央和省委决策部署，紧扣积极应对人口老龄化国家战略，着眼让每位浙江老年人都能享受有保障、有质量、有活力的福寿康宁美好生活，以数字化改革为驱动，以现代社区建设为牵引，以缩小“三大差距”为指向，注重向山区 26 县和低收入群体倾斜，以高龄、独居、空巢、留守、失能失智、重残、计划生育特殊家庭等老年人为重点，突出强化

① 数据来源：省风貌办公共服务设施调查系统，截至 2022 年 9 月。

党建统领，突出精准高效服务，突出发挥基层党组织领导力、组织力、统合力，统筹聚合政府、社会、市场、家庭各方资源力量，建立人身照护、医疗保健、社会探访、兜底保障等养老服务多元场景，加快推进“浙里康养”集成落地，推动高水平实现“老有所养、老有所医、老有所学、老有所为、老有所乐”目标，为奋力推进“两个先行”提供坚强保障。

1. 主要措施

（1）居家助老应用。完善养老服务电子津贴制度，养老服务补贴对象凭电子津贴“重阳分”实现全城通用“一卡支付”。老年人持卡在养老服务商城中自主选择助洁、助浴、精神慰藉等服务，自主刷卡消费，实现“点单式”就近便捷、个性化养老服务。

（2）家庭养老床位应用。结合老年人生活习惯、行动规律和健康状况，在老年人家庭中设置养老床位，个性化适配智能设备，并配套 7×24 小时动态管理和远程生命体征监护，将机构的医养康养专业化服务搬到老年人家里。推进老年人在家庭养老床位和养老机构床位之间互转，探索家庭养老床位和家庭病床“两床融合”“两床合一”，实现机制互通、标准互认、资源互享。

（3）安居守护应用。在特定老年人家中预设防走失、防跌倒、防漏水漏气等场景，安装 SOS 一键呼叫、门磁感应仪、燃气报警器、烟感报警器、睡眠监护仪等安全守护“套件”，系集老年人家庭防护设备采集的各类场景数据，通过概率计算，分析预警潜在隐患，及时进行安全处置。

（4）养老托育驿站。将老年人日间照料与托儿照料融合，打造可融又可分的服务综合体，结合乡镇（街道）居家养老服务中心无感应用建设，加大公共产品和服务供给，让“一老一小”各有所安、各有所乐。拓展“一键找站”功能，依托电子地图，为社区群众提供地理位置、开放时间等信息查询功能，为婴幼儿家长提供线上报名公益课堂、线上签约临时托及预约送托服务。

（5）智慧助餐应用。为老年食堂配置智能就餐设备，链接“浙里康养”长者码系统，实现扫码或扫脸支付，并智能提示禁忌饮食。搭建覆盖全市的网络助餐体系，线上点餐，即可送餐上门。构建杭州市电子助餐优惠体系，各部门可根据老年人基本信息，精准分发优惠券，实现老年人助餐精准补助。

（6）慢病全周期健康管理应用。围绕老年人，尤其是高血压、糖尿病患者的健康服务高频需求，打造“健康处方”“年度健康报告”“区域慢病管理”三大健康服务应用，实现精细化服务，提高慢性病管理水平和管理效果。

（7）政策找人应用。依托“养老托育大数据仓”，梳理各类养老服务政策享受条件，构建政策优待算法，结合老年人精准画像信息，智能匹配后预警高龄津贴、养老服务电子津贴、失能老年人进入养老服务机构护理补贴“应享未享”对象范围，实现“人找政策”到“政策找人”的转变。

2. 服务设施布局

依托养老托育服务电子地图，展示 15 分钟可及范围内的养老托育、医疗卫生、康复护理、学习娱乐设施全貌，实现 VR 在线导览。结合养老托育服务设施布局规划和配建情况、老年人和婴幼儿信息、养老托育服务需求，模拟计算区域内养老托育服务设施供需情况，为更科学配置提供有力抓手，使资源布点更全面均衡、更合理适配。搭建全量、可下钻的养老托育数字驾驶舱，实现服务数据、业务数据、物联网设备采集数据等集成展示。设置算法模型，实现全流程动态分析，智能辅助决策。构建多级智能监管模块，搭建人、财、物、行为等多维度的智能监管体系，杜绝套取补贴资金、违规服务、权力滥用等情况，以提高民生资金使用绩效。

（二）智慧健康站建设情况

智慧健康站是未来健康场景的关键环节与集成落地场所，也是落地未来社区“人本化、生态化、数字化”理念的重要硬件设施。

智慧健康站以人民健康为中心，围绕社区居民健康服务的高频需求和获得感，依托城市大脑和健康大脑的多跨协同，在未来社区建设智慧化社区卫生服务站（简称“智慧健康站”），通过数字健康新服务（“健康宝”）场景应用以及未来社区智慧服务平台对接，数字赋能于基本医疗、健康管理等

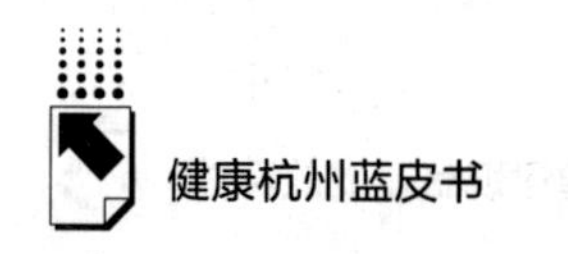

服务，在区域整合型医疗卫生服务体系内为居民提供全方位全周期医疗卫生服务，实现“健康大脑+智慧医疗”在医疗卫生服务体系网底的集中整体展现，在未来社区建立智慧健康生态雨林。

1. 硬件环境提档升级

现阶段，“智慧健康站”为政府办社区卫生服务中心下设社区卫生服务站；业务用房面积达 150 平方米以上，结构布局合理，符合疫情防控预检分诊和慢病一体化门诊流程要求；配备 1 名以上执业（助理）医师（原则上为注册全科医生）和 1 名以上社区护士；配置适当的诊疗设备和检验检查设备，及中医药适宜技术设备等；配置网络设备和 5G 设施，具备畅通的网络条件和外网转内网功能；机构环境温馨舒适，中医药文化与未来社区文化融合展现。

2. 医疗服务智慧化

（1）拓展服务功能。依托区域医学检验中心、心电诊断中心、远程 B 超诊断等，在服务站提供检验、心电图、B 超等检验检查。检验检查结果通过网络实时传输，上级诊断中心予以诊断并回传报告。

（2）提高诊疗能力。①在预检分诊区配置自动测温仪等；基于区域医院信息系统（HIS）、电子健康档案系统上线发热病人闭环管理系统等。②在HIS 系统加入 AI 诊疗辅助决策系统，提供辅助诊断、处方提示、检查提示等。③配置远程会诊系统，实现名医名院零距离服务；让居民在服务站看得好小病和常见病。

（3）实现精准预约转诊。依托区域全民健康信息平台，实时预约上级医疗机构的门诊、检验检查、住院等服务，实现点对点精准转诊。

（4）提供自助诊疗服务。配置智慧医疗自助服务终端，实现自助挂号、诊间结算等。在服务站周边或未来社区合适位置设置智慧自助诊室（含云药房、中医保健柜），方便居民在服务站下班时间（如 17 时至次日 8 时）通过自助诊室与家庭医生或属地社区卫生服务中心（乡镇卫生院）值班医生实时联系，自助购买到应急使用的药品，或及时到上级医院就诊。

（5）提高院前急救能力。在服务站内及未来社区合适位置配置自动体外除颤器（AED）设备，探索设置“急救一键呼救”设备，系统连接至辖区急救中心（120 指挥中心），实现精准定位状况下的急救转运。

3. 健康管理智慧化

（1）开展健康自助监测。智慧健康站配置自助健康监测仪和居民配置穿戴式健康监测设备等，运用 5G 技术，围绕疾病预防控制、中医体质辨识、妇幼保健、老龄健康、体质监测和健身指导等居民常见健康服务需求，提供基本健康状况自助检测评估、特定人群健康状况自助检测评估、健康指导干预等服务。

（2）实施慢病全周期健康管理。基于电子健康档案开放和“数字家医”，以老年两慢病患者为重点，在服务站配置诊前、诊中、诊后相应的数字化设备，提供针对慢病患者的智慧化闭环健康管理，引导居民成为自我健康责任人，实现家庭医生线上线下签约、续约服务管理等。

（3）开展智能随访提醒。智慧健康站通过区域全民健康信息平台，运用 5G 技术和 AI 智能随访系统，关联老年慢病患者相关处方、检查信息等，开展随访服务；通过电视、电话、短信、语音等多途径为老年慢病患者提供用药指导、提醒定时服药、复诊、复检等服务。

（4）提供健康监测预警。以老年人、慢性病患者及有需求的居民为主，开展居家健康数据监测，集合未来社区内各类监测大数据（如日常生活消耗品、生物监测数据、体育设备运行数据等），并对其进行分析，为居民提供可能发生的疾病风险预警，做到早期干预防范。

（5）协助智慧社区诊断。智慧健康站通过城市大脑集成社区居民电子健康档案及环境、交通、体育等各类数据，进行统计分析，形成社区诊断报告，为改善社区居民健康状况提供对策建议，为社区治理提供决策依据。

以滨江区冠山社区为例，在 15 分钟步行圈内，当地配置了冠山社区卫生服务站，空间落位在冠山小区邻里中心，具体位置在小区 44 幢一楼西北区块，总面积约 290 平方米，配备 2 名医生、3 名护士和基本医疗设施设备，设有挂号收费室、候诊区、诊室、输液室，能满足居民健康咨询、慢性病监测和基础医疗需求。空间权属为冠山社区，运营主体为长河街道冠山社区卫生服务站。在功能设置、人员配置、智慧化等方面实现升级。新建投入使用 24 小时健康云诊室和智慧云药房，一体化医疗设备可同时满足自助监测血压、血氧、体脂和身高体重等多个项目和互联网诊疗的需要，自助售药机可购买常见 OTC 药物，为社区居民提供 24 小时自助医疗服务。服务站利用智慧医疗平台展示冠山社区重点人群管理现状和冠山站点各项诊疗信息；利用华数健康频道滚动播放高血压、糖尿病等各类健康宣教信息；利用华数设备为居家老人提供可视化诊疗和居家血压监测，通过 HIS 系统采集居家监测数据并实时分析，为社区医生提供预警；同时还能一键实现慢病长处方、一键实现药物配送到家、一键转诊到上级医院看专家门诊、一键实现上级医院远程会诊、一键实现上级医院心电诊断，真正做到名医名院在身边。

（三）数字赋能养老场景

1. 智能家居与适老化建筑

智能家居与适老化住宅是未来社区居家养老的重要组成部分，也是智慧养老在家庭落地的重要实现途径。打造智能家居生态，选取群众需求较密切的场景，与社区物联网平台深度衔接，实现养老服务个性化、智能化。目前，在未来社区建设中，主要有如下类型智慧养老设备。一是监护手表或监护手环。它们通过传感器检测老年人心率、血压、睡眠时间、行动时长等数据，一般配备定位、一键报警、长时间不动报警、无生命活动报警等功能，在与社区智慧服务平台联通后，可动态实现老年人活动基础信息监控。二是生命探测器与智能摄像头。老人居所里可以安装此类设备，如房间长时间无生命活动迹象，就会自动报警。智能摄像头具备步态识别、摔倒监控等功能，如老年人在家中摔倒，系统可自动与社区联络人联系，及时为老人提供帮助。三是智能传感器。包括水浸传感器、烟雾探测器、燃气探测器等，实时监控房间内水龙头、燃气灶等危险部位，如遇危险情况及时报警，有效解决老年人忘记关水龙头、燃气灶等问题。四是智能床位。主要针对半失能老人，对其床位进行智慧化改造，增加智能设备，老年人可以通过触摸屏幕或语音操作床位抬起、放平，同时还具备语音通话、视频通话、天气播报等基本功能。

在未来社区建设标准中，相关部门对适老化建筑与无障碍设计均提出了要求，特别是老旧小区类型未来社区，通过适老化住宅改造，加装轮椅通道、轮椅扶梯，或者外侧加装垂直电梯，极大地方便了老年人生活，使许多常年不能出门的老人有机会下楼。

2. 社区智慧服务平台

社区智慧服务平台是社区数字化应用和服务的支撑，是未来社区数字化建设的核心部分，是保障社区数字化安全稳定运行的操作系统，应具备“轻量化、按需使用、开箱即用、低成本”的特点，可快速实施基层数字治理，实现硬件、软件及空间的高效集成，保障用户隐私安全，实现全场景供给。

标准化社区智慧服务平台以“1N93”为总体框架，即“建设一个数字底座，落地 N 个应用，数字化赋能打造九大场景，融合治理端、运营端和服务端三端入口”。数字底座需具备兼容、可靠、安全的基层数据治理能力和应用集成能力，由社区物联引擎、社区数据仓、空间数据资产和社区应用能力中心等部分组成。N 个应用应紧紧围绕政府治理及居民服务两个维度进行整体谋划，充分利用现有全域数字化成果和资源，以打造高频应用为重点，赋能九大场景精准落地。三端入口应以高效治理和居民体验为出发点，其中治理端（浙政钉）根据职能为各级管理人员形成相关的管理界面；运营端为物业、运营以及生态链服务企业提供入口；居民服务端可依托“浙里办”或本地统一的服务端口，并将其作为主要入口，兼容支付宝、微信等应用小程序入口，按需引入智能交互终端，满足全年龄段人群服务需求，总体框架如图 2 所示。

目前，社区智慧服务平台均要求与养老场景实现贯通，部分养老传感器、物联网设备与老年人数据可实时上传到智慧服务平台，在治理端可以实现动态查看，实时解决问题。

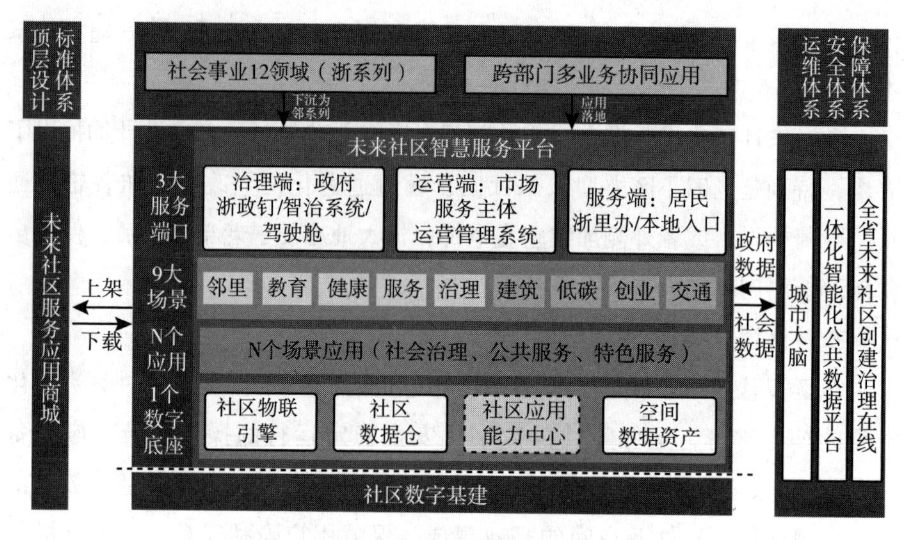

图2　未来社区数字化建设“1N93”总体框架

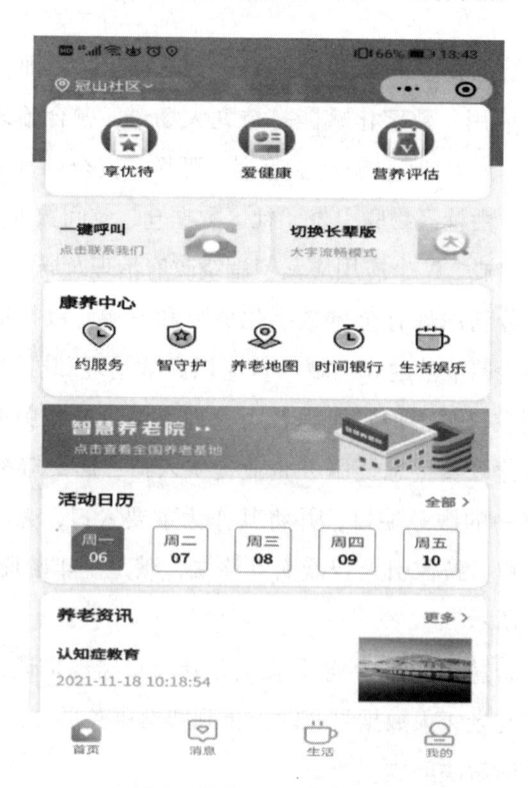

图3　养老 App 功能界面

3. 养老大脑+老有所养场景建设

养老大脑是利用云计算、大数据、人工智能等技术，构建应对人口老龄化智慧中枢，通过分析建模、深度学习和协同应用，推进养老服务精准对接、辅助决策和高效治理。目前杭州市未来社区数字社会“老有所养”应用均要求接入杭州养老大脑，在已建成报验收项目中，“老有所养”应用基本都已接入，并上架浙里办“我的家园”。

在数字社会系统社区养老，未来社区选取典型案例，建设“享优待”“约服务”“智守护”等三大场景通用版，上架应用超市，供未来社区下载使用，创新开发子场景，植入“浙里长寿”“邻里养”版块。以老年人需求为导向，立足数字资源共享，形成跨部门、跨层级、多维度养老大数据，链接宣传、教育、文旅和卫健等部门的未来社区为老服务多跨场景，构建幸福养老数字生活圈，提供“一单清”“邻里助”“响铃帮”等服务。

四 未来社区健康场景的发展建议

（一）进一步提升公共服务设施水平

1. 提升公共服务设施的区域均衡性

当前，杭州市主城区未来健康场景的公共服务设施存在一定的不均衡性，主城区的设施数量显著高于其他地区，且主城区内部也存在一定不均衡的情况。随着公共服务配套设施的进一步完善，主城区的5分钟、15分钟生活圈配置将更加合理，覆盖人群数量将更多，人均健康设施拥有数量将进一步增加。由于基础条件不如主城区，人口集聚度不足，其他区县（市）的公共服务设施更加难以覆盖，需要采取有效措施提升主城区之外区县（市）的公共服务设施水平和均衡性。

2. 提升公共服务的品质

杭州市在未来健康场景中的公共服务水平整体上以普惠性为主，提供的医疗、养老服务大多为基础性服务，能解决的问题多以身体检查、常见病诊治、日间照料为主，难以解决重大复杂问题。在下一步发展中，杭州可以适当提供更高水平的公共服务，各未来社区可以根据自身条件和实际情况，提升公共服务品质，适当提供高水平的健康服务，如三甲医生远程会诊、高水平居家养老等，以提升人民群众幸福感和获得感，让人民群众享受家门口的高水平公共服务。

（二）进一步提升数字赋能养老水平

迭代升级“一老一小”数字化应用场景，用深度融合“管理+服务”的理念，进一步推动公共数据全量全要素归集，拓展预测、预警、决策分析、指挥功能，整合政府、市场、社会、家庭等各类资源，重构共建共治共享的制度机制，打造多跨协同、综合集成、多方参与的“共享图景”。按照“数据一个仓、设施一张图、场景一门户、监管一张网、决策一个脑”的建设思路和数字化改革“四横四纵”框架要求，建立全要素大数据仓、养老托育数字化综合应用场景和数字驾驶舱。搭建全量、可下钻的养老托育数字驾驶舱，实现服务数据、业务数据、物联网设备采集数据等集成展示。设置算法模型，实现全流程动态分析、智能辅助决策。构建多级智能监管模块，搭建人、财、物、行为等多维度的智能监管体系，杜绝套取补贴资金、违规服务、权力滥用等情况，提高民生资金使用绩效。

（三）进一步提升规划引领水平

在未来社区创建过程中，杭州市充分认识到15分钟生活圈合理布局对推动未来社区由点状“盆景”向全域“风景”转变的重大意义，在省风貌办的统一部署下，有针对性地开展了两项工作。下一步将归纳总结建设成果，加强规划的引领性，实现优质服务的梯度覆盖。

1. 城镇社区公共服务设施调查工作

杭州通过城镇社区建设专项规划编制和实施，结合社区单元划分统筹社区公共服务设施布局，落实全面推进城镇社区建设提升的工作计划，并为后续制定实施各社区建设提升实施方案、衔接优化城镇控制性详细规划、设定

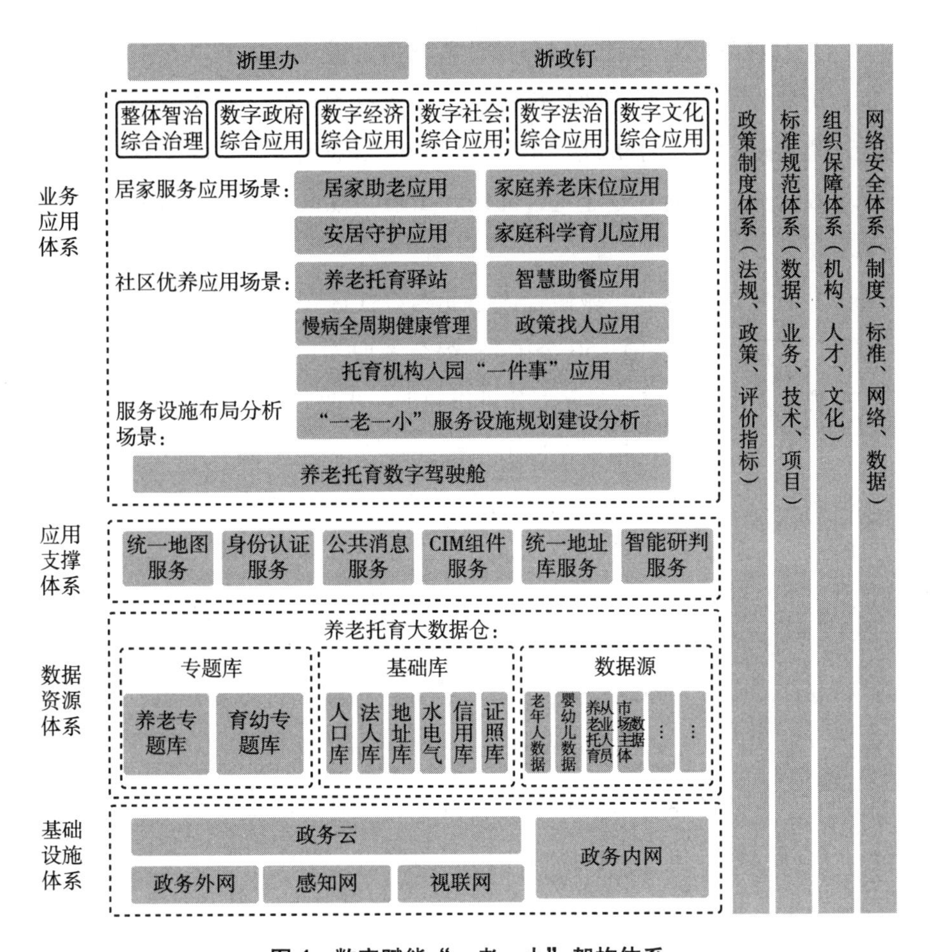

图4　数字赋能“一老一小”架构体系

地块规划条件以及老旧小区片区化改造要求等工作奠定基础。按照“一社一画像、一区一规划”的要求，杭州市摸清社区底数，着重对存量空间资源进行梳理，查找设施短板，为城镇社区建设专项规划编制提供基础数据支撑。

专项规划以“社区现状分析评估—社区单元划分—社区单元建设指引—分期建设规划”为流程主线，鼓励同步编制部分社区单元建设提升实施方案，指导社区单元建设，为后续单元编制建设提升实施方案做出示范。

分项技术要点如下。

（1）社区现状评析：通过各项分析评估，摸清社区现状公共服务设施短板、可建设潜力空间、特色优势，为社区单元划分、分类建设指引、分期推进奠定基础。在分析评估中鼓励采取大数据分析、GIS 空间分析等新技术手段，充分发动各专业主管部门、街道、社区和公众积极参与，提升规划科学性。

（2）社区单元划分：城镇社区单元结合社区现状范围，基于 5 分钟生活圈覆盖（面积 20 公顷～50 公顷），综合考虑人口规模、山水、道路、设施、控规单元范围划定，单元划分可指导下一步城镇社区的管理边界优化。

（3）社区单元建设指引：以街道级（15 分钟生活圈）和社区级（5 分钟生活圈）两级公共设施服务配置为重点，依据“分级分类、特色凸显、场景塑造”原则提出建设指引，即①分级分类指参照两级公共设施服务配置要求，区分新建、旧改社区差异，提出相应的设施服务配套和邻里中心集成指引；②特色凸显指立足单元优势，明确建设主题（如康养、托育、文化、智慧社区等），提出特色建设引导内容；③场景塑造指参照九大场景建设要求，提出打造富有未来感的多样化场景空间、服务和风貌。

（4）典型社区单元建设提升实施方案：是对社区建设专项规划的细化落实，编制内容应与未来社区实施方案相衔接，重点包括（不局限于）①提出社区单元邻里中心建设的用地、功能、建设要求、建设方式（一站式/分散式）；②提出旧区更新整治计划，多场景建设引导、设施服务项目清单以及资金统筹计划；③提出控规调整（针对已编制控规的）建议，对有需要的地块提出指标和设施配套调整要求。

2. 城镇社区建设专项规划编制工作

为全面推进共同富裕现代化基本单元建设和现代社区建设，推动以“一统三化九场景”为标志的优质社区公共服务从区域供给向全域覆盖布局提升，杭州市通过开展城镇社区公共服务设施调查，获取社区公共服务设施现状数据，为城镇社区建设专项规划编制提供基础数据支撑，加快打造高质量发展、高标准服务、高品质生活、高效能治理、高水平安全的人民幸福美好家园。

加强社区公共服务设施的统筹规划布局，将“一统三化九场景”落地到5分钟、15分钟公共服务圈建设，为后续制定实施各社区建设提升实施方案、衔接优化城镇控制性详细规划、设定地块规划条件以及老旧小区片区化改造要求等工作奠定基础，为未来社区建设画好“图”，布好“局”。

健康治理篇

B.17 新发展阶段"健康入万策"实现路径*

张 萌　管 帅　王建勋　宋丽媛　陈燕娟**

摘　要： 本文通过梳理健康融入所有政策的国内外发展历程，分析共同富裕与健康入万策的联系发现，健康影响评价是推进健康入万策的重要路径，跨部门之间的协调合作是构建健康治理的新逻辑。本文基于健康入万策的研究视域，将浙江省杭州市公共政策健康影响评估制度的实践探索历程作为案例，实现全民健康在共同富裕语境下的互构共变，裨益人民群众对于共同富裕的获得感与认同感，并为探索将健康融入所有政策、健康治理体系的重塑再造与治理能力的进化演变提供实践案例与制度思考。

关键词： "健康入万策"　共同富裕　公共政策　健康影响评估制度

共同富裕是所有民众经过艰苦奋斗与共同协作，普遍达到生活富裕富足、精神自信求富、环保宜居宜业、社区融洽和谐、服务广泛普惠，达到人的全面发展与社会全面进步，共享改革发展成就与幸福美好生活。共同富裕是人

---

* 本文受到杭州市医药卫生科技重点项目(编号:ZD20210054)资助。

** 张萌，杭州师范大学公共卫生学院副教授，硕士生导师，主要研究方向为卫生政策与管理、健康影响评价；管帅，杭州师范大学社会医学与卫生事业管理专业研究生；王建勋，杭州市健康城市指导中心主任，高级经济师，主要研究方向为健康影响评价、健康城市建论理论与实践；宋丽媛，杭州师范大学公共卫生专业研究生；陈燕娟，杭州市健康城市指导中心副主任，主要研究方向为健康城市理论与实践。

民群众的共同期盼，是最广大人民根本利益的集中体现，而健康又是人民群众最关心、最直接、最现实的利益问题。健康作为人自由全面发展的重要基础与经济社会高质量发展的进步基石，需要国家通过促进社会公平，增进民生福祉，来实现全体人民在身体和精神上的健康以及社会适应的良好状态。2013 年，第八届全球健康促进大会上通过的《赫尔辛基宣言》正式把"将健康融入所有政策"定义为"一种以改善人群健康和健康公平为目标的公共政策制定方法，它系统地考虑这些公共政策可能带来的健康后果，寻求部门间协作，避免政策对健康造成不利影响，促进公众健康和提高健康公平"。[①] 2016 年，习近平总书记在全国卫生与健康大会的讲话中提出：新时期我国卫生与健康工作方针，着重强调"将健康融入所有政策，人民共建共享"，将健康置于满足人民美好生活需要的优先关切之位，促使关注健康、促进健康成为国家、社会、个人及家庭的共同责任，并为之行动起来。在共同富裕视域下，健康是民生福祉在价值共识上的最大公约数，健康入万策不仅有利于实现健康治理现代化，它更是关乎回应民生诉求、维系社会和谐安定的善治之策。

一　"将健康融入所有政策"的研究现状、国际经验及当前存在的问题

（一）研究现状

健康影响评估是国际上推动"将健康融入所有政策"的制度措施。为此，《"健康中国 2030"规划纲要》指出，要构建健康影响评价评估机制体系，评价各类经济发展计划和政策措施、重要项目对健康的影响，完善机制，畅通公众参与渠道，加强社会监督。[②] 从 2014 年开始，国家卫生与计划生育委员会启动在我国健康促进示范县（区）试点项目，要求在县（区）

① World Health Organization, "The Helsinki statement on health in all policies," *Health Promotion International*, 2014, 29: i17.

② 石琦、姜玉冰：《"将健康融入所有政策"在健康促进县（区）建设中的应用》，《中国健康教育》2019 年第 6 期，第 564~568 页。

范围内实施“将健康融入所有政策”战略，鼓励实施跨部门行动，探索健康影响评估研究。就目前而言，我国健康影响评价还处于起步阶段。现在我国已经有学者开始积极探索“将健康融入所有政策”的中国本土化实现路径，[①]并意识到开展健康影响评价工作是落实“将健康融入所有政策”的重要推手，“将健康融入所有政策”的实践有助于健康影响评估制度的整体建构。朱丽丽等提出健康影响评估制度的实施与推进有助于健康影响评估可行性的展示、社会接受度的提升以及制度设计程序化的规范实现。[②]唐贤兴和马婷认为协同治理理论有助于我国探索出健康影响评价制度实行的可行性路径，他们进一步指出，在推行健康中国战略的过程中，于各个层次上所淬炼形成的有特色的协同治理结构，将有利于积淀出蕴含中国经验的健康治理的特色表述。[③]

基于国外健康影响评价的经验，中国健康教育中心拟定了一套可适度高、具有中国特色的健康影响评价的政策范围、工作机制、实施步骤、技术流程以及相关的技术工具，同时将其凝练成县（区、市）政府可实施的健康影响评价的路径和方法。这套技术工具和方法体系不仅成为健康中国建设的重要内容和具体抓手，而且成了促进新时期卫生与健康工作高质量发展的新生源动力。[④⑤⑥] 2021 年 7 月，全国爱卫办下发《关于开展健康影响评价评估制度建设试点工作的通知》，该通知决定在健康城市建设中开展健康影响评价评估制度建设试点工作，在试点范围上选择 1 个省份和其他各省份

---

① 梁小云、顾林妮、张秀兰、金承刚、徐晓新、郝传瑾、贡森、董丹丹、郝志荣：《国际健康影响评价的制度建设：从政策到法律》，《中国卫生政策研究》2019 年第 9 期，第 31~35 页。

② 朱丽丽、尹文强、赵兹旋、周龙德、马广斌、唐昌海、丰志强、陈钟鸣：《基于扎根理论中国健康影响评估制度实现可行性路径分析》，《中国公共卫生》2020 年第 5 期，第 753~756 页。

③ 唐贤兴、马婷：《中国健康促进中的协同治理：结构、政策与过程》，《社会科学》2019 年第 8 期，第 3~15 页。

④ 中国健康教育中心：《健康影响评价理论与实践研究》，中国环境出版集团，2019。

⑤ 中国健康教育中心：《健康影响评价实施操作手册（2019 版）》，人民卫生出版社，2020。

⑥ 中国健康教育中心：《健康影响评价实施操作手册（2021 版）》，人民卫生出版社，2022。

（含新疆生产建设兵团）的1个地市作为国家试点，浙江省成为全国唯一的健康影响评价试点省份。①

（二）国际经验

健康影响评价最初由环境影响评价制度衍生而来，从20世纪80年代开始，在环境影响评价过程中加入健康评价的内容逐渐在加拿大、澳大利亚以及欧洲的一些发达国家开展起来，并随着世界卫生组织对健康影响评价发展的积极推动，健康影响评价的发展更加多元化，理论体系和评价工具得到了广泛探索，健康影响评价逐步发展成为全球范围内互鉴共生的一项实践。纵观世界各国和国际组织过去30年来实施健康影响评价的经验，主要有三种制度安排。第一种是将健康影响评价纳入法定的环境影响评价制度体系，明确规定在政策、规划、项目的决策过程中评估其可能导致的健康影响；第二种是通过立法或行政规定，制定独立的健康影响评价程序；第三种是政府通过提供资金和技术支持，鼓励自愿开展健康影响评价。在健康影响评价的国别比较研究中可以发现，尽管各国健康影响评价的制度安排与实践方式不尽相同，但推动健康影响评价的立法进程，全面建立健康影响评估制度是各国践行世界卫生组织的理念倡导、结合本国国情一以贯之的实践策略，这些国际实践和理论探讨都是为了消除决策区间的健康间隔，推动政策体系的群落交错与效能流动以及其发展理念共融共生，均是为了实现更高程度的人民福祉。

（三）当前存在的主要问题

国际经验表明，贯彻“将健康融入所有政策”的重要策略的健康影响评估制度在实施中存在一定挑战，具体表现为以下两个方面。第一，跨部门的健康影响评价协同工作网络运行不畅，卫生健康部门的协调协同能力有待提升。Harris Roxas 等指出，健康影响评价面临的主要威胁在卫生健康部门内部。其医疗服务和核心公共卫生职能（如感染控制）的提供仍占主导地

① 吴婧、陈奕霖、张一心：《中国健康影响评价制度的实践与前瞻——以国际经验为借鉴》，《环境保护》2020年第14期，第42~48页。

位，很少与其他部门互动，也很少参与其他部门的规划过程。①② 而且目前有关健康入万策法律法规的碎片化、协调机制和工作机制尚未统一规范，导致“将健康融入所有政策”的重要性和深切意义未能在跨部门协作中演进为各方通识的共言符号与共情话语，健康入万策所进行的跨部门协作尚未形成良好的大健康共治格局。第二，非卫生健康部门的健康意识和主动性有待提高，非卫生健康部门的现状偏好有碍“将健康融入所有政策”执行的连贯优化。各部门的行为者或利益相关方对于健康的不同认知和理解差异，以及不同治理场景下的既有伙伴关系和政治因素，均会对各部门工作方式的差序化协同和评估过程的可持续性实践形成阻碍。③ 非卫生健康部门受本位主义思想影响，加之部门之间原有的职能分离，部门间互动性不足，其考虑健康的能力不高，对“将健康融入所有政策”在行政程序性规则中的融合仍存在认知局限与实践偏倚，导致健康影响评估工作难以落地。④ 非卫生部门对健康影响评价制度的实施主要是被动的，没有形成将部门决策纳入健康影响评价的意识。政策制定过程需要关注和考虑健康视角的转变，健康问题尚未形成，相关工作还停留在履行部门职责或完成上级任务的被动层面。

二 在共富视域下，“将健康融入所有政策”的实现形式

（一）健康影响评价是“将健康融入所有政策”的深刻实践

“将健康融入所有政策”的提出源于人们对健康决定因素认识的不断

① Harris-Roxas B, Viliani F, Bond A, et al. “Health Impact Assessment: The State of the Art,” *Impact Assessment and Project Appraisal*, 2012, 30 (01): 43-52.

② Hugh Barton, Selena Gray, Helen Lease & Paul Pilkington, “Integration of Health into Urban Spatial Planning through Impact Assessment: Identifying Governance and Policy Barriers and Facilitators,” *Environmental Impact Assessment Review*, 2012, 32 (01): 187-194.

③ Bond A, Cave B, Ballantyne R. “Who Plans for Health Improvement? SEA, HIA and the Separation of Spatial Planning and Health Planning,” *Environmental Impact Assessment Review*, 2013, 42: 67-73.

④ 石琦：《“将健康融入所有政策”的内涵与发展》，《中国健康教育》2019 年第 3 期，第 268 ~ 275 页。

深入。1978年，世界卫生组织（WHO）发布的《阿拉木图宣言》提及健康决定因素多元化，并认为“健康的实现要求卫生部门及其他多种社会及经济部门的行动”。随后，1986年发布的《渥太华宪章》将“健康政策”的外延扩展到公共政策领域。2006年，芬兰在欧盟主席国会议上正式提出HiAP的理念，并推动HiAP在欧洲多个国家的实践。2010年《阿特莱德宣言》提出各部门之间需要基于一个新的“社会契约”来促进人类可持续发展，确保健康公平，放大健康产出。2013年第八届国际健康促进大会颁布的《赫尔辛基宣言》对HiAP做了正式定义，即“健康不只是受到卫生部门制定的政策影响，其他部门（如教育、交通、农业、环境等部门）制定的政策也影响着人群的健康，因此要求政府各部门、私人部门和民间团体开展协同合作以解决复杂的健康问题”。

（二）健康影响评价是共建式的政策生态调适

“将健康融入所有政策”并非凌驾于经济社会运行之上的一种强制许可程序，而是通过以改善人群健康和健康公平为目标的公共政策制定方法，为政府决策提供健康领域的考量因素与循证依据，系统地考虑这些公共政策可能造成的健康后果，并寻求部门间合作，以避免和消除政策对健康的不利影响。各部门以健康为统一目标的协同行动，其核心思想是多赢与共存，相关部门在合作中互惠互利并进一步实现功能空间与要素配置的优化、进化和发展。以新西兰制定出版的《健康影响评价指南：新西兰政策工具》[①] 为例，新西兰在进行政策层面的健康影响评价时，基于健康社会决定因素这一价值共识，在任何部门的政策制定中，均优先考虑健康及其决定因素，目的是辅助实现政策目标，进而关注其对人类健康影响的实际效果。[②] 虽然政策层面的健康影响评价有着复杂的政治行政管理环境以及特定的实施场景，但参与各方能以良性的立法环境与舆论环境为助力依托，通过治理要素的融合和组织功能的整合实现政

---

① 中国健康教育中心：《健康影响评价理论与实践研究》，中国环境出版集团，2019。

② 周书铎、金音子、来晓真、魏添添、冯黄于飞、郑志杰：《健康影响评价的国际应用现状及对我国的启示》，《中国卫生经济》2020年第5期，第12~16页。

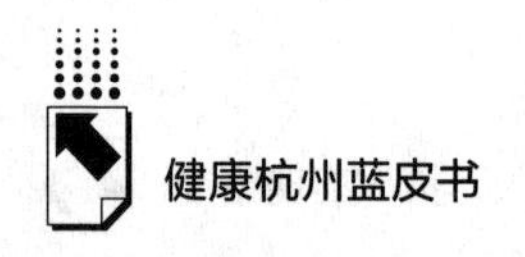

策制定过程的富蕴、达成政策目标的健康共识，进一步强化政策对健康的正向指引与健康公平的促进作用，实现健康入万策的和谐互惠与价值共生。

（三）共同富裕与健康影响评价之间的联系

健康是共同富裕的应有之义和重要支撑，是人们拥有其他各种能力的最基本要素，有了健康，人们才有能力完成其他功能性活动。① 在现实中，全体人民共同富裕既包括收入、财产及物质生活条件上的“显性”共同富裕，也包括教育、卫生健康、生态环境等方面的“隐性”共同富裕，人均期望寿命和卫生健康状况是衡量社会富裕程度的重要指标。② 健康影响评价是系统评判政策、规划、项目对人群健康的现实影响及潜在影响在人群中分布情况的一系列程序、方法和工具，聚焦于人群健康，旨在通过评价政策、规划、项目对健康的潜在影响，帮助政策制定者预见不同的选择如何对健康产生积极/消极影响，促使他们在选择策略时充分考虑如何促进其对人群健康的积极影响，减少或避免对人群健康的消极影响，从而以治理场景的样态转换实现各部门协同联动逻辑下的效能整合，共同践行健康治理共建共享的发展路径。在新的历史方位下，如何建设健康中国，促进“全民健康”与“全面健康”，已成为各界关注的问题。③ 世界卫生组织将影响健康的因素总结为：健康=60%生活方式+15%遗传因素+10%社会因素+8%医疗因素+7%气候因素。因此，应对健康不仅是卫生健康一个部门的责任，人群健康更多地受到社会、文化、经济和环境的影响，所有部门制定的政策都会对人群健康及健康公平产生深刻影响，所有部门均应承担其维护人群健康的相应责任，因此如何在健康共治运作场景下实现所有部门的共情话语与集体行动是“将健康融入所有政策”的推进目的。健康影响评价是将健康影响纳入综合决策的有效治理活动，反映出我国治理体制与治理能力现代化的理念和要

---

① 王秀峰：《筑牢共同富裕的健康根基》，《浙江日报》2022年2月3日，第8版。

② 申曙光、马颖颖：《新时代健康中国战略论纲》，《改革》2018年第4期，第17~28页。

③ 赵环、徐选国：《“回归”抑或“超越”：社会工作与公益慈善的历史-当代关系辨析》，《学海》2017年第2期，第136~140页。

求。全面构建健康影响评价机制，统筹推动健康影响评价工作，不但有助于实现卫生和经济社会的良性协调发展，也是推动卫生服务工作发展的合力，以及提升民众幸福感的机制安排。健康影响评价有着民主性、公平性、可持续发展性、证据使用的伦理性和处理健康问题方法的综合性等多重实施原则，其在原则上强调公民参与纳入健康影响评价的全过程，注重健康公平的调适性平衡和健康福祉的长期效应性，坚持健康影响评价理性研判的伦理价值和程序依归，基于广泛的健康决定因素将促进健康的理念融入政策制定与完善的全过程。在共同富裕视域下，推动健康影响评价融入万策的发展，不仅利于全民健康的整体惠及，更能提升民生福祉的幸福感和安全感，增强人民群众对于共同富裕的获得感与认同感。

三　杭州健康影响评价和评估制度建设

公共政策健康影响评价是贯彻“将健康融入所有政策”落实健康优先理念的重要抓手。从 2016 年开始，杭州市健康影响评价工作探索，依托智库支撑、数字赋能，不断拓展公共政策健康影响评估制度的实施路径，成为国内最早由政府层面推动公共政策健康影响评价工作的城市之一。杭州市政府是中国第一个将“将健康融入所有政策”写入地方“十三五”规划的政府，为可持续发展社会形态不断汇入健康元素。2019 年，杭州市政府将健康影响评价和干预列入各部门制定公共政策的全过程，探索如何发挥公共政策对公众健康的导向作用，切实维护广大市民健康权利，打造“健康中国示范区”建设。杭州市以“杭州市健康城市指导中心”为主导开展各项健康影响评估工作，持续完善健康影响评估工作制度，建立了上下联动、部门协同、校地合作的工作机制；在健康影响评价规范化、制度化、系统化、数字化等方面积极探索创新，深挖提炼优秀案例样本；同时以市本级为引领，稳步扩大覆盖面，在所属县（区、市）均探索开展了健康影响评估工作。在制定规范性文件、重大公共政策和重大项目实施之前，相关部门应评估公共卫生因素，以及经济和社会发展计划，如政府计划、部门和事业发展计划、工作计划等，包括长期计划（一般为10~20年）、中期计划（一般为5年）和年度计划。优先评价各级政府和各部门制定的经济和社会发展计划、事业发展计划和专项工作计划；经济和社会发展政策主要是指惠及广大群众的公共政策。优先评价各级政府和部门制定的涉及领域广、涉及人群多、有效时间长、影响大的公共政策；统筹生态环境、规划资源、农业农村、林业水利、建设、市场监管等部门卫生资源，对可能影响健康的土壤污染、大气污染、水污染、食品安全等进行综合评价和治理。通过健康“风险-收益”评价，将对健康的消极影响降到最低限度。坚持把保障人民健康放在优先发展的战略位置，是党和国家高度重视社会福祉的战略布局，也是治国理政执政为民的时代课题。我们通过对杭州市健康影响评估制度的系统建立、过程演进和实施情况进行分解研析，以公共政策健康影响评估制度的实践探索及其凝练而成的经验启示为引证，为我国“将健康融入所有政策”的策略实施和健康影响评估制度的通贯建设提供颇有价值样式的经验借鉴与政策思路。具体做法有如下六个方面。

（一）优化顶层设计，重塑健康影响评价新体系

2016年4月，杭州市在国内率先把“将健康融入所有政策”写入了地方“十三五”规划，并将“城市治理框架下健康影响因素前置评估和实际应用可行性研究及推广”作为《杭州市建设健康城市“十三五”规划》的重点项目推进。“将健康融入所有政策”相关主题也被列入各区、县（市）组织部门、地方党校年度各类干部培训课程，以提升各地领导干部大健康治理能力、增强健康影响评价工作意识。2019年1月，实施公共政策健康影响评价被纳入杭州市委年度重点改革任务。2019年10月，杭州市人民政府办公厅印发《杭州市公共政策健康影响评价试点实施意见（试行）》。2017年11月，杭州市正式启动了“公共政策健康影响试评价”研究项目，为系统推进健康影响评价工作奠定了坚实的理论基础。2020年，杭州市将“公共政策健康影响评价试点行动”作为25项专项健康杭州行动之一单列写入《杭州市人民政府关于推进健康杭州三年行动（2020—2022年）的实施意

见》，并编制了《公共政策健康影响评价试点行动三年实施方案（2020—2022年）》。截至2022年8月，全市13个区县（市）均已建立地方健康影响评估制度和工作机制，其中12个区县（市）均已建立当地健康影响评价专家库。

（二）建立健康影响评价流程

杭州市探索形成的公共政策健康影响评价流程，包含部门初筛、组建专家组、筛选、分析评估、报告与建议、评价结果的使用和监测评估，共七个步骤。其中组建专家组和评估结果的使用属于健康影响评价的管理环节，部门初筛、筛选、分析评估、报告与建议、监测评估为健康影响评价的技术环节，管理环节与技术环节互促互动，相互交融，以实现各环节的循环互联，扩展部门联结的界面限度，推动"将健康融入所有政策"的动能转化与势能定化。各政策执行部门可以根据实施情况具体确定健康影响评价的实施过程。杭州市基于扁平化的架构理念，预先将各政策执行部门拟出台的政策文件集中于健康办进行备案，并以简化行政发文流程为工作向标，找准对公共政策开展健康影响评价的切入点，将公共政策健康影响评价融入征询部门意见环节，明确对规范性文件开展健康影响评价的要求，充分发挥健康影响评价的前哨作用，以保障政策出台路径的简明顺畅和公共政策健康影响评价的可持续性推进，为政府党委、各部门加强协同治理，提升公共治理能力提供技术参考与方法考量。

（三）形成部门间健康影响评价工作网络

部门结构的互相区隔与部门联结网络的分散异化均对政策弹性空间有着异生性的利己关联。而追求社会价值与提升社会福祉，实现人民健康的长远目标需要通过组建部门间健康影响评价工作网络，形成部门间的共生共容利益，在政策空间中实现治理方式的多维互动与工作网络的合作型整合，促进共生机制的要素发展与价值培育。当组织环境与组织资源不匹配时，在政府部门之间形成的政绩共容体，将不仅是个人利益和部门利益的糅合共容，更是整体性的体制利益共建联盟。杭州市通过总结工作思路，在各部门中指定专人来负责健康影响评价的协调管理与具体组织工作，其专项工作可与本级健康办顺畅对接。同时在构建健康影响评价工作网络的基础上，促进各部门形成紧密交互的良序运转体系，各部门成员之间可通过开展信息沟通、资源共享、政策咨询等共享性活动，推动公共政策健康影响评价制度的落实。另外，杭州市健康城市指导中心还定期召开联席会议，交流总结经验，积极促进卫生健康部门与地方政府和部门间的话语交流和互动融合。

（四）创新评价技术和手段

应对健康决定因素，全面、全周期保障人民健康，需要探索健康治理新方向、新模式，走出一条能融会贯通、可复制推广的健康中国战略实践路径。通过充分利用数字化信息技术，结合大数据平台的互联互通，可推动“将健康融入所有政策”理念贯穿城市规划、建设、管理全过程各环节，实现评价技术和手段的创新与共生关系的多重牵引。杭州市以数字化理念贯穿健康影响评价工作全过程，将数字化技术与健康影响评价工作相融合，积极探索创新评价技术和手段，杭州市健康城市指导中心开发了相关“健康影响评价辅助决策系统”，实现了公共政策健康影响评价的数字化智能化操作，尝试通过平台管理、智能辅助、可视化操作等方式，协助评价主体开展健康影响评价，并计划在 2023 年实现以城市大脑中枢系统为数字化依托，以健康监测、诊断评估和预警体系为建设内容，通过跨领域跨部门的数据联通立体地建立智慧健康预警体系。

（五）融合学科建设

2021 年 3 月，杭州市健康管理（健康治理方向）学科获得杭州市卫生健康重点培育学科立项。作为学科挂靠单位，杭州市健康城市指导中心将健康影响评价作为学科主攻方向，围绕公共政策和重大工程项目健康影响评价实施路径以及健康影响因素循证等健康影响评价工作难点、堵点开展探索性研究。目前，由学科带头人主持的《健康影响评价技术导则编制研究》已经获得杭州市卫生健康重点项目立项。依托学科平台，杭州市健康城市指导中心联合有关高校陆续开展了《镇街（社区）空间规划健康影响评价》《建成环境中健康促进标准化建设研究》《健康影响因素关键词信息库编制》《公共政策健康影响评价分类》等研究。为后期健康影响评价循证研究提供了高质量技术保障。

（六）结合地域智库资源，组建健康影响评价专家库

一个健康、和谐的社会，应该是包容多元主体、积极互动的共生系。[①] 组建健康影响评价专家库既是对政府健康工作导向的社会属性回应，又是避免健康影响评价工作趋于行政化、过度技术化的公共价值回归，通过地域智库资源的有序聚合，可以达成共生单元对于治理工具的功能对接与公共议题的健康共识。杭州市、县（区、市）健康办根据地域智库资源，按照以卫生健康为主、涵盖各行业部门技术领域的原则遴选多部门多学科专家，组建市本级、县（区、市）健康影响评价二级专家库，各级专家库负责本级政府及部门的健康影响评价和所辖区域的业务指导。专家库实行动态管理，二级专家库间资源共享，为健康影响评价工作提供技术支撑与决策依据；并与外部专家、专业咨询机构和技术支持部门加强合作，充分发挥各自优势，共同推动评价技术的提升，构建多方合作联盟，不断推动健康影响评价研究深入、成果转化和技术进步，把健康嵌入公共政策的要素配置与环境塑造的全过程，以保证健康影响评价在公共健康这一宽泛领域的科学有效性与实事求是性。下一步，杭州市将按照国家和浙江省健康影响评价试点工作相关要求，结合地方实际，围绕市委市政府构建“平台、资本、智库”三位一体和“市场化、法制化、标准化”三化融合的健康共治生态体系的大健康工作中心，加速推进全市健康影响评价工作进展，提升健康影响评价工作质量，继续为全省、全国探索更多健康影响评价的地方经验。

① 吴婧、陈奕霖、张一心：《中国健康影响评价制度的实践与前瞻——以国际经验为借鉴》，《环境保护》2020 年第 14 期，第 42~48 页。

四 经验启示

综上所述，杭州未来的健康影响评价的经验启示有如下五个方面。

（一）建立定期交流制度，促进跨领域的部门合作

健康影响评价工作网络的目的是通过工作网络成员之间的信息交流、资源共享、政策协商等共享活动，将辖区内相关政策制定部门聚集在一起，促进公共政策健康影响评价体系的建立。各部门决策机构负责完成本部门健康影响评价工作，协调管理本部门健康影响评价系统。同时，健康影响评价跨部门协同工作也有一些问题需要解决，如网络不畅通、卫生部门协调协作能力有待提高。因此，杭州市健康城市指导中心建立了定期交流制度，总结经验，促进地方政府和部门之间的交流。同时，继续加强健康城市机构建设，加大人才培养力度，加强与上级专业机构、相关研究机构和专业技术团队的联系。

（二）加强健康影响评价相关领域人才培养

开展健康影响评价可以加强多组织、多部门的合作，同时借助科研机构、高校和学术团体，加强技术研发、知识传播和人才队伍建设。杭州建立了高水平的专业团队，指导当地实践健康影响评价体系、开设培训课程，通过健康影响评价的基础理论和实践培训，不断积累相关工作人员的实施经验并提高实施能力。

（三）健全激励约束机制

建立和完善健康影响评价体系，需要有关部门出台相关配套政策为推进健康影响评估工作提供政策保障和技术支持。杭州市通过实施考核政府部门的政策导向，强化了卫生健康部门以外的决策部门及其他利益相关部门的健康优先理念，促进了各部门健康影响评价工作的落实开展，进一步推动了建

立健全党委政府主导、多部门协作的工作机制，引导激励各部门持续深入开展健康影响评价工作，充分发挥其对公众健康的积极导向作用，减少可能造成的健康消极影响，实现“将健康融入所有政策”外部条件的利益重叠与共生环境的群落聚集。另外，杭州市政府将公共政策健康影响评价经费纳入本级财政预算，以提升健康影响评估制度建设的保障水平，从而增强健康影响评价工作开展的内在动力与政策的可持续性；同时，通过部门考核的政策导向与财政的经费投入等途径方式来激励和监督各部门积极主动地开展健康影响评价工作。

（四）信息化技术手段

2018年，杭州健康城市指导中心委托杭州师范大学移动健康管理系统教育部工程研究中心，采用自然语言人工智能处理技术，开发了“健康影响评价辅助决策系统”。其通过平台管理、智能辅助和可视化操作，初步实现了健康影响因素关键词自动识别、健康影响因素配套文献自动检索、相应修改建议智能输出等一系列功能。杭州在国内率先实现了公共政策健康影响评价的数字化、智能化运行模式。

（五）信息公开制度有待完善

健康影响评价的实施需要更加透明并让公众参与进来。动员社区居民的广泛参与是实施健康影响评价的群众基础。未来杭州市在实施健康影响评价过程中，要加强过程监督，以人民健康为核心，同时，为体现公众知情权、参与权、监督权的使用和落实情况，有关部门和单位既要及时公开信息、征求民意，又要对民意及时做出回应，确保民意不形式化。防止决策部门出现“只听不采纳”的情况，[①] 确保评价结果公正有效；及时向社会公布评价结果，并将评价结果应用于政策调整。

① 史宇晖、范欣颐、云青萍、钱玲、魏少明、李伟豪、卢永、常春：《国外健康影响评价研究进展》，《中国健康教育》2018年第6期，第550~552页。

B.18

杭州市工作场所健康促进效果评价

李金涛 左国珍 王 辉 厉小菠 马海燕*

摘 要： 工作环境是开展全方位干预健康影响的重要因素，工作场所则是促进全生命周期中“职业人群”健康的重要阵地。工作场所健康促进工作有助于建设良好的学习和工作健康支持性环境，维护职业人群健康水平，是推动国民经济和社会可持续发展的重要内涵。杭州市自2008年启动健康城市建设之初，就参照健康促进理论编制了12类健康单位（场所）建设标准，从制定健康公共政策、建设健康支持性环境、强化社区健康行动、提升个人健康技能、调整卫生服务方向的健康促进五大领域推进健康单位培育工作。为了推进健康单位培育工作高质量发展，杭州市对104家各类型单位（场所）进行了健康促进效果评价。结果显示，评价对象员工健康水平和健康行为维度评分较高，健康认知与技能、健康服务与管理和组织管理维度得分较低。完善健康单位（场所）建设评价机制、健康单位（场所）建设技术指导网络、健康单位（场所）共建共享机制有助于进一步改善场所健康环境，提升职业人群健康水平。

关键词： 工作场所 健康促进 评价指标 效果评价 政策建议

---

* 李金涛，杭州市健康城市指导中心健康城市评价科科长，高级经济师，医学硕士，主要研究方向为健康影响评价、场所健康促进；左国珍，杭州市职业病防治院办公室科员，经济师，管理学硕士，主要研究方向为公共管理；王辉，杭州市临安区卫生健康局健康建设科科长，医学学士，主要研究方向为健康促进；厉小菠，浙江大学医学院附属口腔医院医疗事业部，管理学硕士，主要研究方向为医院管理；马海燕，杭州师范大学公共卫生学院教授，硕士生导师，主要研究方向为公共卫生监测与健康促进。

工作环境是开展全方位干预健康影响的重要因素，工作场所则是促进全生命周期中“职业人群”健康的重要阵地。各类型单位是国民经济和社会发展的主体，是实施健康中国战略、高水平推进健康浙江建设和杭州市打造健康中国示范区的“基本细胞”，其运转状态直接影响到国民经济和社会发展全局。不断完善各类单位健康促进评价的规范性和科学性，健全和优化单位健康治理模式，为单位发展营造良好的健康支持性环境，维护职业人群健康水平，不仅是推动企业健康可持续发展的重要基础工作，而且是高水平实现社会主义现代化的重要内涵。

一 杭州市工作场所健康促进发展背景

20 世纪 90 年代中后期，世界卫生组织（WHO）将工作场所健康促进（Workplace Health Promotion，WHP）定义为“管理者和劳动者共同采取的为保护和促进劳动者的健康、安全和福祉的持续性改进措施”，[①] 这使特定场所的健康促进工作更成体系化，为深入开展职业人群健康促进以及健康单位的出现和发展提供了条件。1998 年 5 月，WHO 在日内瓦召开的第 51 届世界卫生大会上提出了“21 世纪人人享有卫生保健”的全球卫生战略，倡导“基本卫生保健进工厂、进学校、进家庭和社区，以覆盖全体人群”，[②] 这一理念为场所健康促进工作的发展奠定了基础。

在中国，工作场所健康促进工作始于 1992 年。中国政府与 WHO 共同在上海选取了 4 家企业开展健康促进工作。[③] 2000 年，卫生部和中华全国总工会发布《关于开展工矿企业健康促进工作的通知》，意在探索适合当时中国

① 李霜、李涛、任军、李朝林、孙彦彦、刘晓曼、王瑾：《我国健康企业建设思路与内容框架》，《中国职业医学》2018 年第 6 期，第 665~668 页。

② 于天才：《围绕初级卫生保健目标开展社区卫生服务工作》，《中国初级卫生保健》1998 年第 1 期，第 1~11 页。

③ 李霜、张巧耘：《工作场所健康促进理论与实践》，东南大学出版社，2016。

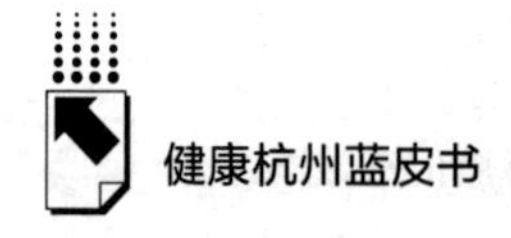

国情的工矿企业场所健康促进工作模式。随后，卫生部于2005年颁布《全国健康教育与健康促进工作规划纲要（2005—2010年）》，明确将健康促进工作的范围从工矿企业扩大到所有类型的单位。[①] 地方层面伴随着苏州市（2001年）和上海市（2003年）相继启动健康城市建设，以及2007年和2016年的两次全国健康城市试点建设项目的启动，各地陆续将健康单位建设作为健康城市建设的“健康细胞工程”开展。2007年，杭州市在启动健康城市建设试点之初，就陆续开展了包括社区、农村、学校、医院、机关、企业、宾馆、饭店、商场、市场、景区、家庭12类健康细胞工程的培育工作。经过不断发展，工作场所健康促进的内涵日益完善，包括从单位政策、健康支持性环境、健康教育和卫生服务等方面采取的综合性措施，[②] 以达到促进员工健康和推动单位经济可持续发展的目的。杭州市早在2000年便参与了“中国/WHO健康促进示范学校”试点项目工作，是国内最早在学校场所开展健康促进工作探索的地区之一。2014年12月，《国务院关于进一步加强新时期爱国卫生工作的意见》提出，推动健康城市理念进社区、进学校、进企业、进机关，[③] 将工作场所的健康促进工作与探索建设健康城市相结合。2016年7月，全国爱国卫生运动委员会发布《关于开展健康城市健康村镇建设的指导意见》，首次提出将“健康细胞工程”建设作为健康城市建设的重点任务加以推进。[④]“健康细胞工程”是指包含健康社区、健康单位和健康家庭在内的城市基本单元的建设任务，本质上也是对特定场所健康促进的应用与发展。2016年10月，中共中央、国务院发布《“健康

① 卫生部：《全国健康教育与健康促进工作规划纲要（2005—2010年）》，《卫生政策》2005年第3期，第26~27页。

② 栾晶、丁克颖、王健、陈慧、郭炜晴、杨琴文：《2018年闵行区健康促进场所建设现况调查》，《中国初级卫生保健》2019年第4期，第13~14页。

③ 《国务院关于进一步加强新时期爱国卫生工作的意见》，http：//www.gov.cn/zhengce/content/2015-01/13/content_ 9388.htm，最后访问日期：2022年11月30日。

④ 《关于开展健康城市健康村镇建设的指导意见》，http：//www.cmw-gov.cn/news.view-763-1.html，最后访问日期：2022年11月30日。

中国2030”规划纲要》，把健康城市和健康村镇建设作为推进健康中国建设的重要抓手，同时提出“广泛开展健康社区、健康村镇、健康单位、健康家庭等建设，提高社会参与度”的建设任务。[①] 这使得工作场所健康促进以健康单位建设的形式进一步得到发展，同时，包含单位和各类场所在内的“健康细胞工程”也成为构建健康中国的微观基础。[②] 2016年12月，浙江省委、省政府发布了《健康浙江2030行动纲要》，提出“到2030年，全省建成5000家健康社区，10万个健康单位，100万个健康家庭”的建设任务。[③] 2019年11月，全国爱卫办发布《健康企业建设规范》，在工作场所健康促进建设成果的基础上，对企业场所在健康促进工作中的制度建设、环境建设、健康服务与健康文化建设等方面做出明确要求，[④] 进一步推动了健康单位建设工作的深入开展。2019年12月，《浙江省人民政府关于推进健康浙江行动的实施意见》提出，学校、企业、社区（村）、社会组织等要充分挖掘和利用自身资源，积极开展“健康细胞”工程建设，创造健康支持性环境。2017年3月，杭州市委市政府发布了《“健康杭州2030”规划纲要》，提出“以健康社区、健康学校、健康机关、健康企业等健康单位和健康家庭为重点，深化实施‘健康细胞’工程，筑牢健康杭州建设基础”和“以健身步道、健康公园、健康楼宇、健康主题文化楼道为重点，突出示范带动作用，推广和普及健康生活理念，推进健康支持性环境建设”。经过15年的“健康细胞”培育，杭州市已经建成2447家各类型健康单位（场所）。

---

① 《“健康中国2030”规划纲要》，http：//www. gov. cn/xinwen/2016 - 10/25/content _ 5124174. htm，最后访问日期：2022年11月30日。

② 《中国健康城市建设研究报告（2018）》，https：//www. pishu. cn/zxzx/xwdt/529014. shtml，最后访问日期：2022年11月30日。

③ 《健康浙江2030行动纲要》，http：//www. wl. gov. cn/art/2017/6/29/art _ 1402253 _ 13566048. html，最后访问日期：2022年11月30日。

④ 《关于推进健康企业建设的通知》，http：//www. nhc. gov. cn/guihuaxxs/s7788/201911/e29880b2e429460cbb73748274106916. shtml，最后访问日期：2022年11月30日。

二　工作场所健康促进评价理论依据

（一）工作场所的内涵与外延

工作场所通常也被称为“工作单位”。健康单位的概念也是从“工作场所健康促进”发展而来的，是健康促进领域的理论与方法在工作场所的具体应用。结合目前的健康单位（或健康场所，以下统称为“健康单位”）建设理念与建设内容，健康单位可被定义为：以将健康理念融入单位发展规划、建设和管理各个方面，通过一系列建设工作，为员工提供重视、支持和保护健康的环境，增进健康的生活方式，提供健康服务，从而能够促进员工的健康、提高其生活质量，保障日常工作有序进行等为目的的工作场所。[①] 此处的员工是指单位中各种用工形式的人员，既包括编制人员、合同工，也包括临时工、代训工、管培生和实习生等人员。健康单位建设的目标与核心是促进员工的健康，其建设通常在员工人数较多、有相对固定工作场所的单位进行。

近年来，国内外环境与公共健康实证研究结果显示，在微观层面，那些以单位和场所为单元，与公众工作、学习、生活息息相关的微环境，对健康的影响显得更为直接和重要。[②] 作为职业人群长时间的聚集地，单位是进行健康促进的理想场所，弥补了社区健康促进难以覆盖职业人群的缺陷。[③] 人群日益增加的慢性健康问题以及不良的健康习惯，间接导致了各类单位的生

① Ryan Mari, Erck Lisa, McGovern Leslee, et al. “‘Working on Wellness’: Protocol for a Worksite Health Promotion Capacity. Building Program for Employers”. *BMC Public Health*, 2019, 19 (1): 111-119.

② 米歇尔 P. 奥唐奈：《工作场所健康促进》，常春等译，化学工业出版社，2009。

③ 娜荷芽、蒋莹、张代均、纪颖、王燕玲、常春：《基于数据包络分析方法评估 5 类工作场所健康促进效率》，《中国健康教育》2017 年第 11 期，第 992~994、1004 页。

产力下降和员工医疗费用的居高不下。[①] 研究表明，与工作相关的健康问题导致大多数国家的经济损失占 GDP 的 4%~6%，工作场所的健康促进计划可帮助减少 27%的病假缺勤率以及 26%的单位医疗成本。[②] 提升人群健康素养被公认为是维持健康的最经济、最有效的方式。[③] 但是，从健康知识落实到健康生活行为方式，是一个不断反复的漫长过程。因此，开展员工健康促进工作不仅需要加强健康知识传播，也需要建设健康支持性环境来促进和巩固健康行为的形成。例如，建设营养食堂改善员工饮食习惯，提供健身设施鼓励员工加强体育锻炼。[④] 此外，单位领导层的重视和健康相关制度的支持，也是将健康理念融入单位发展规划、推动健康促进工作顺利开展的重要因素。[⑤] 所以，建设健康单位应围绕人群健康促进，实施多领域、全方位的措施。其建设内容可归纳为以下几个方面。

（1）制定促进健康的公共政策。[⑥] 制度可以影响单位健康促进行动的实施和资源的分配，是实现目标的根本。健康促进工作的开展需要相关政策、制度的配合，如控烟政策、医疗保险制度、经费保障制度、安全管理制度等。

（2）建设健康的物质环境。物质环境包括建筑、绿化、设施、设备、照明、采光、水、空气等。整洁、人性化、舒适的物质环境可影响个体的健

① Terry Paul E，“The Nation’s Disaffected and Workplace Health Promotion”. *American Journal of Health Promotion*，2017，31（2）：94-96.

② World Health Organisation（WHO）. Protecting workers’ health，https：//www. who. int/en/news-room/fact-sheets/detail/protecting-workers’-health，最后访问日期：2022 年 11 月 30 日。

③ 刘惠琳、姜综敏、顾沈兵：《打造健康文化提升健康素养——上海健康细胞创建实践与思考》，《上海预防医学》2018 年第 1 期，第 15~20 页。

④ Proper KI，Van Oostrom SH. “The Effectiveness of Workplace Health Promotion Interventions on Physical and Mental Health Outcomes-a Systematic Review of Reviews”. *Scand J Work Environ Health*，2019，45（6）：546-559.

⑤ Lier L M，Breuer C，Dallmeye，Sören. “Organizational-level Determinants of Participation in Workplace Health Promotion Programs：A Cross-company Study”. *Bmc Public Health*，2019，19（1）：268-275.

⑥ 曹承建：《健康城市之细胞工程：健康单位建设指南》，浙江大学出版社，2016。

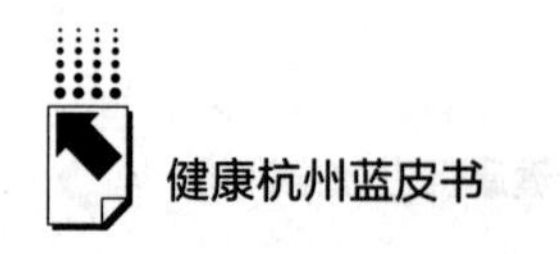

康状况和行为生活方式的形成，其优化工作是健康促进工作的重要组成部分。①

（3）改善员工行为生活方式。研究显示，在影响健康的四大因素中，行为生活方式因素在死因中的比例高达44.7%，因此，改善员工的行为生活方式对于提升其健康水平来说十分重要。② 单位要广泛开展职业健康、心理健康、慢性病防治等知识的宣传教育，③ 引导员工形成良好的饮食、睡眠、运动等习惯。

（4）提供健康服务与管理。单位提供健康服务应侧重预防，如组织健康体检、进行健康数据监测、健康风险评估，联合地区健康服务机构对特定健康问题开展防治计划和干预措施等。

（5）形成良好的健康文化。注重健康文化的形成以及理念的传播，关爱员工身心健康，建设和谐、平等的劳动关系以及信任、宽容的人文环境。

以上内容是常见单位或场所在开展健康促进工作中需要包含的基本内容。具体到不同类型的单位或场所则有各自的侧重点。例如，医院在维护员工健康的同时需要做好病人的诊疗护理和健康宣教工作；学校则需要重点做好教职工和学生的健康促进工作。对于一些车间、矿工厂来说，员工的职业卫生和职业安全则是需要加以重视的内容。

（二）健康单位建设评价的理论框架构建

健康单位建设的本质是工作场所的健康促进。因此，本文围绕健康促进相关内容开展健康单位建设评价工作。国际上对人群健康促进的研究已形成一些公认的理论，基于理论模型开展健康评价能够更全面地界定评价内容，找出存在的问题并确定优先解决的问题。

---

① Put A, Lippe T. " Work Environment and Worksite Health Promotion in Nine European Countries" . *Journal of Occupational and Environmental Medicine*, 2019, 62 (4): 1.

② 杨春燕、张烨：《行为生活方式与健康的关系》，《职业与健康》2007年第19期，第1763~1764页。

③ 李霜、李涛、任军、李朝林、孙彦彦、刘晓曼、王瑾：《我国健康企业建设思路与内容框架》，《中国职业医学》2018年第6期，第665~668页。

本文以健康促进策略、格林模式为基础，结合健康单位建设工作的内容，以“问题诊断”为导向构建理论模型。模型从健康单位建设的供、需双方出发，在供方单位建设内容中融入健康促进策略理论对健康政策、健康环境和卫生服务的建设要求，并将个人健康技能的发展要求纳入需方，即纳入员工健康技能。在此基础上，增加对员工的健康水平、健康行为的评价内容。我们将以上确定的内容与格林模式中 PRECEDE 阶段的诊断环节进行对应，健康政策建设内容代表了“管理与政策诊断”的内容，同时也属于“教育与组织诊断”环节中的“强化因素”，如相关奖励制度的实施能够强化员工的健康行为。健康环境建设内容则代表了“环境诊断”，同时环境建设中的社会环境支持因素也是“社会诊断”的内容。卫生服务的建设内容属于教育与组织诊断环节中的“促成因素”，为人群的健康提供必要的技术、资源和服务。个人健康技能属于认知层面的内容，代表了“教育与组织诊断”环节中的“倾向因素”。增加的员工的健康水平和健康行为的评估内容则分别代表了“流行病学诊断”和“行为诊断”，用于确定员工中存在的主要健康问题与行为问题。指标体系信度检验的总体 Cronbach’s 系数为 0.862，前后分组计算的折半信度系数为 0.682。在结构效度分析中，提取的 2 个公因子解释的方差变异达 63.83%。

在此理论模型的基础上，我们对以上评估内容进行整合，并将名称根据工作场所的特征做适当的调整，通过两轮德尔菲专家咨询进行指标筛选，利用层次分析法和等权重法确定指标体系的权重系数和分值，研发了健康单位评价指标体系。指标体系一级维度包括健康水平、员工健康行为、健康认知与技能、健康服务与管理、健康环境、组织管理六个部分。其中前三个维度属于员工层面的评估内容，后三个维度属于单位建设层面的评估内容。以下为各一级维度指标释义与内容。

①健康水平：包含生理健康和心理健康两部分内容，通过获取员工群体中慢性病、职业相关病、意外伤害、心理症状等问题的比例，对主要健康问题进行评估，并确定需要优先干预的健康问题。

②员工健康行为：包括饮食、睡眠、运动、吸烟、饮酒等内容，旨在对

员工行为生活方式进行评估。

③健康认知与技能：包含员工对健康单位的认知状况、健康素养水平、职业安全防护知识、健康技能，旨在对健康单位的认知、健康知识与技能的掌握进行评估。

④健康服务与管理：包括组织员工健康体检、开展健康评估、健康教育、特定问题的健康干预等内容，旨在对健康服务水平进行评估。

⑤健康环境：包括物质环境和社会环境，旨在对促进健康的环境建设进行评估。

⑥组织管理：是指为健康促进工作设立职能部门与相关制度，包含组织规范、经费设立、人员配备、工作规划等内容，旨在对健康单位建设的组织与制度保障进行评估。

（三）评价过程

1. 调查方法

我们通过杭州市健康城市建设网络，联系确认 113 家各类型单位，对调查单位相关负责人进行技术培训，开展问卷调查。其中员工层面的“健康水平”“健康行为”“健康认知与技能”部分的内容共计 33 项条目需单位面向员工自主调查获得，要求单位选取覆盖各部门的 50~100 名员工开展调查，其中员工数不足 50 人的单位，调查人数需覆盖总人数的 95%。本次调查共计回收问卷 113 份，剔除未按要求填写数据、数据缺失过多的问卷后，确定最终样本数据 104 份。

2. 计分方法

对健康单位建设成效进行评价，首先需计算各条目得分，构成各二级、一级指标的得分与总得分。所有评价条目均按预先设置的权重计分，并根据条目中所指的数据范围或建设工作完成程度按等级递进计分。对于员工层面的条目，数据均为定量数据，表现为数值或比例的形式，故将正向计分的数据按从小到大的顺序划分为 3~4 个不同的范围进行计分，反向计分的条目则按从大到小的顺序划分。对于单位建设层面的条目，数据表现为定量数据的，同样将其划分为不同的范围进行计分；数据形式为定性数据的，按条目所指的建设工作完成程度提供递进形式的选项3~4个，供单位选择，并按不同选项分别进行计分。正向计分和反向计分的条目，各等级的数据均按条目总分的等间距值赋分，数据未填或不清楚的不得分。此外，员工层面的“健康水平”、“健康行为”以及“健康认知与技能”部分所包含的数据需面向员工自主调查获取，单位未开展该项监测，结果未知的，计为0分。其中，“健康认知与技能”部分的3项条目对应了3项调查内容，分别为员工对健康单位建设的了解程度与必要性认知调查、健康素养调查、职业安全防护知识调查。员工对健康单位建设的了解程度与必要性认知调查问卷由课题组参考相关文献设计，包含了三部分内容，分别为是否听说过健康单位建设活动、是否有必要开展健康单位建设以及对健康单位特征的认识（包括健康理念融入单位管理政策、健康促进/健康教育组织网络健全、公共设施齐全、物质环境清洁、符合无烟单位标准、工作环境和谐安全、同事关系友好、员工身心健康、员工健康素养水平高9项内容），共计13分，得分在总分80%及以上的人数比例为知晓比例。健康素养调查采用通用版的《全国居民健康素养监测调查问卷》，共计65分，得分在总分80%及以上的人数比例为健康素养具备率。职业安全防护知识调查则由单位根据实际情况自主设计问卷开展调查并统计比例数据。

各二级指标、一级指标得分由对应的条目得分相加形成。所有评估条目共计1000分，含健康水平190分、员工健康行为230分、健康认知与技能180分、健康服务与管理140分、健康环境130分、组织管理130分。各维度得分及总分越低，表示评价对象的健康单位建设工作现状越差，提升空间越大。

三　工作场所健康促进成效分析

（一）调查对象基本情况

本次调查单位共计104家，脑力劳动类55家，占52.88%；体力劳动类

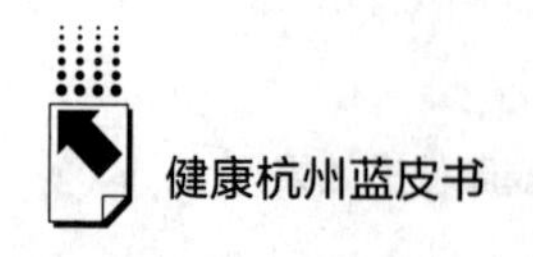

26家，占25.00%；兼有脑力劳动和体力劳动的混合类23家，占22.12%。研究对象基本情况见表1。

表1　调查单位基本情况（N=104）

单位：%

	特征	数量
行业类别	行政管理类	43(41.35)
	生产制造业	20(19.23)
	运输业	8(7.69)
	金融业	6(5.77)
	信息业	5(4.81)
	服务业	14(13.46)
	其他	4(3.85)
劳动类型	脑力劳动类	55(52.88)
	体力劳动类	26(25.00)
	混合类	23(22.12)
员工规模	1~49人	27(25.96)
	50~199人	39(37.50)
	200~499人	23(22.12)
	≥500人	15(14.42)

（二）评价指标总体得分情况

以各一级、二级指标的得分情况来表示总体情况。正态K-S检验显示，一级指标中健康认知与技能得分呈偏态分布（$P<0.05$），二级指标中除心理健康、健康干预、物质环境、规章制度得分外，其余数据也均呈偏态分布（$P<0.05$），故以M（Q）来表示偏态数据。结果显示，健康单位建设总得分转化为百分制后为50.28±9.41分，其中百分制得分低于50分的一级指标为健康认知与技能、组织管理。各二级维度中，得分较低的有员工运动、健康单位认知、健康素养、职业安全防护技能、健康干预、文化环境、机构设置、经费设立，详见表2、表3。

表 2　健康单位建设评价一级维度得分情况［M（Q）/$\bar{X}$±S］

单位：分

维度	满分	实际得分	百分制得分
健康水平	190	138. 81±32. 11	73. 06±16. 90
员工健康行为	230	141. 61±27. 59	61. 57±11. 99
健康认知与技能	180	18. 75(38. 75)	10. 42(21. 53)
健康服务与管理	140	71. 87±28. 99	51. 33±21. 70
健康环境	130	74. 46±19. 17	57. 28±14. 74
组织管理	130	56. 11±29. 78	43. 16±22. 91
总得分	1000	502. 83±94. 14	50. 28±9. 41

表 3　健康单位建设评价二级维度得分情况［M（Q）/$\bar{X}$±S］

单位：分

维度	满分	实际得分	百分制得分
健康水平			
生理健康	89	74. 73(12. 72)	83. 97(14. 29)
心理健康	101	68. 17±22. 05	67. 50±21. 83
员工健康行为			
吸烟	58	29. 00(12. 69)	50. 00(21. 88)
饮酒	23	20. 13(5. 75)	87. 52(25. 00)
饮食	41	41. 00(5. 12)	100. 00(12. 49)
睡眠	46	28. 75(11. 50)	62. 50(25. 00)
运动	62	23. 25(15. 50)	37. 50(25. 00)
健康认知与技能			
健康单位认知	40	0. 00(10. 00)	0. 00(25. 00)
健康素养	75	0. 00(0. 00)	0. 00(0. 00)
职业安全防护技能	65	0. 00(18. 75)	0. 00(28. 85)
健康服务与管理			
健康监测与评估	60	45. 00(25. 00)	75. 00(41. 67)
健康干预	80	33. 45±14. 58	41. 82±18. 23
健康环境			
物质环境	60	41. 93±9. 93	69. 88±16. 54
文化环境	70	34. 99(17. 50)	49. 99(25. 00)
组织管理			
机构设置	35	14. 60(17. 51)	41. 74(50. 03)
经费设立	53	13. 26(33. 13)	25. 02(62. 51)
规章制度	42	22. 69±14. 02	54. 02±33. 37

因第二、第三维度的第三级指标为末端指标，故将第二、第三维度的第三级指标一并纳入四级指标计算分析得分情况（四级指标中“1.1.2.1 超重、肥胖人数比例”“1.1.2.4 糖尿病患病/糖代谢异常比例”“1.1.3.2 职业病患病顺位情况”3 项内容作为评价辅助调查，不参与指标计分）。为方便比较，将各指标实际得分情况转化为百分制。其中，得分率未超过 50% 的四级指标共计 28 个，分布在除健康水平外的其他五个维度中（表格灰色标记），详见表 4。这表明，相应维度的健康促进工作还有较大不足和提升空间。

表 4　健康单位建设评价指标得分情况（共性指标修订版）

单位：分

四级/三级指标（含第二维度中的三级指标）	指标分值	均值	标准差	百分制得分
1.1.1.1 身体健康状况自评均分(满分 100 分)	6.36	4.27	1.18	67.07
1.1.2.1 超重、肥胖人数比例	6.36	5.06	1.58	79.59
1.1.2.2 高血压患病比例	6.36	4.65	1.81	73.08
1.1.2.3 高脂血症患病比例	6.36	4.94	1.74	77.64
1.1.2.4 糖尿病患病/糖代谢异常比例	6.36	5.90	1.45	92.79
1.1.2.5 冠心病患病比例	6.36	5.86	1.59	92.07
1.1.2.6 慢性呼吸系统疾病患病比例	6.36	4.43	1.84	69.71
1.1.2.7 癌症患病比例	6.36	5.90	1.58	92.79
1.1.3.1 职业病患病比例	6.36	4.40	2.24	69.23
1.1.4.1 肝功能指标异常比例	6.36	5.27	1.65	82.93
1.1.4.2 肾功能指标异常比例	6.36	5.89	1.53	92.55
1.1.4.3 尿酸异常比例	6.36	4.74	1.74	74.54
1.1.5.1 半年意外伤害比例	6.36	5.72	1.75	89.9
1.1.5.2 过去半年人均因病伤缺勤天数	6.36	3.61	2.26	56.73
1.2.1.1 心理健康状况自评均分(满分 100 分)	20.2	15.25	3.52	75.48
1.2.2.1 抑郁症状发生比例	20.2	17.53	5.31	86.78
1.2.2.2 焦虑症状发生比例	20.2	10.93	6.30	54.09
1.2.2.3 职业紧张发生比例	20.2	12.14	6.55	60.1
1.2.2.4 职业倦怠发生比例	20.2	12.33	6.40	61.06
2.1.1 吸烟率	29	18.75	5.77	64.66
2.1.2 被动吸烟率	29	14.50	8.27	50
2.2.1 饮酒率	11.5	7.49	2.52	65.17

续表

四级/三级指标 （含第二维度中的三级指标）	指标分值	均值	标准差	百分制得分
2.2.2 过量饮酒率	11.5	10.37	2.35	90.15
2.3.1 经常不吃早餐的人员比例	20.5	18.63	3.64	90.87
2.3.2 饮食不规律的人员比例	20.5	18.83	4.00	91.83
2.4.1 每日睡眠时间不足 7 小时的人员比例	23	11.78	5.69	51.2
2.4.2 按时睡眠人员比例	23	17.42	6.58	75.72
2.5.1 经常参加体育锻炼的人员比例	31	12.89	7.61	41.59
2.5.2 久坐人员比例	31	10.95	6.35	35.34
3.1.1 职工对健康单位建设的了解程度与必要性认知情况	40	4.33	8.10	10.82
3.2.1 具备健康素养的员工比例	75	4.15	10.10	5.53
3.3.1 具备职业安全防护技能的员工比例	65	11.50	15.29	17.7
4.1.1.1 过去一年定期参与体检的职工覆盖率	10	8.68	2.63	86.78
4.1.1.2 健康档案建设覆盖率	10	6.90	4.34	68.99
4.1.1.3 对员工过去三年的健康体检数据进行收集并存档	10	7.12	4.22	71.15
4.1.1.4 对员工健康档案数据定期更新与动态管理	10	6.59	4.14	65.87
4.1.2.1 对员工健康体检数据开展风险评估工作或委托健康管理机构进行评估	10	5.14	4.38	51.44
4.1.2.2 每年开展员工行为生活方式调查并形成评估报告	10	3.99	3.90	39.9
4.2.1.1 过去一年开展行为生活方式相关知识宣讲会次数	7.27	2.28	1.65	31.39
4.2.1.2 过去一年开展团体心理咨询或心理健康干预活动次数	7.27	1.75	1.63	24.02
4.2.1.3 过去一年开展职业病防治知识培训次数	7.27	1.68	1.39	23.05
4.2.1.4 过去一年开展员工急救技能培训次数	7.27	2.21	0.90	30.41
4.2.1.5 过去一年各类培训与健康教育宣讲会平均职工参与率	7.27	4.81	2.15	66.11
4.2.1.6 过去一年针对职工体检数据暴露的问题开展健康风险干预，或委托健康管理机构开展干预，包含询问、建议、评估、帮助和随访	7.27	3.71	2.53	51
4.2.2.1 成立员工健康自我管理小组或专病患者俱乐部，已成立小组的数量	7.27	1.92	1.86	26.46
4.2.2.2 过去一年健康管理小组平均开展活动次数	7.27	2.54	2.69	34.87
4.2.2.3 过去一年小组健康管理活动平均员工参与率	7.27	3.90	2.70	53.62

续表

四级/三级指标 （含第二维度中的三级指标）	指标分值	均值	标准差	百分制得分
4.2.3.1 设置员工每周工作时数上限标准，并对于长时间、高负荷的工作安排，采取调整排班或作息时间等措施预防和控制过劳发生	7.27	5.73	2.52	78.86
4.2.3.2 对重复用力、快速移动、异常姿势等工效学危害因素，制定预防和控制工作相关肌肉骨骼系统疾患的措施	7.27	2.94	3.55	40.39
5.1.1.1 单位总体布局、工作场所、辅助用室以及应急救援设计是否符合 GBZ1.2010《工业企业设计卫生标准》要求或《办公建筑设计规范》JGJ 67.2006，其中不符合的条目数	4	3.04	1.62	75.96
5.1.1.2 建筑物存在的安全隐患	4	3.58	1.10	89.42
5.1.1.3 设施设备存在的安全隐患	4	3.69	1.00	92.31
5.1.1.4 设有免费室内健身场地与设施，如跑步机、椭圆机、健身车、力量器材等	4	3.06	1.62	76.44
5.1.1.5 对存在职业病危害的工作场所设置警示标识和警示说明	4	2.54	1.01	63.46
5.1.1.6 配备职业病危害因素检测报警装置	4	2.08	1.18	51.92
5.1.1.7 单位内设有医务室或保健室	4	1.23	1.86	30.77
5.1.1.8 单位内设有健康自助检测点，配有血压计、血糖仪、身高体重计、腰围尺、膳食宝塔图等设施	4	1.87	1.68	46.64
5.1.2.1 开展室内、通勤车辆内全面禁烟工作	4	3.71	0.81	92.79
5.1.2.2 饮用水容器消毒频次	4	3.04	1.31	75.96
5.1.2.3 单位食堂安全卫生管理等级（单位属性为餐饮单位的，即为单位安全卫生等级）	4	1.97	1.18	49.37
5.1.2.4 单位内病媒生物（“四害”）密度是否均达到 B 级标准	4	3.31	1.35	82.7
5.1.2.5 厕所干净无异味，且全天配有洗手液及洗手、干手设施	4	3.67	0.69	91.68
5.1.2.6 允许全年不保证 18 天条件下，室内 PM2.5 日均浓度不高于 37.5μg/m³	4	2.52	1.93	62.98
5.1.2.7 室内噪声小于 40 分贝	4	2.63	1.85	65.87
5.2.1.1 过去一年开展员工健康文化活动次数	23.33	8.52	6.55	36.54
5.2.1.2 员工健康文化活动平均参与率	23.33	16.10	7.29	69
5.2.1.3 过去一年面向社会开展健康公益活动次数，如健康课堂、长跑、知识竞赛等	23.33	7.91	7.13	33.89

续表

四级/三级指标（含第二维度中的三级指标）	指标分值	均值	标准差	百分制得分
6.1.1.1 建有承担健康促进/健康教育职责的内设机构办公室（部门）	11.67	5.50	4.05	47.14
6.1.2.1 配备健康促进专/兼职人员，且具备相应资质	11.67	6.51	4.97	55.78
6.1.2.2 健康教育专/兼职人员过去一年参加培训的课时数（1课时按1小时计算）	11.67	3.06	3.31	26.21
6.2.1.1 本年度设立的用于健康促进/健康教育工作的经费额度（指纳入年度预算且专款专用的经费）	26.5	10.77	10.04	40.63
6.2.1.2 健康促进/健康教育工作的经费占全年总经费的比例	26.5	7.58	8.68	28.61
6.3.1.1 将保障员工健康设为规划文件的目标之一，并配有具体指标不少于5项	4.67	2.04	1.84	43.59
6.3.2.1 制定健康促进工作各部门的分工实施制度，确保各项建设工作有效落实	4.67	2.34	2.35	50
6.3.2.2 安全生产责任制度，各级领导人员在各自分工范围内负责安全管理工作，认真贯彻执行安全保护的制度和措施	4.67	3.64	1.95	77.88
6.3.2.3 将健康单位建设工作成果、群体性健康活动出勤、部门卫生检查结果纳入员工绩效考核制度	4.67	1.71	2.26	36.54
6.3.2.4 健康相关因素定期监测制度，包含职业病危害因素定期检测、食品检测检验、卫生定期检查等	4.67	2.74	2.31	58.65
6.3.2.5 健康危害事件应急预案培训制度，每年开展食源性疾病、传染病、火灾、爆炸、自然灾害等应急预案培训	4.67	3.55	2.01	75.96
6.3.2.6 传染病管理制度，发现传染病及时采取就诊、隔离措施，预防和控制感染扩散	4.67	2.16	2.34	46.15
6.3.2.7 各部门卫生检查与整改制度	4.67	3.01	2.25	64.42
6.3.2.8 基层员工参与健康政策探讨制度	4.67	1.53	2.20	32.69

四　杭州市工作场所健康促进政策建议

（一）完善健康单位建设评价机制

健康促进评价是健康单位建设过程中的重要环节。只有完善问题为导向的健康单位建设评价机制，才能提高单位推动健康促进工作的积极性和主动性以及健康单位建设的可持续发展能力。在各地既有健康单位的培育工作中，由于缺少科学的评价工具，出现了评价与干预措施脱节的现象，致使单位健康促进评价工作多流于形式。为深入推进健康单位的规范建设，加强建设工作的可持续性，建议主管部门及时调整现有健康单位建设的考核验收评价指标，加大对评价环节和干预环节的赋分比重，将"效果评价"部分的结果导向调整为工作导向，即强调所收集数据结果的严谨性，淡化机械的"不达标就扣分"的现象。此外，还应建立健康单位评价的反馈机制。对于考核指标体系中不适用于本单位具体情况的内容，或者不适用于形势变化的内容，需根据反馈情况及时动态调整与修订，实现问题个性化，干预精准化。以此不断完善健康单位建设评价指标体系，提高评价工作全面性、准确性和可持续性。

（二）完善健康单位建设技术指导网络

本研究结果显示，调查对象整体健康促进评分偏低。其中，开展职业病防治知识培训会次数、心理咨询或心理干预次数、员工急救技能培训会次数、健康行为生活方式宣讲会次数、制定预防和控制肌肉骨骼疾患的措施等条目的得分率均不足 50%。在健康单位的建设实践过程中，不管是健康促进评价还是健康促进干预，都需要一定的专业技术支撑。建议主管部门充分利用属地疾控中心、职业病防治院所、社区卫生服务中心（卫生院）等有关健康教育、疾病防治、健康管理、卫生监督、环境卫生、职业卫生、食品卫生、心理卫生等领域的技术资源，建立健康单位技术指导网络和指导机制，对各类单位的专兼职健康教育人员进行规范技术培训，提升单位自身健康评价和干预技术水平，形成健康相关因素定期监测制度，以发现单位切实存在的健康问题，制订单位健康干预计划，为健康单位建设"精准施策"。同时，也鼓励倡导有条件的单位以购买服务的形式，引入第三方健康管理专业技术机构对单位职工系统开展健康管理服务，通过强化健康单位建设工作的技术支持，切实提升单位提供健康干预与健康服务的能力。

（三）完善健康单位共建共享机制

“共建共享”是推进健康杭州建设的基本原则。提高单位职工对健康单位的认知水平是实现健康单位共建共享的重要途径。本研究显示，员工对健康单位建设的了解程度与必要性认知情况得分率仅不到11%。同时，仅有1/3的单位健康干预活动的员工平均参与率在90%以上。可见员工对健康单位的认知情况不容乐观。知信行健康教育模式认为，知识是基础，信念是动力，行为的产生和改变是目标。因此，其倡导和激发单位员工“个人是健康第一责任人”的意识①、加大对健康单位建设工作的宣传力度显得尤为重要，这其中包括对建设内容、政策、制度以及建设必要性的宣传，宣传内容要直观通俗，以深化员工对健康单位的理解，从而积极主动参与健康单位制度编制、评价以及干预活动。此外，用人单位应积极搭建员工参与平台，为员工参与单位发展决策创造条件，引导基层员工参与健康促进计划制订、政策研讨工作，营造人人参与的健康文化氛围，实现健康单位共建共享的良好局面。

① 李宇阳、郁希阳：《个人健康责任的内涵、理论基础、影响因素与政策应用研究——基于近40年国内外相关文献的综述》，《宁夏社会科学》2019年第6期，第117~124页。

案例篇

B.19 未来乡村数字化健康管理与智慧康养应用场景的探索实践

周 驰　郝寅竹　侯勇进　申 洁*

摘　要： 为推进新时期乡村振兴、建设健康中国和响应共同富裕号召，浙江省紧紧围绕“两个先行”的奋斗目标，旨在探索未来乡村数字化健康管理与智慧康养场景的实践应用，并以浙江省湖州市安吉县余村为试点来建设智慧健康驿站，依托信息化平台打造未来社区健康管理线上到线下（O2O）模式，实现个人或家庭终端与区域智慧健康平台数据互联互通。浙江通过建立一间智慧健康舱，破解村卫生室逐渐消失困境；构建一个健康管理服务体系，破解基层缺医少药困境；配备一支网格化的健康管理团队，破解基层卫生人才短缺困境；融入一批中医适宜技术，破解基层医疗服务能力不足困境；建立一个健康大数据平台，破解健康数据碎片化困境五大措施来推进智慧健康驿站建设，形成未来乡村数字化健康管理与智慧康养的闭环式生态圈，以期基本实现全民康养的目标。浙江省在实践应用中创建了未来乡村智慧康养服务新模式、创新了未来乡村智慧康养服务新团队、创造了未来乡村智慧康养服务新成效。

关键词： 未来乡村　数字化　健康管理　智慧康养

---

* 周驰，杭州师范大学公共卫生学院副教授，博士，主要研究方向为健康管理服务体系和政策；郝寅竹，杭州师范大学公共卫生学院博士研究生；侯勇进，迪安诊断技术集团股份有限公司副总裁；申洁，迪安诊断技术集团股份有限公司健检事业部副总经理。

一　未来乡村数字化应用场景的内涵特征

数字乡村是新时期乡村振兴、建设健康中国和响应共同富裕号召的重要内容。2022 年，中央一号文件中指出“大力推进数字乡村建设，要以数字技术赋能乡村公共服务，推动‘互联网+政务服务’向乡村延伸”。同年，浙江省第十五次党代会提出，锚定“两个先行”奋斗目标，即在高质量发展中实现中国特色社会主义共同富裕先行和省域现代化先行。数字化改革作为高质量发展建设共同富裕示范区的核心动力，通过将智慧化医疗健康场景融入乡村生活，运用数字化手段推进未来乡村健康建设，能有效提升农村居民的健康获得感和幸福感，切实解决村民急、难、愁、盼的切身利益问题。

杭州市余杭区自 2020 年 8 月在省内率先提出“未来乡村试验区”概念，并印发了《“未来乡村实验区”改革实施方案》，该方案里明确提出未来乡村试验区要围绕“未来村居、未来村业、未来村文、未来村治、未来村民”五个场景，最终构建有舒适感、获得感、归属感、安全感和未来感的新型乡村功能单元。对于未来乡村的定义，从广义上讲“未来乡村”就是“美丽乡村”和“数字乡村”建设的升级版；从狭义上讲“未来乡村”是指立足乡村资源特色、地域禀赋、产业优势和人文特征等元素，打造特色鲜明、功能完善、产业突出、环境优美、服务便捷、智慧互联、整体智治、共同富裕，引领乡村发展方向的生态、生产、生活共同体。2021 年，浙江省在杭州、丽水等地率先开展“未来乡村”试点的基础上，进一步总结建设经验，将“未来乡村”建设上升为省级战略，并先后出台了《浙江省人民政府办公厅关于开展未来乡村建设的指导意见》《浙江省未来乡村建设导引（试行）》等文件，标志着全省开始系统地开展“未来乡村”建设工作。未来乡村数字化应用场景的内涵特征有如下四个方面。

（一）以国家级战略方针为指导

未来乡村数字化是在两个国家级战略的指导下进行建设的，一个是乡村振兴战略，另一个是数字乡村发展战略。数字乡村是实施乡村振兴的抓手，国家通过数字乡村的建设，把乡村空间作为载体，提高数字乡村综合服务效能，打造未来乡村数字化的多种应用场景。

（二）以数字化基础设施为根基

随着农村地区互联网普及率逐渐提升，大数据、物联网、人工智能、云计算等新技术的渗透使得农村数字经济在农业农村领域加速发展，改善了农村的基础设施条件，提升了生产运行效率和智能化水平，为解决“最后一公里”难题提供了有力支撑。

（三）以数字化技术创新为亮点

推动经济增长的内生动力是技术进步，随着数据化的逐渐普及，数据所产生的信息、信息所演变的知识，带来了新的价值增长。数字技术的更新迭代对农村经济发展起到了引领作用，是当下数字经济时代变迁的决定性力量。[①]

（四）以数字化信息平台为依托

推动平台互联互通，将信息资源加以整合、利用与共享，依托国家数据共享交换平台体系，促使乡村治理智能化、精细化、专业化，加快形成共建共享、互联互通、各具特色的未来乡村数字化应用场景。

二　浙江省湖州市安吉县余村智慧健康驿站的实践

（一）安吉余村情况简介及应用背景

1. 情况简介

安吉县位于浙江省西北部，地处长三角地理中心，是上海黄浦江的源

---

① 秦秋霞、郭红东、曾亿武：《乡村振兴中的数字赋能及实现途径》，《江苏大学学报》（社会科学版）2021 年第 5 期，第 22~33 页。

头、杭州都市圈重要的西北节点，县域面积1886平方公里，下辖8个镇、3个乡、4个街道，共209个行政村（社区），户籍人口47万人。多年来，安吉全县上下始终牢记习近平总书记的谆谆教诲，忠实践行“两山”理念，聚焦聚力改革创新，探索走出了一条生态美、产业兴、百姓富的绿色发展之路。

当前，安吉县作为引领农村智慧健康管理的先行者，让居民在家门口就能享受到优质的医疗健康服务，正在积极探索智慧健康管理服务新模式。在健康中国战略背景下，当地政府以安吉县余村为试点，基于未来健康场景在余村幸福驿站构建智慧健康养老服务体系，以健康为中心，应用5G网络通信技术和物联网等技术设备定期采集居民健康相关数据，从而及时采取有效的防治措施，实现社区老年居民健康服务均等化、便捷化、舒心化，为老年人提供全方位、全生命周期的健康服务。同时发挥医共体、医联体卫生服务资源优势，连接各类健康服务资源，让老年人在家门口就能享受到优质医疗健康服务，使其更具获得感和幸福感，全力打造县域居家和社区健康养老服务样板，为全县乃至全省提供可复制、可推广、可操作的余村健康“共富”经验。

2. 应用的政策背景

安吉县基于“健康中国”战略背景，为推进国家“实施乡村振兴战略”，贯彻浙江省第十五次党代会提出共同富裕和省域现代化“两个先行”的理念，依据《健康浙江2030行动纲要》《浙江省未来社区建设试点工作方案》相关文件和浙江省委十四届八次全会精神等，围绕打造“健康浙江新标杆”“健康中国省域示范区”和“高质量发展建设共同富裕示范区”，将余村作为国家工信部5G+健康管理应用试点项目，针对农村基层现有医疗健康服务机构覆盖不完善及可及性不充分、健康小屋缺乏专业健康管理服务人员、居民健康信息难以与医保信息及医疗数据信息共享等困境，拟秉持“就近、就熟”原则设置一个集成高新技术、具有多功能的现代化基层健康驿站，并将其作为未来乡村健康场景的重要呈现模式。安吉县余村遵循进行智慧康养综合改造提升、开发社群健康助理员新职业、加强居民医疗健康数据的互联互通等思路来构建一个集数字化、亲情化、协同化为一体的农村健康老龄化新模式，为广大农村居民提供一批高质量的康养服务。

（二）建设总目标

余村智慧健康驿站于2020年12月18日启动运行，在余村智慧健康服务体系平稳运行的基础上，用2~3年时间，形成未来社区健康管理线上到线下（O2O）模式，实现个人或家庭终端与区域智慧健康平台数据互联互通，由健康管理员与家庭医生为社区居民提供持续、可及、高质量的膳食、运动、行为、心理、环境等综合健康干预服务，形成未来乡村数字化健康管理与智慧康养的闭环式生态圈，以基本实现全民康养的目标。

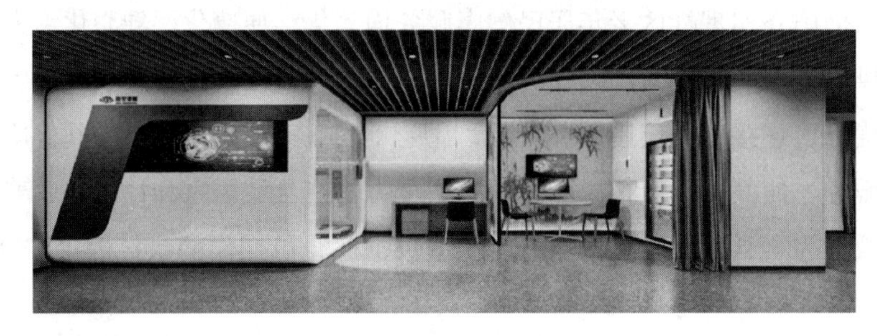

图1　安吉余村智慧健康驿站实景

（三）主要建设举措

围绕打造未来乡村数字化健康管理与智慧康养的闭环式生态圈，基本实现农村居民全民康养的目标，安吉县有关部门主要从以下五个方面举措着手。

1. 建立一间智慧健康舱，破解村卫生室逐渐消失困境

由政府提供场地、企业投入资金建设，在健康小屋基础上添置视频系统、智能药柜、自助检查一体机等现代化设备，配备5G心电图仪、5G超声检测等现代化诊断工具。接入医保、医疗机构等多部门、多层级系统，搭建远程问诊系统，联通交互市、镇中心卫生院数据，实现医疗健康数据

共享。

2. 构建一个健康管理服务体系，破解基层缺医少药困境

实时采集健康数据，以慢性病为核心构建健康风险筛查模型，为居民构建专业的健康画像和评估健康风险指数。形成主动健康干预模型的动态参数指标，进行智能健康干预。互联网问诊常态化运营，慢性病患者可刷医保卡连线属地乡镇卫生院或市医共体专科医生远程会诊，诊后在互联网药柜即时取药。

3. 配备一支网格化的健康管理团队，破解基层卫生人才短缺困境

每个智慧健康驿站配备健康管理员 1 名，为居民提供专项健康管理服务，同时村委设置健康委员 1 名，招募志愿者 2 名。健康管理员作为居民健康的“守门人”，承担家庭医生助手的职责，是网格化健康管理团队核心力量。借助区域智慧健康平台为社区居民提供膳食、运动、行为、心理、环境等综合健康干预服务。

4. 融入一批中医适宜技术，破解基层医疗服务能力不足困境

基于智慧健康驿站的性质，在运营健康管理时结合中医适宜技术安全有效、成本低廉、简便易学的特性，应用现代 AI 科技手段，通过“舌面诊仪”识别出居民疼痛、失眠等对应功能穴位，进行耳穴贴压及按摩，已实施 173 人次干预并取得满意效果，发挥了中医简、便、验、廉的优势，拓展和丰富了健康驿站的干预功能。

5. 建立一个健康大数据平台，破解健康数据碎片化困境

搭建当地居民物联网健康大数据平台，该平台充分整合了基层医疗服务、公共卫生服务、健康养老服务等各方资源，为居民提供实时、便捷、连续的健康管理与智慧康养服务。

（四）运行模式及特色之处

1. 运行模式

智慧健康驿站围绕居民常见健康服务需求，提供健康自助检测、健康风险评估、健康指导干预三大模块服务。

（1）健康自助检测。智慧健康驿站配有测量身高、体重、血压、血糖、腰围、臀围、中医体质辨识设备或具备上述检测项目功能的符合标准的一体机医用设备、心电图的医用设备以及人体成分分析等健康管理设备，以满足不同人群多样化、多层次的健康检测需求。借助5G网络和智能设备，结合医疗数据呈现居民健康数据的动态分析结果，方便居民更好地进行健康评测、追踪健康计划。驿站内产生的健康数据可供居民随时、持续地查看，以提高居民使用健康服务的主动性、精准度和有效性。

（2）健康风险评估。在通过专项健康自评量表、健康采集器等工具采集居民健康数据的基础上，智慧健康驿站对居民的健康风险等级进行评估，从一级（最低风险等级）到四级（最高风险等级），并分析影响居民健康的主要风险因素。智慧健康驿站通过神经网络健康知识图谱能力，对健康医疗数据进行结构化清洗并形成标签库，为居民进行疾病风险预测，构建专业的健康画像系统和健康指数，同时对中高风险的居民定期进行健康状况复查和评估。

（3）健康指导干预。在村民的授权下，健康管理员可以及时掌握村民的就诊及医嘱情况，协助签约医生实现社区全人群精准化健康管理，从营养饮食、运动功能、心理健康等角度，为居民提供具有针对性的健康宣教与指导。若连续收集到异常健康数据，健康驿站中的健康管理人员会引导居民到社区卫生服务中心进行基本筛查、诊疗，同时为其提供健康管理和签约服务，并将异常人群的健康数据信息发送至家庭医生处进行报警提醒，真正解决医养结合“最后一公里”的问题。

2. 特色之处

（1）创建未来乡村智慧康养服务新模式。通过“两山理论”发源地安吉余村进行国家工信部5G+健康管理的应用示范和健康中国行动的基层健康案例展示，校企合作依托健康大数据平台融通构建由智慧健康驿站、医院、社区养老机构、医保系统组成的多元化社区康养模式，打通老年人慢性病精准化健康管理“最后一公里”。

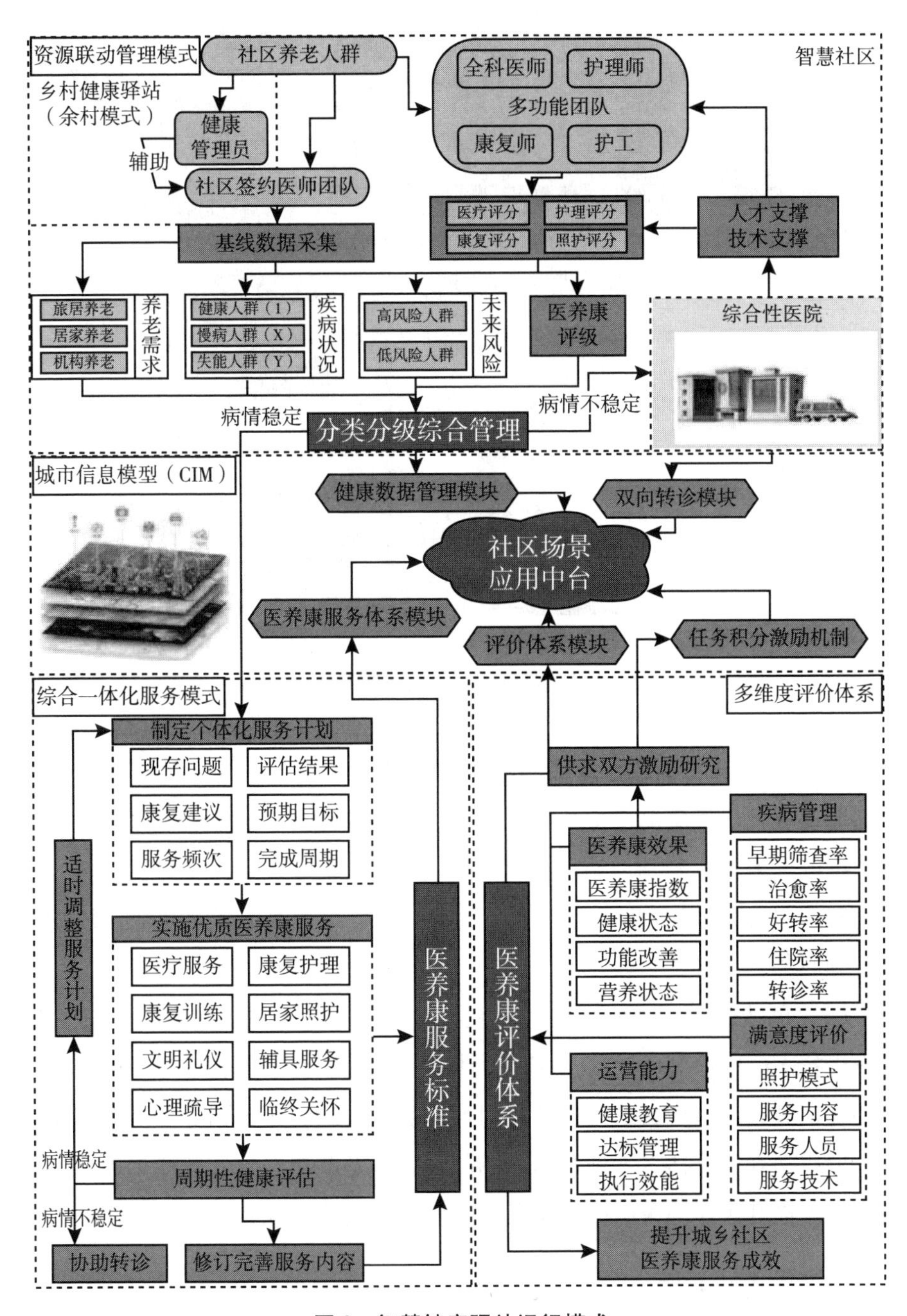

图 2　智慧健康驿站运行模式

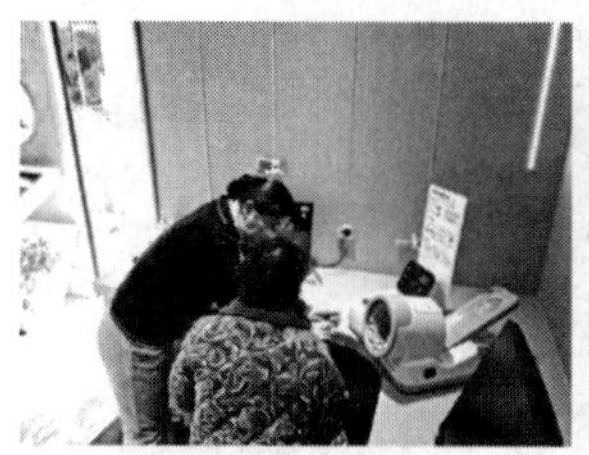

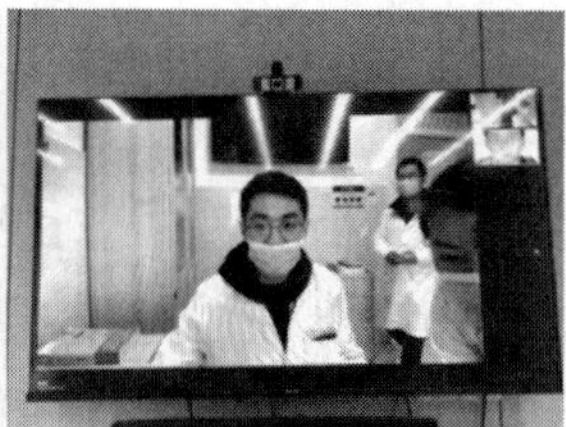

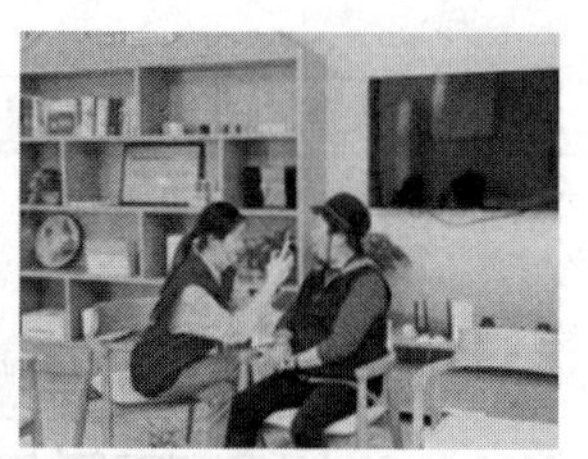

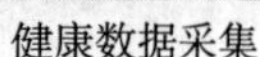

健康数据采集　　家庭医生远程视频问诊　　中医舌诊

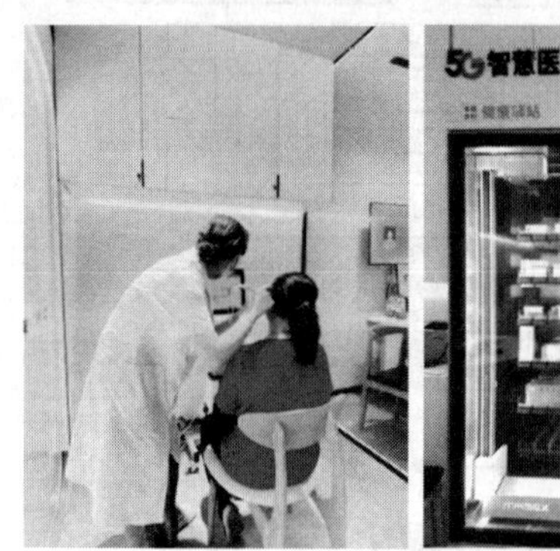

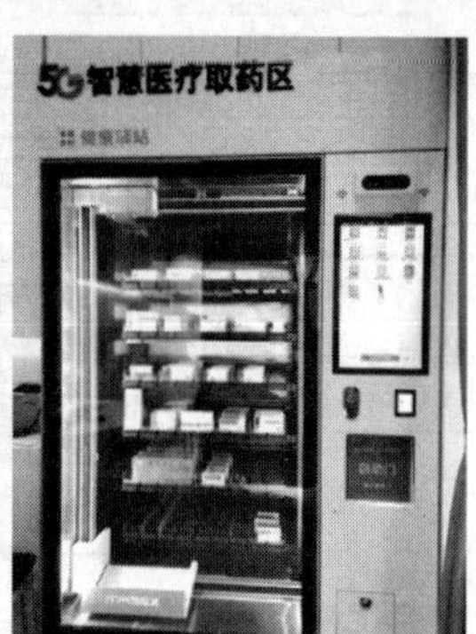

中医耳穴　　智能药柜

图3　智慧健康驿站运行实效

（2）创新未来乡村智慧康养服务新团队。构建由作为乡村振兴健康养老新职业的社群健康助理员与家庭医生、村健康委员、志愿者共同组建的网格化社区（乡村）健康管理新型团队，成为家庭医生的得力助手与新一代乡村健康“守门人”，提供融入中医适宜技术、线上线下相结合的优质化健康管理服务。

（3）创造未来乡村智慧康养服务新成效。通过引入具有5G、人工智能等先进技术的医疗健康设备，实时采集健康数据，为居民构建专业的健康画像和评估健康风险指数，提供有针对性的健康宣教、干预指导和及时就医服务，形成筛查、评估、干预及治疗的闭环，破解基层医疗服务能力不足的困境，显著提升医疗健康服务效率及反应性，提高居民获得感和健康水平。

（五）运行效果

余村共有在籍居民1052人，其中60岁以上老人298人，占比28.33%，高于浙江省平均数据 6.3 个百分点。驿站运营初期即对常住老人（238 人）进行了摸底，筛选出数值异常的 209 名需重点跟进对象，并对其中 191 人（其余 18 位老人不需要健康服务）开展了持续有效的健康管理，覆盖率达到了 91.4%；截至 2022 年 9 月驿站已累计实施 8204 人次的健康数据采集，每月平均数据检测量达 430 余人次。

余村已形成一支网格化健康管理团队。现阶段余村健康管理员已经能做到随访提醒、健康监测预警，以及医疗服务线上线下联系工作，成了家庭医生的得力助手、新一代乡村健康的“守门人”。这不仅解决了农村医务人员数量不足的问题，同时也响应了《乡村振兴战略规划》中要求的“乡村就业促进行动”，为村民提供了就近就业机会。健康委员是在镇政府和村委的支持下特设的一个职务，以村委的身份在家庭医生、健康管理员指导下，进行健康宣教，做好群众工作。同时，在余村志愿者团队中加入健康管理服务内容，充分借助志愿者的力量，开展日常健康管理工作。

针对日常监测中发现的异常数值，由健康管理员进行阶段跟踪监测确认后，及时上报至乡卫生院签约医生，进入医疗干预流程。在运营期间，智能健康管理平台共报警 89 次，其中血糖值异常报警 48 次，血压值异常报警 41 次，这些报警信息通过智能短信的形式反馈给老年人的家人，并上报村委，经县乡医疗机构确认，5 位居民被纳入慢性病管理，1 位居民被及时收治入院，其余人员也都根据病情给予了日常用药的指导。这改善了老年人“不愿意自主服药、不难受不服药、不遵守医嘱服药、高危因素未纠正”的现象，有近 20 位慢性病患者，在健康管理员帮助下，提高了依从性，按时服药，适当改变不良生活方式，慢性病得到有效控制和改善。

为了方便余村居民，智慧健康驿站的互联网问诊（方便门诊）实行常态化运营，驿站对接辖区卫生院，每周四下午为居民提供 2 小时的远程门诊服务，并配备了智能药柜。居民们日常简易的问诊咨询及慢病复诊配药，都可以通过互联网远程问诊的形式，直接在驿站内完成就医和配药，并在现场完成医保支付相应费用；同时，该驿站还组建了专家服务团队，由浙医一院、省中医院、县人民医院、县中医院专家组成服务团队，协助提供义诊、远程会诊等服务。健康驿站自运行以来，提供了8204人次的就近服务。73%的居民会定期前往健康驿站，他们表示对驿站的服务非常满意，这大大提高了居民健康服务与管理获得感。

健康驿站围绕慢性病防治主题设置了50余条健康科普信息，在驿站室内显示屏上滚动播放，还举办了首场线下慢性病防治专题讲座，居民积极参与且反馈较好。在中医适宜技术运用方面，健康管理员运用现代AI科技手段，通过“舌面诊仪”识别出居民疼痛、失眠对应功能穴位，实施耳穴贴压及按摩，同时指导本人掌握相应的按摩手法，已实施384人次干预并取得良好效果，发挥了中医简、便、验、廉的优势。

三　未来乡村数字化健康管理与智慧康养的应用场景的发展建议

（一）统一智慧健康驿站建设标准，打通“最后一公里”

未来乡村智慧健康驿站的建设应建立标准化的健康管理服务流程，① 包括健康监测、慢病开药、远程问诊、中医干预等标准化服务内容，为居家老年人提供上门检测、风险评估及健康干预等个性化服务，同时构建第三方服务质量监测评价体系来规范引导和加快推进未来乡村数字化健康场景建设。健康驿站通过各类健康数据的互联互通，将基层居民的健康信息有效传递给医共体，协助社区签约医生对签约对象进行疾病治疗与健康干预，达到打通健康管理与疾病治疗“最后一公里”的目的。支持志愿者等社会团体一起参与开展“时间银行”“银龄互助”等互助养老活动，建立长效互助养老模式，为农村失能半失能、高龄、空巢、计划生育特殊家庭等特殊困难老年人提供“一对一”邻里互助服务。②

① 罗娟、张艺婧、周添：《上海为老服务体系建设的再思考》，《科学发展》2019年第3期，第108~112页。

② 张宝怡、杜芊芊、廖海芬、龚霓、张美芬：《我国城市社区老年人时间银行互助照护模式参与意愿影响因素的研究进展》，《中国实用护理杂志》2022年第21期，第1669~1673页。

（二）整合医共体医疗信息资源，实现系统内信息共享

在未来乡村智慧健康框架下，结合数字化信息技术，构建互联互通的健康管理体系，整合医共体内医疗信息，统筹区域各类信息资源。家庭医生可通过远程问诊平台为驿站内村民提供签约及问诊服务，引导患者逐级转诊，[①] 能够让村民使用智慧驿站内的药柜实现医保支付取药。探索推进农村老年人家庭智慧化改造，配置智能可穿戴设备以采集日常健康信息，通过安装智能水表、电表等安全监测设备，获取水电气用量数据，配置紧急呼叫等智能设备，构建老年人居家安全数字场景，设立 24 小时紧急呼叫中心，确保老年人居家安全。推广智慧康养地图，直观展示附近智慧健康驿站，方便村民获取康养资源和匹配供需。支持建设智慧老年食堂等信息化设施，成为县级、镇街级康养信息收集的基层渠道。

（三）培养数字化健康乡村人才，缓解人才紧缺问题

传统的乡村医生担负着基层医疗和公共卫生服务的重任，工作压力大、精力有限且人数短缺，服务对象和能力有限，主要聚焦在以医疗为中心的服务内容。[②] 随着数字化技术的发展，能够运用卫生健康及互联网知识技能的社群健康助理员岗位应运而生，他们能为居民提供健康咨询、网约就诊、上报健康风险因素及公共卫生健康信息、利用互联网技术参与公共卫生事件的健康预警和监测等服务，将服务对象从疾病人群拓展至健康人群和亚健康人群，形成以健康为中心的服务内容。可以在农村基层设置社群健康助理员岗位，将其作为乡村医生的有效补充，明确其工作职责和内容，以公共卫生和慢病管理、健康数据采集及管理为重点，承担起疑难杂症的及时转诊和危重症的紧急施救职能，帮助老年人操作使用智能化产

---

① 沙小苹、李晨倩：《互联网医疗推进健康乡村数字化建设》，《医学信息》2021 年第 19 期，第 1~9 页。

② 蔡学文：《农村基层医疗卫生队伍建设现状及路径研究——以辽宁省凌源市为例》，《辽宁省社会主义学院学报》2022 年第 1 期，第 115~120 页。

品、提供相关服务，成为农村居民的健康“守门人”，切实提升数字化乡村卫生健康服务能力。

（四）探索数字化健康管理新模式，推进乡村数字化发展

智慧健康驿站的投入、运营和管理可由政府和企业共同承担，其中基本公共卫生服务的内容（包括健康教育、慢性病监测、医疗急救、远程医疗等）与设备由政府承担解决，作为农村居民健康保障基本投入；高需求增值服务内容（包括主动健康干预技术、数字疗法产品等）由企业通过收费方式实现，将其作为智慧健康驿站的日常维护费用和工作人员绩效考核奖励支出。作为现有医共体、公卫系统的重要补充，智慧健康驿站以未来社区人本化、生态化、数字化要求为标准，是未来乡村健康场景的重要组成部分，应充分发挥网络通信技术和物联网等技术设备的优势，利用智能信息技术构建高效运行模式，提供医院-社区-家庭跨场景联动服务，提升健康服务供给水平，让农村居民在家门口就能享受到优质医疗健康服务，让他们更具获得感和幸福感。

B.20

关爱基金在健康村镇建设中的探索运用

李国建　王秋雨　刘婷婕*

摘　要： 杭州市萧山区益农镇于2019年开始创建健康乡镇，坚持立足民心，把健康建设作为一项重大民心工程重点推进，入选2021年度浙江省省级健康乡镇。充足的健康经费投入是健康乡镇建设的重要保障之一，益农镇健康关爱基金以优化健康服务、健全社会保障为切入点，借助慈善的力量提高本地医疗基础设施条件，提升农村医疗健康服务，为贫困的重症患者提供帮助，普及健康知识，营造健康教育氛围，引导群众建立正确健康的生活观念，从而提升公众健康指数，其作为共同富裕健康领域的有益尝试，为益农镇的健康事业做出了重要的贡献。

关键词： 健康乡镇　健康关爱基金　政企共建

一　益农镇健康关爱基金的产生背景

（一）益农镇基本情况

杭州市萧山区益农镇位于萧山区最东部、钱塘江与曹娥江的江海交汇处，地处萧绍平原中心，北靠临江工业区，东接绍兴滨海工业区，南与绍兴

---

* 李国建，杭州市萧山区益农镇人民政府副镇长，主要从事文教卫工作；王秋雨，杭州市萧山区益农镇人民政府公共卫生服务办公室科员；刘婷婕，杭州师范大学公卫学院副教授，主要研究方向为健康教育。

马鞍接壤，是萧山东部新兴的工业重镇、农业名镇。全镇下辖 19 个行政村、1 个社区，区域面积 46.51 平方公里，常住人口约 6 万人。目前，该镇已获得“国家级卫生镇、生态镇”“浙江省工业强镇、教育强镇”等称号。

2018 年，益农镇作为萧山区首批健康村镇试点开始推进健康建设工作。2019 年，益农健康乡镇建设试点工作被纳入杭州市萧山区人民政府的重点工作，并于 2022 年 9 月被评为“省级健康乡镇”。

益农镇是萧山围垦的发源地，孕育了民众敢闯敢试、战天斗地的围垦精神。作为杭州市萧山区 4286 产业载体重要组成部分，益农镇致力于打造省委省政府提出的大湾区建设“万亩千亿”的重要节点，集聚了世界级化纤龙头企业浙江荣盛控股集团（以下简称为“荣盛集团”）、亚洲最大的锦纶生产企业恒逸集团杭州逸宸化纤有限公司、行业最强的万向集团钱潮轴承公司等企业，发展潜力巨大。截至 2022 年，已确定重大产业项目 10 个，预计总投资 120 亿元，总产值 200 亿元，利税 15 亿元，产业与公建项目交地 2000 亩。许多本土企业在不断取得经营佳绩的同时，还致力于回报社会、造福家乡，积极开展扶贫济困、支持教育、参与城镇建设等公益事业。

萧山区益农慈善分会自 2010 年成立以来，在以荣盛集团为代表的广大本土企业家和爱心人士积极履行社会责任、热心支持健康扶助事业的实际行动下，重点针对罹患癌症、白血病、尿毒症及其他重大疾病的困难家庭，给予他们帮扶和困难群众救助，至今，已累计发放善款 1734 万元，救助 7095 人，切实增添了当地群众的安全感和幸福感，助残济弱的慈善文化在当地蔚然成风，为健康关爱基金的诞生奠定了基础。

1. 产生背景

益农镇健康关爱基金的灵感源自荣盛健康关爱基金。2015 年 12 月，在萧山区慈善总会益农分会第二轮募捐大会上，“荣盛健康关爱基金”正式启动，由益农镇人民政府牵头、浙江荣盛控股集团有限公司带领的 17 家企业捐赠留本冠名慈善基金 5100 万元，并约定其增值利率全部用于助医和助残，在本镇居民中，需要救助照顾的困难人群均可申请基金救助，主要包括四类：患肿瘤疾病（恶性肿瘤，因治疗导致家庭生活困难）、患其他重大疾病、部分困难残疾人以及因健康问题造成特殊困难的人。该基金的成立，为改善益农镇困难家庭的艰苦生活做出了积极贡献。

由于益农镇地处偏远，周边没有配套的医疗机构，设施条件落后，医疗人才引不进、留不住，人均享受医疗资源有限。为让更多群众体验到更高质量的健康设施，享受到更高水平的医疗服务，2018 年，益农镇人民政府积极引导，由益农本土企业浙江荣盛控股集团、浙江汇德科技有限公司、杭州东润商品混凝土有限公司、杭州慧意毛纺染整有限公司、浙江振光科技有限公司、杭州华泽实业有限公司、杭州梦吉雅纺织有限公司、杭州徐皓纺织有限公司、杭州以勒纺织有限公司、杭州锦帆纺织科技有限公司 10 家企业捐赠共计 2000 万元的留本冠名基金，从此时起，企业关爱基金进入试运行状态。2019 年 8 月，在萧山区夹灶小学举行的益农镇健康关爱基金启动仪式上，企业关爱基金被正式命名为“益农镇健康关爱基金”，明确将定向开展各类健康关爱活动，与以往相比，涉及领域更宽、覆盖群众更广、服务项目更精、经济保障更强，其作为健康乡镇建设的有益补充，有力推动了益农镇卫生健康事业的蓬勃发展。

2. 基金成立的意义

（1）作为在健康领域推进共同富裕的一次创新尝试，益农镇健康关爱基金启用后，合理利用基金，借助企业的力量，有效弥补了政府财政拨款和分配调节机制的不足，在本土医疗资源改善方面发挥了重要的补充作用，进一步为益农镇广大人民群众提供了更加优质均衡的卫生健康服务，助力益农镇卫生健康事业的高质量发展；亦有助于缩小城乡间医疗资源差距，进一步推进城乡健康服务均衡化发展，实现社会总体医疗资源使用效率更大化；同时，还有助于镇政府探索如何充分发挥第三次分配的作用，以形成“先富帮后富、有能力者帮助有需要者”的良好社会分配格局，并逐步引导志愿力量加入其中，最终实现社会所有力量加入健康建设事业的工作目标。

（2）捐赠行动既是益农本土企业家们切实助力家乡发展的义举，也展现了企业积极履行社会责任的担当，全情投入公益事业的热心，有助于弘扬爱国友善的社会主义核心价值观和扶贫济困、乐善好施的中华传统美德。对于受助群体来说，关爱基金的成立，给他们带去了生命的希望，让许多重大疾病患者在绝望中感受到了社会的温暖和关怀，在面对疾病和伤痛的挑战时汲取战胜它的勇气和力量。项目还带动了更广泛社会大众的持续关注和参与，通过健康关爱基金的号召，把微小的力量积聚起来，用持续的行动传递爱与希望。

（3）健康关爱基金的成立充分调动了全社会促进健康的积极性和主动性，让人民群众意识到，健康乡镇建设不只是政府的事，“每个人都是自身健康的第一责任人”，需要政府、单位、社区（村）、家庭和个人行动起来，形成政府积极主导、社会广泛动员、人人尽责尽力的良好局面，全社会共同打造有利于人民健康的生产生活环境，不断提高人民群众的幸福感和获得感，营造全民参与、共建共享的浓厚氛围，最终实现“健康益农”建设梦想。

二　益农镇健康关爱基金的使用情况

（一）基金运行情况

1. 基金各项支出分布

（1）引进优质健康资源。资金的35%用于邀请专家坐诊，从2018年6月起，先后与三家省级医院（浙江大学医学院附属邵逸夫医院、浙江省人民医院、浙江大学医学院附属第一医院）以及三家区级医院（萧山区第一人民医院、萧山区第二人民医院、浙江萧山医院）合作，共引进坐诊专家18名，每周至少一次到益农镇社区卫生服务中心坐诊，2021年服务4600余人次，让老弱病残、无力远途就诊的患者也能在当地享受到三级医院的专家服务，部分解决了本地优质医疗资源匮乏、百姓看病不便的难题。此外，通过传帮带，益农镇社区卫生服务中心业务能力明显提升，新增了较多群众切实需要的服务项目，例如，与邵逸夫医院合作，开展了冠心病筛查、颈动脉B超、动态心电图等项目，通过早期识别危险因素，积极干预冠心病的发生；与省人民医院联合开展尿微量蛋白测定，为肾病的早期预防提供了有力的依据；与萧山第二人民医院合作开展孕产妇骨密度检测，为孕妇科学补钙提供参考意见；与萧山第一人民医院开展糖网筛查，通过早期识别糖尿病视网膜病变，进行早期干预，延缓糖尿病眼部并发症的发生。通过这些项目的开展，疾病被早期识别，关口明显前移，居民身体健康水平也得到了明显的提高。

（2）开展健康促进活动。资金的20%用于举办社区或公众的公共卫生、疾病预防、健康教育、计生宣教等活动的运行支出。2021 年，益农镇健康关爱基金开展健康知识讲座 75 场，急救普及培训 35 场，健康文化活动 54 场，健康服务 46 场，中医药进文化礼堂 13 场，接受健康教育共计 31000 余人。

（3）改善健康服务设施。资金的 20%用于卫生健康服务设施建设、设备改善。2020 年，该基金投入 282 万建成了发热门诊楼和中医堂，对日常门诊、输液区域、中医门诊等重新装修升级，投入 137 万建造完成公共停车场，切实为患者提供了更舒适、便捷的就医环境，实现了 5G 移动 CT 进社区。

（4）提升健康服务能力。资金的 10%用于医护人员培训、进修、技术交流和科学研究，将具有专业培养资质的中青年医师送出去培训，目前已完成耳鼻喉专业和儿科专业外送培训；同时，加强与名院名医合作，逐步完善名医巡诊制度，浙江省优秀中西医结合人才培养和萧山区名医培养已在进行中，通过“请进来、走出去”的方式，加强本土医疗人才队伍培养，之前的全科现已发展为“大全科小专科”模式，每位医生在全科的基础上均有学科方向，为职业前景注入了新的梦想与活力。此外，在专家指导下，社区卫生服务中心学科发展迅速，成立了中医适宜技术推广中心，引进中医设备数余种，开展适宜技术十余种，推广三九贴、儿童生长贴等各类针灸理疗项目，让群众在家门口就能享受优质的中医理疗服务。

（5）落实健康公益项目。资金的 15%用于开展其他健康公益性非营利活动，先后开展“关爱女性，健康随行”妇科疾病义诊活动、“尊师重教，保胃健康”教师节幽门螺旋杆菌免费检测、“关爱老人，情暖夕阳”敬老院健康服务、“签而有约”糖尿病大型义诊、青少年夏季安全知识、青春期生理卫生讲座等公益慈善活动，服务群众3万余人，真正打造了“身边的公益”。

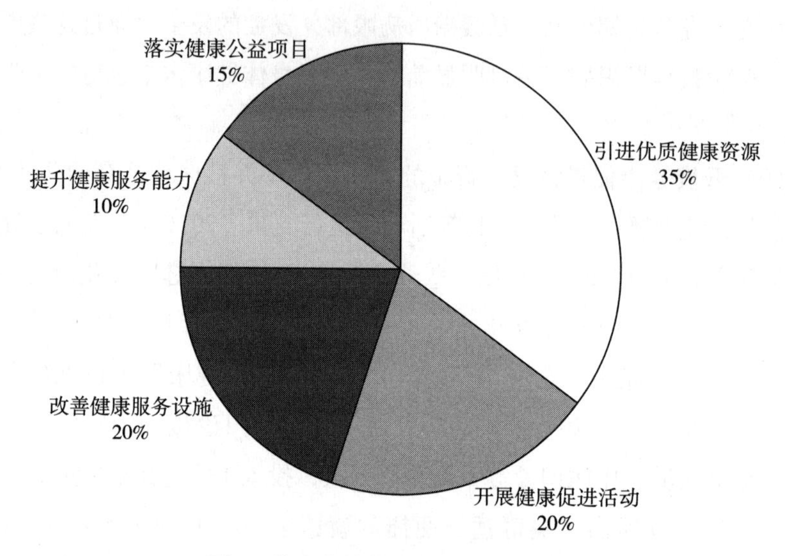

图1　益农关爱基金用途及分配比例

2. 项目亮点展示

（1）2018年，萧山区第二人民医院益农120急救点正式启用，把萧山东片地区院前急救半径从原先的15公里缩短至10公里，反应时间从原先的20分钟缩短到10分钟，截至2022年9月27日，益农120急救点总出车数为5840次（详见表1），群众回访满意度明显提升，达到100%（由区120中心回访并提供数据），为沙地百姓的生命安全筑起一道坚实屏障。

表1　2018~2022年益农镇120急救点出车情况

年份	出车车次数	年份	出车车次数
2018年	1389	2021年	1049
2019年	1319	2022年(1.1~9.27)	830
2020年	1253	合计	5840

资料来源：益农镇社区卫生服务中心。

（2）弘扬白衣热血青年“敬佑生命、救死扶伤、甘于奉献、大爱无疆”的崇高职业精神，对在新冠肺炎疫情防控形势最严峻的时候逆行出征、支援华中科技大学同济医学院附属同济医院光谷院区重症隔离病房的白衣卫士尤梦迪奖励人民币2万元；鼓励医护人员从病人需求出发，不断提高自身的管理素养、技术素养、服务素养，加强医患沟通，做优医疗服务，为卫生健康事业的发展贡献医务力量。

（3）启动益农镇尿毒症透析治疗救助项目，益农镇尿毒症病人可在萧山区第二人民医院享受免费透析治疗，目前益农镇在萧山区第二人民医院进行长期血透治疗的居民有19人，均可享受此项惠民政策，充分利用慈善救助体系在医疗卫生健康系统中的积极作用，高效分配医疗资源，切实减轻尿毒症家庭的经济负担。该项目的前身是益农镇探索实施的尿毒症患者治疗补贴计划，即对身患尿毒症需长期血透的益农镇居民，每年以现金形式发放慈善救助福利5000元，2019年至今，已累计救助患者105人，发放惠民补贴60多万元。

（4）益农镇作为萧山试点镇街之一，小病慢病不出村已在高效且全面的开展中，已实现“常规检验不出村”全覆盖；“监测不出村”，在东村、兴裕已投放血糖监测设备，家庭医生进行三色管控，各服务站还配备了远程心电监测筛查系统，目前正在试运行中；“入院办理不出村”网络已覆盖，数十例患者通过“云”入院办理了住院；“慢病配药不出村”与“康复护理不出村”已进入实质运行阶段。

三　益农镇健康关爱基金运行的初步成效

截至2021年10月，在公益力量的助推下，益农镇围绕改善健康环境、优化健康服务、营造教育氛围、培育健康人群、健全社会保障五大方面，在健康乡镇建设中取得了显著成效。

居民对健康益农建设支持意愿较高。据调查，居民的支持率、参与意愿率和满意度分别为94.8%、95.3%和71.0%。

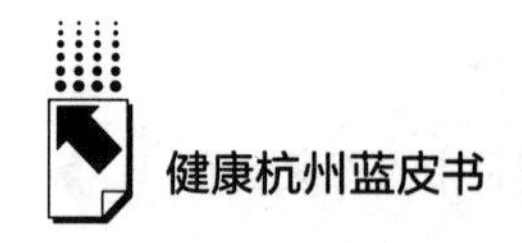

益农镇居民健康状况有所改善。2021 年，本镇居民两周患病率（3.6%）低于创建前的 12.0%，也远低于《中国卫生健康统计年鉴 2020》报告的全国居民两周患病率水平的 32.2%、东部地区水平的 32.3%；慢性病患病率（8.5%）低于健康乡镇创建前的水平（16.3%）。

群众健康素养水平有所提升。2021 年，本镇居民健康素养总体具备率为 37.22%，高于健康乡镇创建前的 30.68%，亦高于 2020 年萧山区居民的 32.81%、杭州市居民的 38.54%、浙江省居民的 33.08%以及全国居民的 23.15%。

在优化健康服务方面，获得了群众极大的肯定。2021 年，本镇 64.5% 的接受调查居民表示自己日常看病就诊一般是选择益农镇社区卫生服务中心，该中心已组建 23 支健康管理签约服务团队，对 26952 名已签约人员开展多渠道健康服务，按第七次全国人口普查结果的益农镇常住人口 47761 人计算，签约率已达 56.43%，签约病人基层首诊率达 81.63%，位居全区第一，常见病、多发病在社区的就诊率已达 82.9%，2021 年，益农镇社区卫生服务中心在“优质服务基层行”活动中获得国家通报表扬。

四　益农镇健康关爱基金的未来展望

2021 年 5 月 20 日，国务院发布《中共中央国务院关于支持浙江高质量发展建设共同富裕示范区的意见》。① 2021 年 10 月，国家卫生健康委员会、浙江省人民政府签署了《关于支持浙江省卫生健康领域高质量发展建设共同富裕示范区的合作协议》，明确了新时代浙江“重要窗口”的定位。② 聚焦“病有良医”，如何推动健康服务资源更充裕，服务体系更完善，服务能力全面提升，服务内涵更加丰富，服务供给更高效，是健康乡镇建设在打造卫生健康事业高质量发展的示范样板工作中需要长期研究的课题。

① 《中共中央国务院关于支持浙江高质量发展建设共同富裕示范区的意见》，《人民日报海外版》2021 年 6 月 11 日，第 1 版。

② 《国家卫健委与浙江省政府签署合作协议，打造省域示范》，浙江在线，https：//zjnews.zjol.com.cn/202110/t20211011_ 23203407.shtml，最后访问日期：2022 年 11 月 6 日。

（一）坚持以人民为中心，坚持问题导向创新思维

“共建共享、全民健康”是建设健康中国的战略主题。2020 年，习近平总书记在主持召开教育文化卫生体育领域专家代表座谈会上强调，“加快优质医疗资源扩容和区域均衡布局，让广大人民群众就近享有公平可及、系统连续的预防、治疗、康复、健康促进等健康服务”。党的十九届五中全会提出，“全面推进健康中国建设，推动优质医疗资源扩容和区域均衡布局”的重要部署。

普及健康知识、传播健康理念、形成健康行为，提高全民健康素养是提升全民健康水平最根本、最有效的措施之一。[①] 培养健康生活方式，把健康融入生活的方方面面是获得健康最简单、最有效的方法。[②] 要持续性开展健康政策影响评价，根据居民健康素养监测分析结果和健康乡镇建设效果评价，正确认识群众需要的是什么，想要的是什么，精准创新打造更多群众真正需要的特色扶助项目和服务项目，满足群众多元化多层次的健康服务需求，高分破解优质医疗资源均衡配置问题，促进优质公共健康服务资源覆盖面进一步扩大，实现健康建设为了人民，健康成果由人民共享。

（二）坚持扩大影响群体，坚持共建共享治理观

《“健康中国 2030”规划纲要》提出：“坚持政府主导与调动社会、个人的积极性相结合，从供给侧和需求侧两端发力，统筹社会、行业和个人三个层面，形成维护和促进健康的强大合力。”探索社会参与健康建设的新方式、新路径，实施“政府主导、社会参与、系统整合、群众受益”的运行机制，加强优势资源整合，对接社会组织和个人，通过宣传、倡导和激励多措并举，促进全社会广泛参与，形成多元筹资格局，持续增进民生福祉。

---

① 郭晓薇：《落实健康中国行动，提升全民健康素养》，《中国卫生》2020 年第 1 期，第 98~100 页。

② 冉德丽：《“健康中国”背景下农村老年体育参与现状及对策研究——以黑龙江省延寿县为例》，硕士学位论文，辽宁师范大学，2018。

（三）坚持规范科学运转，坚持信息公开透明

完善健康关爱基金运行制度，健全责任明晰、制度规范、公开透明的运行体系，对关爱基金实行专账管理、专款专用，加强基金申请、审批、发放全流程监管，让每一份资金都实现效能最大化。

进一步巩固、扩大健康关爱基金总量，确保每年捐赠的健康基金在原有基数上保持可持续增长，让更多的居民受益。从个人、小微企业、规上企业三个层面来推进健康关爱基金的覆盖面，确保全民慈善无界限，滴水成海铸公益。发挥居民作为社会细胞的核心作用，个人点滴“随手捐”，培养居民“一元就能做公益”的参与意识，助力我镇关爱基金健康成长；肯定小微企业半壁江山的重要地位，以项目形式细分健康领域，鼓励小微企业参与“健康认领”，多形式普及公益理念，实现小微企业能量最大化；扩大规上企业在我镇经济发展中的影响力和号召力，根据企业体量及意愿，通过五年留本冠名的基金捐赠形式，实现企业和健康关爱基金双向互助共赢。

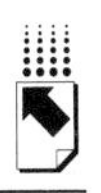

皮书

智库成果出版与传播平台

皮书定义

皮书是对中国与世界发展状况和热点问题进行年度监测，以专业的角度、专家的视野和实证研究方法，针对某一领域或区域现状与发展态势展开分析和预测，具备前沿性、原创性、实证性、连续性、时效性等特点的公开出版物，由一系列权威研究报告组成。

皮书作者

皮书系列报告作者以国内外一流研究机构、知名高校等重点智库的研究人员为主，多为相关领域一流专家学者，他们的观点代表了当下学界对中国与世界的现实和未来最高水平的解读与分析。截至 2022 年底，皮书研创机构逾千家，报告作者累计超过 10 万人。

皮书荣誉

皮书作为中国社会科学院基础理论研究与应用对策研究融合发展的代表性成果，不仅是哲学社会科学工作者服务中国特色社会主义现代化建设的重要成果，更是助力中国特色新型智库建设、构建中国特色哲学社会科学“三大体系”的重要平台。皮书系列先后被列入“十二五”“十三五”“十四五”时期国家重点出版物出版专项规划项目；2013~2023 年，重点皮书列入中国社会科学院国家哲学社会科学创新工程项目。